10
11.

Couleur La Caux

98/

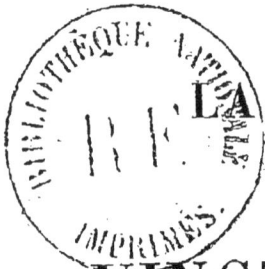

LA THÉRAPEUTIQUE

EN

VINGT MÉDICAMENTS

OUVRAGES DE MM. HUCHARD ET FIESSINGER

Clinique thérapeutique du praticien. 2 vol. in-8°, 1908-1910.
A. MALOINE, édit., Paris. . . . . 16 fr.
Chaque volume séparément. . . . . 8 »
Tome I. — Médecine d'urgence. Grandes médications. Maladies
du foie et des reins. Traitement de quelques maladies spéciales. Maladies du cœur, etc.
Tome II. — Hématologie pratique. Traitement de quelques affections fébriles. Maladies du tube digestif, des voies urinaires,
du système nerveux, générales, du cœur et du sang, etc.

PRINCIPAUX OUVRAGES DE M. HUCHARD

Traité de Névroses, 2ᵉ édit. par AXENFELD et HUCHARD. 1 vol.
de 1.195 pages. ALCAN, édit., Paris, 1883.
Traité clinique des maladies du cœur et de l'aorte. 3ᵉ édit.
3 volumes de 2.710 pages, 268 figures et 4 planches hors texte.
Paris, 1899-1905. O. DOIN, édit.
Traitement des maladies de l'appareil circulatoire (*in*
Thérapeutique appliquée, de A. ROBIN, fascicules X et XI).
2 volumes de 356 pages. Paris, 1896. RUEFF, édit.
Thérapeutique clinique. (Consultations médicales.) 5ᵉ édit.
Paris, 1909. 1 vol. de 712 pages. J.-B. BAILLIÈRE, édit.
Nouvelles consultations médicales (*Clinique et thérapeu-
tique*). 4ᵉ édit. Paris, 1906. 1 vol. de 684 pages. J.-B. BAIL-
LIÈRE, édit.
L'Artériosclérose (Rapport au Congrès de Budapest, 1909).
J.-B. BAILLIÈRE, édit.

PRINCIPAUX OUVRAGES DE M. CH. FIESSINGER

Hygiène du Cardiaque, avec préface du Dʳ HUCHARD. 1 vol.,
1908. DELAGRAVE, édit.
Les maladies de cœur et le climat marin. Rapport au Congrès de Biarritz, 1903.
La Thérapeutique des Vieux maîtres. Société d'éditions
scientifiques. Paris, 2ᵉ édit. 1 vol. in-8°, 1897.
Le rhumatisme articulaire aigu et la scarlatine. Récompensé par l'Académie des Sciences (*Prix Monthyon*) et l'Académie de médecine (*Médaille d'or*), 1893.
La Grippe infectieuse. 1 vol. in-8°. O. DOIN, édit. Récompensé
par l'Académie des Sciences (*Prix Monthyon*) et par l'Académie de médecine (*Médaille d'or*), 1889.
La Pneumonie. 1 vol. O. DOIN, édit., 1888. Récompensé par
l'Académie de médecine (*Médaille d'or*).

LA THÉRAPEUTIQUE

EN

VINGT MÉDICAMENTS

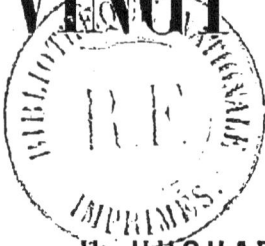

PAR MM.

H. HUCHARD

De l'Académie de Médecine,
Médecin des Hôpitaux,
Directeur de la Clinique du Cœur,
Directeur-fondateur du *Journal
des Praticiens.*

ET

Ch. FIESSINGER

Membre correspondant de l'Académie
de Médecine,
Directeur adjoint de la Clinique du Cœur,
Rédacteur en chef du *Journal
des Praticiens.*

DEUXIÈME ÉDITION

PARIS

A. MALOINE, ÉDITEUR

25-27, RUE DE L'ÉCOLE-DE-MÉDECINE, 25-27

1911

PRÉFACE

DE LA DEUXIÈME ÉDITION

Tirée à 4.000 exemplaires, la première édition de cet ouvrage a été enlevée en huit mois. — Des additions portant principalement sur l'opothérapie et la sérothérapie, quelques développements pratiques ajoutés aux autres médications, tels sont les points nouveaux par où se signale cette deuxième édition.

Nous avons fait de notre mieux. Allier la concision à la netteté, tel a été notre but. Si l'on se tenait à la vogue de l'ouvrage, il apparaîtrait largement rempli.

Nous préférons attribuer ce succès à la bienveillance du public médical. Elle a dépassé les prévisions les plus optimistes, ce de quoi nous adressons à nos lecteurs nos plus vifs remerciements.

Novembre 1910.

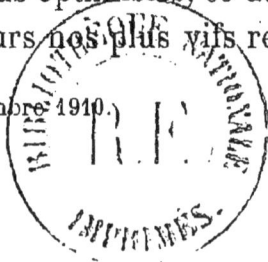

LA THÉRAPEUTIQUE
EN VINGT MÉDICAMENTS

INTRODUCTION

La *thérapeutique en vingt médicaments*, il y a longtemps que l'un de nous avait décidé d'écrire ce livre. Pendant les années d'attente, de nouveaux médicaments surgissaient, d'autres tolérés plutôt du fait de leur âge que de leur action en réalité douteuse, rentraient de plus en plus dans la pénombre et s'effaçaient des formulaires.

Encore de nos jours, la thérapeutique offre, comme Janus, une tête à double visage ; les traits en sont réels d'un côté et fantaisistes de l'autre. Nombre de médicaments valent surtout par la confiance qu'ils inspirent. Nous les avons éliminés sans rien entendre. D'autres sont entrés dans une voie définitive. Ce sont ces derniers seuls qui retiendront notre attention ; ils suffisent pour la pratique médicale.

Sans doute, il sera toujours aisé de satisfaire les malades qui désirent des remèdes nouveaux et des formules compliquées. Cette thérapeutique de clientèle est ouverte au choix des volontés particulières, Nous ne nous y sommes pas arrêtés.

Condenser ce que la thérapeutique offre de solidement acquis, tel a été notre programme. D'ici dix ans, bien des changements seront apportés à la rédaction de nombreux chapitres. Des méthodes aussi simples que l'administration du sérum antidiphtérique dans la diphtérie nous vaudront peut-être la guérison de maladies réputées incurables, telles que la tuberculose ou le cancer. Les nouveaux travaux sur les ferments leucocytaires justifient toutes les espérances.

Nous ne savons s'il nous sera donné d'initier nos lecteurs à ces découvertes de demain. Pour aujourd'hui nous leur livrons le fruit d'une expérience déjà longue en ayant soin de faire un triage sévère entre les acquisitions sûres et les espoirs injustifiés. Nous espérons ainsi prouver qu'avec vingt médicaments dont l'action physiologique et la posologie sont bien connues, les praticiens auxquels ce volume est particulièrement destiné, pourront satisfaire aux principales exigences de la thérapeutique. Celle-ci, de la sorte débroussaillée et simplifiée, leur sera, peut-être, de quelque utilité. C'est là notre vœu le plus cher, et ce sera en même temps notre récompense.

1ᵉʳ novembre 1909.

I

SALICYLATE DE SOUDE

Il se présente sous forme de poudre blanche, de saveur douceâtre, soluble dans son poids d'eau. Le produit renferme 80 p. 100 d'acide salicylique. Irritant à son entrée dans l'estomac, il s'élimine très rapidement par les voies urinaires, sous forme d'acide salicylique, d'où irritation possible du filtre rénal à la sortie du médicament.

Ces propriétés interdisent tout d'abord la prescription du remède chez les dyspeptiques et les rénaux. Dans le premier cas, c'est-à-dire pour les estomacs délicats, on administrera le salicylate par voie externe, sous forme de *salicylate de méthyle* comme l'ont conseillé Linossier et Lannois [1]. Après lavage de la peau avec du coton imbibé d'éther (pour enlever les matières grasses qui pourraient s'opposer à l'absorption), verser 1 à 2 cuillerées à café de salicylate de méthyle (4 à 8 grammes) sur un carré de gaze stérilisée. Entourer de coton et de taffetas gommé, maintenir par une bande.

---

[1]. LEMOINE (du Val-de-Grâce). Comment on doit appliquer le salicylate de méthyle, *Journal des Praticiens*, 1907.

L'opération peut être renouvelée plusieurs fois par jour, jusqu'à concurrence de 15 grammes dans les 24 heures (4 cuillerées à café environ), 15 grammes de salicylate de méthyle en applications externes correspondant environ à 8 grammes de salicylate de soude par ingestion buccale.

Le salicylate de méthyle s'éliminant par les reins, comme le salicylate de soude, ne devra point être prescrit dans les cas d'insuffisance rénale.

Il est une troisième propriété : l'élimination rapide du médicament. Elle commande une particularité essentielle dans l'administration : le fractionnement indispensable des doses.

I. — ACTION DE SECOND RANG, ACTION DOUTEUSE

L'arme étant connue dans les grandes lignes de son maniement, voyons les indications de son emploi : 1° le remède est spécifique dans le rhumatisme articulaire aigu ; 2° son action est d'ordre secondaire, voir douteuse dans les autres maladies.

Tout de suite abandonnons, pour ne pas nous y arrêter, l'action antithermique et éliminatrice du remède. On sait que la fièvre des états infectieux ne doit être combattue qu'autant que l'on s'attaque à sa cause. Le salicylate de soude combat la cause infectieuse du rhumatisme articulaire aigu ; dans les autres pyrexies aiguës, il n'atteint que l'effet, c'est-à-dire la fièvre. Utile dans le rhumatisme articulaire aigu, il devient dangereux au cours des autres infections, la plus décevante des thérapeutiques consistant à dissiper une réaction spontanée de l'organisme — ici la fièvre — en respectant, sans y toucher, la cause qui la produit.

On ne prescrira pas le salicylate de soude dans telle fièvre comme la fièvre typhoïde : on ne l'utilisera pas davantage pour une action d'un autre ordre, c'est-à-dire l'action éliminatrice et dissolvante. L'administration du salicylate de soude augmente, il est vrai, l'élimination d'acide urique, mais cet acide urique n'était pas antérieurement formé dans l'organisme. Ce sont les combinaisons de l'acide salicylique avec le glycocolle et de ce dernier corps avec l'urée, qui augmentent l'excrétion de l'acide urique, laquelle, de ce fait, n'a rien de commun avec une dépuration organique quelconque [1].

Le terrain se déblaie. Après les maladies où le remède n'agit pas ou mal, cherchons celles où il rend des services de second rang. Nous réservons pour la fin le rhumatisme articulaire aigu où l'efficacité est immédiate et souveraine.

On a prescrit le *salicylate* dans les affections des *voies biliaires,* les *maladies nerveuses* (chorée, méningite cérébro-spinale, névralgies, sciatique), les *intoxications* (maladie de Basedow, mieux nommée de Parry-Graves), les *affections cutanées* (lichen plan), à titre préventif dans certaines maladies infectieuses comme l'*érysipèle,* comme moyen curatif dans les *iritis rhumatismales,* par le mode externe dans les *inflammations buccales* ou dans l'*hyperhydrose.*

1. Luff. *La Goutte,* trad. d'Alb. Françon, 1908.

Négligeons l'administration du remède dans la *fièvre
typhoïde*, la *fièvre puerpérale*, les *amygdalites non
rhumatismales*, la *tuberculose*. C'est de Renzi qui
s'est érigé le promoteur du traitement de la tuberculose par le salicylate de soude : 2 grammes à 4 grammes
par jour, le sujet étant en même temps soumis aux
conditions d'air et de repos indispensables [1]. — Le *paludisme* s'est parfois bien trouvé de la médication. Les
médecins anglais recommandent des doses $0^{gr},60$ à
$1^{gr},20$ toutes les quatre heures, dans les cas où la quinine est mal supportée. Le salicylate calmerait particulièrement les douleurs des membres inférieurs. Nous y
consentons, mais nous comprenons peu qu'on emploie
un pareil remède quand on possède avec la quinine un
spécifique qui peut être administré par voie hypodermique. Quant à la prescription recommandée par
quelques-uns, du salicylate de soude dans le *coryza
aigu*, où il a été associé au sulfate de quinine, il s'agit
vraiment dans l'espèce d'une médication trop agressive
contre un mal bien insignifiant.

1° *Affections des voies biliaires.* — C'est dans les
maladies des voies biliaires avec obstruction que le
salicylate de soude rend les services les moins contestés.
Il favorise, fluidifie, augmente l'écoulement biliaire [2].
Chauffard prescrit des cachets de $0^{gr},50$ de salicylate et
de benzoate de soude à prendre trois fois par jour au
moment des repas. Nous réduisons à $0^{gr},25$ la dose de

---

1. DE RENZI. *XVᵉ Cong. soc. ital. médic. int.*, Gènes. 1905.

2. H. HUCHARD. *Nouvelles consultations médicales* (médication
cholagogue), 4ᵉ édition 1906.

salicylate en raison de l'action irritante possible sur les voies digestives et le rein. Dix à quinze jours par mois, dans les cas de lithiase biliaire. Les dix premiers jours qui suivent la colique hépatique, nous nous contenterons d'ordonner de l'huile d'olives : 100 grammes à jeun. On a aussi accordé au remède des propriétés antiseptiques, mais celles-ci sont douteuses sur le corps vivant (Linossier).

Chez les sujets atteints de sclérose rénale concomitante, on veillera à ne pas administrer des produits salicylés. Cette complication rénale est assez fréquente chez les femmes qui ont dépassé la cinquantaine. En pareil cas, le repos au lit, l'huile d'olives, les alcalins sont la médication qui devra être instituée en même temps que le régime lacto-végétarien.

2° Plus atténuée encore est l'action du remède dans certaines maladies du système nerveux. Écartons tout de suite la *méningite cérébro-spinale* où Seibert (de New-York) ordonne le salicylate à la dose de $0^{gr},90$, en lavements répétés quatre fois par jour. Avec la ponction lombaire suivie de l'injection intra-rachidienne de sérum anti-méningococcique, la méningite cérébro-spinale possède son traitement spécifique. Inutile de chercher ailleurs.

On comprend mieux l'action du remède dans la *chorée rhumatismale*. En Russie, c'est une médication courante (4 cuillerées à dessert par jour) d'une solution de 2 à 4 p. 100 pour les enfants. En France, on préfère l'antipyrine, dans la chorée, avec raison.

Le remède a été utilisé dans les *névralgies*, en particulier la *sciatique*. Dans cette dernière maladie,

nous employons souvent les injections hypodermiques, salicylate de soude, 20 centigrammes ; eau
distillée, 2 grammes, pour une ampoule stérilisée. Une
injection, quelques jours de suite. Parfois une suffit.
Injecter profondément dans la région douloureuse.

3° Le succès du salicylate de soude dans certaines
auto-intoxications, comme la maladie de Parry-Graves,
tient-il à ce fait que les basedowiens revendiquent,
ainsi que le prétendent Mouriquant et Bouchut[1], une
origine rhumatismale à leur maladie dans un tiers des
cas ? Quoi qu'il en soit, Babinski se loue fort de l'emploi de cette médication, aux doses de 2 à 3 grammes
par jour[2]. Les effets du traitement, s'ils apparaissent
plus lents, se maintiendraient plus durables. Ici, nous
demandons à faire une réserve. Le traitement faradique de la tumeur thyroïdienne associé aux préparations opothérapiques (hémato-éthyroïdine), une cuillerée à café avant les repas, dans un peu d'eau, 10 jours
de suite, puis la poudre d'hypophyse (0^{gr},10), trois fois
par jour (L. Rénon), dix jours de temps, assurent des
résultats certainement supérieurs. Ajoutons que la
maladie de Parry-Graves est une bien singulière affection. Toute médication en laquelle le médecin a
confiance entraîne des effets satisfaisants.

4° Entrons dans le domaine des affections cutanées.
Le *lichen plan* peut être soulagé par le salicylate quand

1. Mouriquand et Bouchut. *Société médicale des hôpitaux*, 1908.
2. Babinski. Salicylate de soude et Goitre exophtalmique. *Journal des Praticiens*, 1908.

l'arsenic s'est montré infidèle. Hartzell le recommande aux doses de un gramme, répétées trois ou quatre
fois par jour [1]. Sous l'influence de la médication, le
prurit s'amenderait rapidement. Darier ne croit guère
à ces heureux résultats [2]. En dehors de l'arsenic, rappelons encore l'électricité sous forme de bains statiques
et surtout de courants de haute fréquence. L'hydrothérapie avec douches tièdes constitue une autre méthode
excellente de traitement. Le salicylate de soude ne vient
que bien après.

5° L'emploi de salicylate de soude comme *traitement
préventif de l'érysipèle* apparaît plutôt à la façon d'une
curiosité de laboratoire que comme un mode de traitement entré dans la pratique. Lortat-Jacob et Vitry [3] ont
démontré que l'injection intra-veineuse de petites doses
de salicylate augmente la résistance du lapin à des inoculations consécutives d'une culture de streptocoques.
De là à proposer cette médication aux personnes entou-
rant un érysipélateux, il y a loin et nul médecin n'y
songerait.

6° Dans les *iritis rhumatismales*, Darier emploie le
remède en injections intra-veineuses.

Salicylate de soude . . . .   5 grammes.
Caféine. 0gr,50
Eau distillée . . . .   25 grammes.

Dose : 2 à 3 centimètres cubes, soit 0gr,50 de salicylate, dans
une veine du pli du coude.

1. HARTZELL. Traitement du lichen plan par le salicylate de
soude, *Semaine médicale*, 1907.
2. DARIER. *Précis de dermatologie*, 1909.
3. LORTAT-JACOB et VITRY. *Société de Biologie*, 1906.

Les malades seraient calmés dès le début et l'inflammation locale s'atténue rapidement. Aux médecins qui useraient de cette médication, nous recommandons de faire préparer le liquide en ampoules stérilisées de 3 centimètres cubes. Jamais les soins d'asepsie ne sont trop minutieux.

On a encore prescrit le salicylate de soude à haute dose dans la *maladie de Ménière* (Charcot). Les résultats sont douteux.

7° Le traitement *externe* par le salicylate n'occupe qu'un rang très secondaire dans la pratique. Dans les affections pharyngo-buccales, on use plutôt de gargarismes ou de lavages à l'eau oxygénée (une cuillerée pour trois à quatre cuillerées d'eau de Vichy), de chlorate de potasse (une cuillerée à café par verre d'eau), de borate de soude (15 p. 500). Comme nous ne parlerons pas de ces différents médicaments, nous devons nous tenir au salicylate pour les soins de la bouche.

> Salicylate de soude. . . . .   20 grammes.
> Eau distillée . . . . 1 000   —

Pour lavages de la bouche dans les différentes stomatites, toutes les deux ou trois heures.

E. Hirtz conseille, dans la stomatite aphteuse, les badigeonnages au salicylate en solution concentrée (20 p. 100), après les repas, soit trois à cinq fois par jour[1].

Mélangé à la poudre de talc ou au sous-nitrate de bismuth, le salicylate de soude combat l'odeur fétide dans l'*hyperhydrose du pied*. Mais les bains de pied au

---

1. Schmitt. Traitement des stomatites, *Traité de thérapeutique appliquée* de Albert Robin, 1896.

formol (une cuillerée à soupe de formol du commerce
par litre d'eau) suivi de poudrage avec une poudre
astringente, tanin ou alun 1 gramme, pour 10 grammes
de poudre de talc agissent mieux.

II. — ACTION SPÉCIFIQUE

Si le salicylate de soude peut être remplacé, dans les
diverses affections dont nous avons parlé, il n'en est
plus de même au cours du *rhumatisme articulaire
aigu*. Ici, il règne en maître et défie tout égal.

A l'enfant, on ordonne, dès la première apparition
des douleurs articulaires, si atténuées qu'on les prend
parfois pour des douleurs de croissance, $0^{gr},40$ du
remède par année d'âge et par vingt-quatre heures. La
dose de 6 à 8 grammes est habituelle pour un adulte.
La façon la plus simple de formuler est de prescrire
des paquets : paquets de 2 grammes à renouveler trois
à quatre fois dans le jour. Chaque paquet est dissous
dans une infusion de feuilles de frêne ou plus simplement dans de l'eau sucrée, qui sera avalée par petites
gorgées, de façon à être prise dans l'intervalle de deux
heures environ : une tasse de tisane le matin, une autre
dans l'après-midi, une autre dans la nuit. Cette dernière
précaution est essentielle. «Pendant que le malade dort,
le rhumatisme veille » (Huchard). La prescription nocturne du médicament semble un des meilleurs moyens
propres à entraver l'apparition d'une endocardite [1].

1. HUCHARD. Traitement de l'endocardite rhumatismale. *Traité
de thérapeutique appliquée*, 1896. *Consultations médicales*, 4ᵉ édition 1906. *Traité des maladies du cœur*, 1905.

A côté de la *voie stomacale*, on peut encore utiliser la *voie hypodermique* ou *intra-veineuse*. Nous ne signalons que pour la rejeter la méthode *intra-articulaire*. Santini (de Sienne) préconise une injection intra-articulaire d'une solution aqueuse à 3 p. 100. En dépit des précautions d'asepsie, la médication est dangereuse et nous y renonçons. La *voie hypodermique* ne donne pas grands résultats. Quand il s'agit d'une application locale, le salicylate de méthyle nous a semblé préférable (pur, aux doses de 8 à 15 grammes).

La voie *endo-veineuse* a été préconisée par Mendel[1].

La veine du pli du coude étant distendue par un tour de crépon, on y injecte 2 centimètres cubes par jour de:

Salicylate de soude . . . . 8 grammes.
Caféine. 1gr,25
Eau distillée . . . . 50 grammes.

L'auteur se loue fort de la méthode. Dans les formes habituelles du rhumatisme, elle ajoute une complication inutile au traitement. On ne recourra à ce procédé qu'après échec de la médication gastrique, unie aux applications externes.

Les doses de 8 à 10 grammes de salicylate peuvent devenir indispensables dans les formes graves. Elles sont la meilleure manière de prévenir le rhumatisme cérébral. Si celui-ci éclate, on continuera le remède, associé aux bains froids de 20° à 25° toutes les trois heures, tant que la température dépasse 39°. Si l'estomac du malade est intolérant et que la voie externe (15 à 18 grammes de salicylate de méthyle) ne produise aucune sédation, alors seulement la voie endo-veineuse

1. MENDEL. *Thérap. Monatsheft* et *Journal des Praticiens.* 1904.

sera utilisée. Le praticien se rappellera toujours que la manière la plus sûre de combattre certaines complications très graves, comme le rhumatisme cérébral, est encore dans la prescription précoce à doses suffisantes et continues de salicylate[1]. Dans le rhumatisme chronique, les effets de la médication endo-veineuse seraient excellents. Mendel aurait soulagé de cette façon des malades où toutes les médications classiques seraient restées impuissantes. Nous n'avons pas usé de la méthode, car dans les poussées aiguës du rhumatisme chronique, le remède à l'intérieur ou les applications de salicylate de méthyle nous ont toujours suffi.

Dans le rhumatisme aigu, une précaution indispensable est de continuer le remède après cessation des douleurs (Huchard). Six grammes ont suffi pour enrayer la maladie et dissiper les douleurs. Nous poursuivrons avec une dose de 4 grammes pendant cinq jours encore, puis une dose de 2 grammes pendant cinq jours. En cas d'intolérance stomacale, le remède sera continué pour l'usage externe sous forme de salicylate de méthyle.

Les pommades à l'acide salicylique, moins actives, ne sauraient convenir qu'aux sujets que le salicylate de méthyle impressionne trop désagréablement :

Acide salicylique. . . . . ⎱
Essence de térébenthine . . . . . ⎰ 10 grammes,
Lanoline 10   —
Axonge. . , ... 80   —

Onctionner les jointures douloureuses une fois par jour. Entourer de flanelle ouatée (Bourget)[2].

1. RENAUT (de Lyon). *Lyon Médical*, 1908. LÉPINE. *Soc. médicale des hôp.* et *Journal des Pratic.*, 1908.

2. BOURGET et L. RABOW. *Précis de thérapeutique*, 2ᵉ édit., Lausanne.

Un malade qui souffre, accepte le salicylate de méthyle, en dépit de son odeur. Nous avons toujours vu les malades les plus délicats s'accoutumer au remède. Cependant, l'essence de lavande (10 grammes pour 60 ou 80 grammes de salicylate de méthyle) désodorise, quoique incomplètement, le médicament.

Quelques inconvénients sont attachés à l'emploi de la médication. Outre les troubles digestifs et les accidents d'irritation rénale qui peuvent survenir, il faut compter avec la production possible de symptômes nerveux (bourdonnements d'oreille, surdité, vertiges). Langmead a observé sur des enfants des faits d'intoxication avec vomissements, somnolence progressive et coma [1]. Il s'agit d'un syndrome rappelant les signes du coma diabétique et, comme ce dernier, s'accompagnant d'acétonémie. La constipation favorisant cette complication, il est indiqué de pratiquer de larges irrigations intestinales ; de hautes doses de bicarbonate de soude administrées d'heure en heure : 1 gramme à 2 grammes par heure sont susceptibles d'amender les accidents.

Rappelons en outre que le salicylate de soude étant un dépresseur de la circulation cardiaque, ne saurait être administré dans les cas d'asthénie du myocarde. Au début des endocardites rhumatismales, le remède sera continué aux doses de 4 à 5 grammes (Potain, Huchard) pour être suspendu si des signes d'affaiblissement cardiaque se manifestent.

Une autre médication pourra être adjointe au salicy-

---

1. LANGMEAD. *Lancet.* 1906. *Untoward effects produced by the salicylates.*

late, si les succès signalés se confirment. Nous voulons parler du traitement des *viscéropathies rhumatismales* par la *sérothérapie*. M. Rosenthal[1] emploie un sérum provenant de chevaux immunisés contre la bactérie anaérobie du rhumatisme décrite par Achalme et Thiroloix. L'emploi de ce sérum ne nécessiterait plus que des doses infimes de salicylate ($0^{gr},50$ par jour). De plus, quelques injections quotidiennes de 20 centimètres cubes de ce sérum viendraient à bout de certaines endopéricardites. Nous voulons le croire, mais ne nous pressons pas de l'affirmer.

1. G. ROSENTHAL. Régression des viscéropathies rhumatismales par la sérothérapie. *Bulletin Société médecine pratique*, 11 mars 1910.

II

QUININE

Comme tous les médicaments vraiment actifs, la quinine a envahi les champs les plus disparates de la pathologie. Spécifique dans la fièvre palustre, elle exerce une action utile à titre d'hémostatique ou dans certaines affections douloureuses (névralgies) et pénibles (vertige de Ménière), ou dans certains états physiologiques (accouchement). La plupart des maladies infectieuses s'accommodent de la médication quinique peut-être plus par confiance théorique dans le remède qu'en vertu d'une efficacité bien démontrée.

Comme pour le salicylate de soude, nous étudierons tour à tour dans la quinine l'action utile, l'action douteuse, l'action spécifique.

I. — ACTION UTILE

L'action utile s'observe surtout dans les hémorragies, certains états vertigineux, les névralgies, en obstétrique, et pour activer les contractions utérines, dans les maladies de nutrition. La quinine arrête les *hé-*

morragies; à cela aucun doute. Inférieure à l'ergot dans le traitement des hémorragies utérines, elle réussit mieux dans les épistaxis, les hémorragies dentaires, les hémorragies des tuberculeux. Toutefois, dans ces derniers emplois, elle n'occupe qu'un rang secondaire par rapport à d'autres médications. Les tamponnements dans les épistaxis, à l'aide de boulettes de coton imbibées d'une solution d'*antipyrine* (1 pour 3), ou d'*eau oxygénée* (à moitié ou au 1/3) arrêtent mieux les épistaxis ou les hémorragies dentaires, et comme traitement interne, le *chlorure de calcium* (2 à 4 grammes) qui favorise la production du caillot, sera supérieur aux médications quiniques. Ces dernières trouveront-elles un refuge dans les hémoptysies? Là encore, d'autres agents lui barrent la voie. L'*extrait thébaïque*, les *injections de morphine*, de *sérum gélatiné* (50 grammes de la solution à 2 p. 1000 de gélatine, stériliser soigneusement pour éviter les accidents tétaniques) assurent aux tuberculeux des bénéfices autrement marqués. Que si l'hémorragie accompagne l'hémophilie, les injections de *sérum frais*, voire de sérum antidiphtérique (20 à 40 centimètres cubes, ont fourni leurs preuves (Weil).

Nous ne voyons aucun inconvénient à l'*emploi externe* du remède sous forme de gaze, imbibée d'une solution de chlorhydrate de quinine à 1 ou 2 p. 100 ; des médecins lui accordent une confiance résolue. Alors même que les tissus ne saignent pas, le remède favoriserait la guérison des pertes de substance. Reid (de Bristol) emploie un mélange de quinine et d'huile de foie de morue (4 grammes pour 250 grammes). Les ulcères syphilitiques, certaines gangrènes des téguments, sous l'application de ce topique, verraient leurs bords se cicatriser rapidement. Nous y consentons. Seulement, pour semblable usage il y a autre chose et mieux.

Nous en dirons autant de l'emploi de la quinine à titre analgésique dans les interventions chirurgicales. Celles qui portent sur la *région anale* ont reçu le secours d'une anesthésie locale par la quinine. Green (de Louisville) injecte XLV à LXXX gouttes d'une solution de chlorhydrate de quinine et d'urée à 10 p. 100. L'analgésie se produit au bout de quelques minutes et se prolonge quelques jours; d'où l'absence de douleurs tardives, oui, mais l'injection est douloureuse; elle laisse des indurations après elle. Nous préférons l'anesthésie locale à la cocaïne ou à la stovaïne suivant la méthode de Reclus.

Les affections *névralgiques* jadis ne connaissaient d'autre médicament que la quinine. La gamme des analgésiques, pyramidon, antipyrine, phénacétine, a délogé la quinine de sa place d'honneur. Toutefois elle retrouve son rang dans la névralgie paludéenne. Labrosse (d'Alger) recommande le valérianate de quinine; 0gr,30 matin et soir. Et les douleurs les plus rebelles sont amendées.

Certains états vertigineux, tels que le *vertige de Ménière*, sont grandement améliorés par la quinine. Il

---

1. Le chlorhydrate de quinine et d'urée dans les interventions sur la région anale (*Semaine médicale*, 29 juin 1910).

n'est point nécessaire d'ordonner de hautes doses comme le faisait Charcot. Une pilule ou un cachet de $0^{gr},10$ de sulfate de quinine suffit avant le repas de midi et du soir. Continuer huit à dix jours.

Si les bourdonnements accompagnent les vertiges, les courants de haute fréquence ont donné d'heureux résultats (Desnoyés, Marquez, Imbert).

En *obstétrique*, une valeur réelle est accordée au médicament, en tant qu'excitateur des contractions utérines. Il ne donne pas le signal des contractions, mais les favorise une fois qu'elles sont engagées. On administre trois cachets de $0^{gr},50$ de demi-heure en demi-heure. Au bout de trois quarts d'heure, l'effet maximum est produit. Dans 78 p. 100 des cas, le remède assure une augmentation de l'intensité et de la fréquence des contractions[1]. Une fois l'accouchement opéré, sous l'effet médicamenteux, l'expulsion du placenta se trouve activée. Lepage prescrit, dans ce but $0^{gr},50$ à 1 gramme de sulfate de quinine[2].

Les maladies de nutrition où la quinine rend des services se bornent *au diabète*. Depuis la découverte de l'antipyrine, les médecins prescrivent beaucoup moins la quinine. A. Robin l'emploie encore, après l'antipyrine, dans ce qu'il appelle la deuxième étape du régime : $0^{gr},40$ de sulfate de quinine avant le déjeuner de midi. Continuer six jours, interrompre quatre jours, reprendre six jours[3]. Le remède agit comme modéra-

---

1. Pouliot. *Arch. médic. chirurg. du Poitou*, 1907.

2. Lepage. La quinine en obstétrique, *Journal des Praticiens*, 1903.

3. A. Robin. *Traité de Thérap. appliq.*, fasc. 2, p. 144.

teur de la nutrition et diminue le chiffre de sucre urinaire.

II. — ACTION DOUTEUSE

C'est l'histoire de la quinine dans toutes les maladies
infectieuses — en dehors du paludisme — dans les
affections cutanées, nerveuses, génitales ou cancéreuses.

On prescrit le remède dans l'*amygdalite aiguë* et la
grippe. Sans doute, la quinine offre l'avantage, en
détruisant les globules blancs, de mettre en liberté les
ferments leucocytaires, ces derniers agissant à la fois
sur les toxines qu'ils neutralisent et les microbes qu'ils
détruisent. Pratiquement, cette action qui rappelle celle
des ferments métalliques, n'est point toujours constatée
avec netteté. Ne nous attardons pas d'ailleurs à discuter
l'efficacité sur des vues théoriques. Le remède possède
surtout d'autres mérites. Il est inoffensif et contente le
malade, à condition, toutefois, qu'il ne soit pas ordonné
à de trop hautes doses. Les hautes doses altèrent le
globule sanguin, l'activité leucocytaire est diminuée.
Ce n'est pas ce que nous cherchons. Albert Robin
insiste depuis longtemps sur d'autres inconvénients[1].
Au-dessus du chiffre $0^{gr},50$ à $0^{gr},60$ dans les vingt-quatre
heures, les oxydations s'abaissent, les déchets nutritifs
s'accumulent. Au-dessous de cette dose, le remède agit
comme tonique et diminue la destruction des matières
albuminoïdes.

1. A. Robin, *Leçons de Clin. et Thérap. médic.*, 1887.

On l'ordonnera donc dans l'amygdalite et la grippe. De là à croire qu'il constitue le remède spécifique dans ces maladies, il y a loin. Nombre d'amygdalites et de grippes guérissent dans les vingt-quatre heures. Il suffit du repos au lit et de la diète hydrique. Ajoutons l'emploi de gargarismes (eau oxygénée au 1/4); formulons des cachets de quinine. Ces derniers n'entraveront en rien l'évolution favorable. Il y a vingt ans, sur des centaines de malades, nous avons comparé la marche des malades traités par la quinine et de ceux qui ne recevaient aucune médication. La guérison, chez ces derniers, ne s'opérait pas moins du jour au lendemain [1].

Dans la *fièvre typhoïde*, le remède s'ordonne communément. A. Robin se contente de deux doses de $0^{gr},25$ matin et soir pendant les dix premiers jours. Il n'est point nécessaire et il est dangereux de dépasser. Les doses massives diminuent la vitalité des réactions nutritives. Si la chute thermique signifiait guérison, sans doute de hautes doses de quinine seraient indiquées. Mais les infections les plus graves sont parfois celles qui évoluent avec des températures modérées, et de hautes doses de quinine ne font que précipiter les accidents d'adynamie et de collapsus.

Ce que nous venons de dire s'applique aux autres maladies infectieuses : les *états septicémiques*, la *fièvre puerpérale*, où le remède a été détrôné par le collargol ; la *pneumonie* où Jurgensen ordonnait jusqu'à des doses de 5 grammes, preuve que les pneumoniques qui

---

1. Ch. Fiessinger. *La Grippe infectieuse*, 1889 et *Rapport à l'Académie de médecine*, 1890.

guérissent ont la vie dure. Dans le *rhumatisme articulaire aigu,* la quinine a cédé la place au salicylate de soude ; dans la *coqueluche* les traitements inefficaces abondent; dans la *variole,* les médecins ont associé la quinine à l'acide phénique ; dans les *fièvres éruptives,* dans les *tuberculoses fébriles,* tous les antipyrétiques sont maintes fois inutiles, s'ils ne sont pas dangereux.

N'oublions pas que le remède exerce parfois une action adjuvante — à n'importe quelle dose — sur l'infection qu'il avait charge de combattre. Telle est l'histoire du *tétanos.* Le danger est grand d'administrer de la quinine en semblable condition. Vincent recommande la plus grande circonspection dans l'emploi hypodermique de la quinine chez les paludéens offrant une plaie mal soignée ou porteurs d'une excoriation aux téguments[1]. Le tétanos risquerait de s'ensuivre, la quinine favorisant le développement des bacilles tétaniques.

Parlerons-nous de l'usage de la *quinine* dans les affections cutanées ? Les dermatologistes apprécient les propriétés vaso-constrictives du remède, les congestions locales s'en trouveraient amendées; c'est pourquoi Oppenheim (de Vienne), recommande la quinine contre le *lupus érythémateux* : $0^{gr},50$ matin et soir, avec élévation progressive jusqu'à la dose quotidienne de 4 grammes. En même temps, les surfaces lupiques sont badigeonnées à la teinture d'iode. Ces hautes doses médicamenteuses nous laissent rêveur. Quels estomacs

1. VINCENT. *Ann. de l'Institut Pasteur,* 1904.

ont ces malades pour supporter ces débauches pharmaceutiques et comment leur système nerveux n'en est-il
point incommodé ? Brocq, à l'intérieur, se contente de
pilules de 5 centigrammes de quinine (chlorhydrate
de) et il associe le remède à dose égale d'ergotine et à
un milligramme d'extrait de belladone : 4 à 8 pilules
par jour. Extérieurement, des applications de savon
noir étendu d'alcool (quantité suffisante pour faire une
pâte molle étendue sur un linge de flanelle, appliquée
le soir, le lendemain savonnage à l'eau chaude) suffisent
en général comme traitement. Dans le *pemphigus*,
Mosler, puis Bergrath suivis par d'autres se félicitent
de la médication. Il faut de hautes doses, 2 à 4 cachets
de 0^{gr},50 par jour. Une série de trois cachets de 0^{gr},50
de chlorhydrate de quinine peut dès le troisième jour
arrêter l'apparition de nouveaux éléments et amener
l'effacement de ceux qui existent déjà[1].

L'*urticaire rebelle* s'est également vu opposer la
quinine. Chebaier[2] utilise des injections hypodermiques
d'une solution contenant 12 grammes de chlorhydrate
de quinine, 8 grammes d'antipyrine pour 24 grammes
d'eau distillée. Injection de 1 centimètre cube. La
médication semble bien agressive contre une maladie
dont les moyens diététiques, suffisamment prolongés,
possèdent une efficacité non démentie.

Dans les affections nerveuses et les *névralgies*, la
sédation de la douleur est manifeste, surtout quand
elle est d'origine paludéenne : 0^{gr},50 de chlorhydrate ou
de valérianate de quinine matin et soir.

1. Traitement du pemphigus par l'usage interne de la quinine.
Semaine médicale, 12 janvier 1910.

2. CHEBAIER. *Vocenno Medic. Journ.*, 1905.

Il est une autre maladie — plus d'origine autotoxique que nerveuse — où le remède produit également des résultats favorables : la *maladie de Basedow ou de Parry-Graves.* La quinine est prescrite aux doses de 1gr,50 de bromhydrate de quinine : trois cachets de 0gr,50 en trois fois, pendant huit jours ; 1 gramme en deux fois, pendant huit autres jours ; 0gr,50, les huit jours suivants (Huchard) [1]. Lancereaux vante la même médication [2]. En dépit des succès obtenus, l'électrisation et l'opothérapie ont détrôné la méthode, l'opothérapie étant la médication de l'avenir.

Nous arrêtons-nous à la quinine dans le traitement des *maladies génitales ?* Chez la femme, elle a été utilisée contre les affections douloureuses, les inflammations annexielles et nous n'avons d'autre reproche à faire à son emploi que l'inefficacité habituelle du remède. Cependant, N. Gueneau de Mussy et son élève Bartharez ont vanté les bons effets de cette médication dans les névralgies congestives d'origine utérine [3]. Par contre, nous faisons des réserves sur les affirmations du gynécologue américain Parsons. Il combat le prolapsus utérin par des injections de quinine dans l'épaisseur des ligaments larges (0gr,75 de sulfate pour 2 grammes d'eau distillée et 2 grammes d'acide sulfurique dilué : injecter 4 grammes de chaque côté). L'au-

1. H. HUCHARD. *Consult. médic.*, 4e édit., 1906.

2. LANCEREAUX. *Acad. de méd.*, 1908.

3. H. HUCHARD. *Traité des névroses*, 2e édition 1883. LIÉGEOIS, HUCHARD. *Journal des praticiens*, 1900. N. GUENEAU DE MUSSY. *Soc. de thérapeutique*, 1871 et *Clinique médicale*, 1875. BARTHAREZ. Thèse de Paris. 1872.

teur célèbre avec enthousiasme cette méthode : 90 p. 100 de guérisons. C'est un gros chiffre ; en Amérique, on ne s'étonne de rien.

Chez l'homme, Julien a recommandé la quinine par voie externe et sous forme d'injection uréthrale dans la *blennorrhagie*. Il associait 1 gramme d'alcaloïde à 5 grammes de bismuth pour 100 grammes d'excipient. On a renoncé à la méthode, coûteuse à la fois et d'une efficacité non démontrée.

Nous croisons, sans nous y arrêter, au traitement des *affections cancéreuses* par la quinine. L'un de nous (Ch. Fiessinger) le premier, employa cette médication, en 1897. Les observations de Jaboulay ne vinrent que plus tard et si nous n'avons pas publié les nôtres, c'est que les résultats obtenus, tout en se montrant passagèrement favorables, n'exerçaient aucun effet de .longue durée. Le remède peut être prescrit par la voie hypodermique ou stomacale : $0^{gr},20$ de sel de quinine, deux fois par jour.

III. — ACTION SPÉCIFIQUE

Nul doute sur l'action spécifique de la quinine dans le *paludisme*. Elle s'oppose nettement au développement de l'hématozoaire pathogène. Toutefois, certains auteurs préfèrent encore à l'alcaloïde la poudre de la plante elle-même. Zilgien (de Nancy), après Trousseau, a publié plusieurs observations où la quinine ayant échoué sur d'anciens paludéens, c'est la poudre de quinquina seule qui a réussi ; 10 grammes de poudre

de quinquina, en deux fois, à une heure d'intervalle
après l'accès [1]. On se rappellera que 2 grammes de poudre équivalent à 0^{gr},25 de sulfate de quinine.

En général, on use de l'alcaloïde : sulfate, chlorhydrate, chlorhydro-sulfate, bromhydrate, formiate de
quinine. Laveran estime qu'il convient de préférer
le chlorhydrate au sulfate [2]. Le chlorhydrate renferme,
en effet plus de quinine (81 p. 100), au lieu de 59 p. 100
pour le sulfate ; ajoutons qu'il est également plus
stable et plus soluble. Le formiate de quinine est bien
plus soluble que le sulfate et moins soluble que les
autres sels. Il offre l'avantage de ne pas être douloureux en *injections hypodermiques* (Hirtz, Claisse et
Lemoine [3]. On doit employer une solution contenant
0^{gr},20 de formiate de quinine pour 4 centimètres cubes
d'eau.

La formule usuelle du bichlorhydrate en injection
hypodermique est connue.

> Bichlorhydrate de quinine. . .   5 grammes.
> Eau distillée. . .   Q. S. pour 10 centimètres cubes.

Un centimètre cube de cette solution représente 0^{gr},50 de bichlorhydrate de quinine.

La quantité d'excipient peut être augmentée. (Malafosse préfère une solution à 1/20 au lieu de 1/2.) Il
injecte 20 centimètres cubes d'eau salée à 7/1000 renfermant 1 gramme de quinine [4]. Laveran estime que

1. ZILGIEN (de Nancy). *Revue médicale de l'Est*, 1906.
2. LAVERAN. *Traité du paludisme*, 2º édit., 1907.
3. HIRTZ, CLAISSE et LEMOINE. *Soc. méd. des hôpit.*, 1906.
4. MALAFOSSE. *Arch. de médec. et pharm. milit.*, 1905.

point n'est besoin de recourir à un chiffre de dilution aussi élevé. Celui de 1/5 est largement suffisant pour éviter les douleurs.

Inutile d'insister sur les conditions d'asepsie indispensables. Les solutions de quinine devront être préparées en ampoules stérilisées; si le liquide contient des cristaux, on chauffera préalablement au bain-marie. L'injection sera pratiquée profondément dans la fesse ou à la partie externe de la cuisse.

Baccelli a préconisé les *injections intra-veineuses*. Elles ne sont guère plus efficaces et la technique plus compliquée nécessite des soins plus minutieux et expose à des accidents locaux. Ce n'est que dans les accès pernicieux très graves, accès pernicieux cholériformes avec état algide, qu'on pourra utiliser la méthode (Laveran). La formule pour les injections est :

Chlorhydrate de quinine . . . . 1 gramme.
Chlorure de sodium 0gr,75
Eau distillée. . . . . 10 grammes.

En général la *voie stomacale* est la plus habituelle. Quinine en cachets pour l'adulte ou, pour en dissimuler l'amertume, quand les cachets ne peuvent être absorbés comme il advient chez les enfants, mélange de la quinine à l'huile d'olives. C'est Bordes (de Bordeaux) qui a imaginé cette méthode. On mêle dans un mortier 1 gramme de sulfate de quinine avec 8 grammes d'huile d'olives : XX gouttes du mélange renferment 0gr,05 de quinine. Un certain nombre de gouttes sont versées dans une cuiller à soupe, remplie à moitié de lait froid et sucré. L'huile forme une lentille à la sur-

face du lait. Chaque particule de quinine, étant enve-
loppée d'huile glisse comme une pilule. L'enfant avale
sans répugnance. Une gorgée d'eau ou de lait est
donnée par-dessus.

Au lieu d'huile, on peut incorporer la quinine au
beurre de cacao ; on fait avaler le tout fondu dans une
cuillerée de lait chaud [1].

Sulfate de quinine . . . . 0gr,05 à 0gr,10
Beurre de cacao . . . . 0gr,15 ou 0gr,30

On fabrique des chocolatines à la quinine, insolubles
dans l'eau, dépourvues conséquemment d'amertume.

On n'usera de la *voie intestinale,* lavements ou suppositoires, qu'à défaut de la précédente. L'absorption
par l'intestin est toujours moins rapide et moins sûre.

A un adulte, on peut ordonner un lavement de.
1 gramme de chlorhydrate de quinine dissous dans
120 grammes d'eau et additionné de VI à VIII gouttes
de laudanum. Les enfants garderont plus aisément les
suppositoires : 0gr,10 pour 1gr,50 de beurre de cacao
(enfant de un an). Lavements et suppositoires ne sont
indiqués qu'en cas de vomissements ; la diarrhée s'y
ajoute-t-elle, la voie hypodermique sera celle de choix.

Les praticiens se rappelleront, en thérapeutique infantile, les avantages d'un produit voisin de la quinine,
l'euquinine qui s'obtient en faisant agir l'éther éthyl-
carbonique sur la quinine. C'est une poudre cristalline
dont le goût, très peu amer, disparait dans le lait sucré.

1. Rocu (de Genève). *Sem. médic.,* 1906.

Moins actif que la quinine, le produit sera prescrit à plus haute dose, $1^{gr},50$ à 2 grammes chez l'adulte, en potion aqueuse édulcorée avec du sirop de groseille.

Comment convient-il d'administrer le remède ? Tout d'abord, disons que le type de la fièvre importe peu ; qu'elle soit quotidienne, tierce, quarte, la quinine sera administrée de même. Dans les continues palustres, la dose du début sera toutefois plus élevée ($1^{gr},50$ au lieu de 1 gramme) les deux ou trois premiers jours. Laveran recommande deux séries de trois jours de quinine, séparées par deux périodes de trois jours d'interruption. Le traitement sera terminé par deux séries de deux jours, coupées de trois jours de repos.

Soit les 1er, 2e, 3e jours, $0^{gr},80$ à 1 gramme par jour de chlorhydrate de quinine. Trois jours de repos.

Les 8e, 9e, 10e jours. $0^{gr},60$ à $0^{gr},80$ de chlorhydrate de quinine. Trois jours de repos.

Puis, en périodes de deux jours ; les 15e et 16e jours ; $0^{gr},60$ à $0^{gr},80$ de chlorhydrate de quinine. Repos de trois jours.

Les 21e et 22e jours, $0^{gr},60$ à $0^{gr},80$ de chlorhydrate de quinine.

Chez les enfants de quatre ans, on prescrira $0^{gr},40$ en plusieurs doses ; chez les enfants de deux ans, $0^{gr},20$. Les doses de $0^{gr},10$ conviennent aux enfants de un an.

La méthode hypodermique sera employée dans les accès pernicieux : 1 gramme de chlorhydrate de quinine à renouveler au bout de quelques heures, si l'amélioration ne se produit pas. La dose de 3 grammes ne doit pas être dépassée (Laveran).

Plus récemment, de nouvelles méthodes d'administration ont été préconisées [1]. Au lieu de hautes doses, on se contentera de doses plus faibles. Ces dernières suffisent à tuer le parasite ; les hautes doses altèrent en plus le globule sanguin. L'activité leucocytaire s'en trouve fortement réduite [2]. De six à douze ans, une quantité de $0^{gr},40$ de sel de quinine se montre suffisamment active ; c'est un tiers en moins que la dose habituelle. La dose médicamenteuse est distribuée en quatre cachets donnés chaque jour à des heures plus tardives. Soit le premier jour, un cachet à 4, 6, 8, 10 heures du soir. Si la poussée fébrile persiste, le lendemain on recommencera les cachets deux heures plus tard : soit 6, 8, 10, 12 heures du soir. En sorte qu'au bout de quelques jours de traitement, toutes les heures de la journée auront successivement subi le maximum d'action de la quinine. Et comme fatalement la segmentation de l'hématozoaire a dû se produire à un de ces moments, elle aura été troublée et le jeune parasite, encore fragile, détruit plus ou moins complètement.

Cette méthode nous semble préférable à celle préconisée par Laveran. Les hautes doses de quinine peuvent en effet, outre les altérations sanguines et les troubles de nutrition, déjà signalés, produire des phénomènes toxiques plus ou moins inquiétants : éruptions diverses, troubles de la vue et de l'ouïe, hémoglobinurie, collapsus avec diarrhée, accidents cardiaques caractérisés par la fréquence et l'irrégularité des battements et rappelant ceux produits par l'intoxication tabagique.

1. FUSTER. *Province médicale*, 1909.
2. ACHARD. Vitalité, résistance et activité des globules blancs dans les maladies. *Semaine méd.*, 1909.

Dans l'*anémie et cachexie palustres,* on prescrira la quinine pour éviter les rechutes fébriles ($0^{gr},10$ à $0^{gr},25$ par jour de chlorhydrate de quinine) ; mais on lui associera un traitement tonique général où prendront place le vin, le quinquina, les arsenicaux à petite dose et non à haute dose, comme le voulait Boudin (II à X gouttes de liqueur de Fowler par jour). Un changement de climat et le rapatriement assureront le maintien de la guérison.

III

MERCURE

La thérapeutique, pour un chemin bien tracé, nous mène à de multiples fondrières. Ce que nous savons de définitif sur l'action d'un médicament s'allonge d'un cortège d'hypothèses où règne la confusion. Le mercure guérit la syphilis, c'est entendu. En prévient-il les manifestations ? Ici les divergences s'accusent. Les ouvriers des mines d'Almaden, intoxiqués par le mercure, contractent la syphilis tout comme un autre, et la syphilis vulgaire, classique. Le mercure ne l'a pas gênée dans son éclosion, mais il la guérit, une fois qu'elle se révèle à l'extérieur. Ce qui est vrai pour le phénomène initial continuerait de se manifester tel vis-à-vis des signes consécutifs. Les accidents cèdent au traitement, mais celui-ci ne prévient aucunement les symptômes ultérieurs[1]. Même note, selon quelques-uns pour les accidents secondaires. On traite une roséole ; il se forme des papules. On soigne les papules par le mercure, les papules s'ulcèrent (Gaucher). Ces premiers faits com-

1. GAUCHER. Action préventive du mercure dans la syphilis. *Association française pour l'avancement des Sciences*. Clermont Ferrand. 1908, 37ᵉ session, p. 875.

porteraient une signification pratique immédiate. Il devient inutile d'administrer du mercure à titre préventif. Il faut attendre. Surtout pas de doses trop élevées quand les accidents ont cédé. Le traitement mercuriel intensif prépare des désastres : voici la première note. Il en est une seconde et qui aboutit à des conclusions tout à fait opposées. Déjà M. le professeur Fournier[1] estimait que le mercure exerce incontestablement une action préventive sur les manifestations de la période secondaire et tertiaire.

Plus récemment M. Gastou vient à la rescousse[2]. Le traitement intensif selon lui, pratiqué dès l'apparition du chancre, a pour effet certain de retarder l'apparition des accidents secondaires et de les atténuer. Quant aux accidents tertiaires, leur fréquence en serait réduite et leur gravité amoindrie.

Voilà de belles perspectives. M. Hallopeau[3] va plus loin. Selon lui, le mercure possède une action abortive manifeste. Il suffirait d'injecter dès l'apparition du chancre lui-même, soit sur le fourreau de la verge, un composé mercuriel (cyanure de mercure, 0,025 à 50 décimilligramme) ou arsenical (hectine $0^{gr},20$ par jour) pour voir la maladie avorter. Vingt ou trente injections mettraient à coup sûr à l'abri des accidents secondaires. M. Hallopeau base ses assertions sur l'histoire

1. FOURNIER. *Académie de méd.*, 1905. *Traitement de la syphilis*, 3ᵉ édit. 1909.

2. GASTOU. Le traitement préventif dans la syphilis. *Comptes rendus, Soc. médec. prat.*, 13 mai 1910.

3. HALLOPEAU. *Soc. méd. prat.*, 13 mai 1910 et *Acad. méd.*, mai 1910.

de six malades. C'est peu, pas assez en tout cas pour conclure.

A supposer que le mercure entrave les accidents immédiats, secondaires et tertiaires de la syphilis, il ne semble toutefois guère empêcher l'apparition de certaines manifestations nerveuses graves qui rentrent dans le domaine des affections para-syphilitiques : nous voulons dire le tabes et la paralysie générale. Sans doute des syphiligraphes ont prétendu que le mercure exerce une action préventive réelle sur ces maladies. Fournier pense autrement. Selon lui, le traitement mercuriel intensif demeure impuissant [1]. Le tabes et la paralysie générale atteignent presque autant les syphilitiques mercurialisés que non mercurialisés. Au Japon, le tabes et la paralysie générale n'ont paru que du jour où le mercure a été prescrit [2]. Que penser en face de semblables divergences? Le praticien ne sait plus ; il s'étonne et prescrit le mercure à des doses plutôt inspirées par les conditions de son tempérament que par l'état du malade. Je veux dire qu'un médecin actif et énergique ordonnera de hautes doses et répétées ; un autre plus timide, moins remuant, se contentera des doses faibles et espacées. Et le malade? S'il était renseigné, il préférerait sans doute moins devoir à l'humeur de son médecin et un peu plus à la précision de nos connaissances.

Des hésitations entourent l'administration du mercure dans certaines manifestations de la syphilis. Là

1. BIZARD, *Congrès de Clermont-Ferrand*, 1908.
2. JOFFROY. *Académie de méd.*, 1905.

même où il existe une action spécifique, on ignore au juste quand il faut s'arrêter, quand et à quelles doses il convient de reprendre. L'incertitude augmente quand, au lieu de syphilis, nous avons affaire aux autres maladies infectieuses. Le mercure y produit des miracles, affirment certains médecins. Carter le recommande dans les *péritonites*, les *méningites*, dans les *délires des rhumatisants* où une dose de $0^{gr},30$ de calomel amènerait une sédation immédiate[1]. C'est possible, mais en France le délire des rhumatisants a peu de chance d'être traité par le calomel. Nous préférons le salicylate de soude et les bains froids. D'ailleurs, l'imprégnation mercurielle n'a-t-elle pas pour effet d'aggraver plutôt la maladie infectieuse ? La *fièvre typhoïde* au moins s'en trouve fort mal, comme l'a démontré A. Robin[2]. Il est vrai qu'on peut toujours alléguer la différence entre l'imprégnation médicamenteuse et l'imprégnation toxique, la première seule étant favorable. Soit ! il reste encore à démontrer que cet effet favorable a été réellement constaté.

La *chorée* s'est vu opposer non pas seulement la médication mercurielle, mais les injections intra-veineuses. Riva[3] injecte d'emblée des doses élevées de bichlorure de mercure ($0^{gr},003$ à $0^{gr},01$). Cette médication est, dit-il, parfaitement supportée. Soit ; en tout

---

1. CARTER. Le mercure dans la thérapeutique moderne. *Inst. méd. de Liverpool*, 1907.

2. A. ROBIN. Danger des préparations mercurielles dans la fièvre typhoïde. *Académie de médecine*, 1902.

3. Traitement de la chorée par les injections intra-veineuses de sublimé. *Semaine Médicale*. 11 mai 1910.

cas, nous possédons des cordes moins dangereuses à notre arc.

I. — ACTION UTILE

En dehors de l'action spécifique, le mercure a rendu des services, administré à l'intérieur sous forme de calomel ou d'injections hypodermiques, à l'extérieur en manière d'onguent napolitain.

Nous ne nous arrêterons pas à toutes les indications du *calomel*. Disons seulement que ce produit trouve surtout son emploi dans la médecine infantile. Chez l'adulte, il a produit des accidents toxiques. Des phénomènes de gastrite suraiguë ont suivi son administration (Chauffard). L'enfant lui-même ne supporte pas toujours aisément le calomel. Dans les maladies *gastro-intestinales* où il est prescrit si aisément, le médicament produit, à doses trop élevées, des phénomènes plus ou moins graves de collapsus. Le gros intestin s'irrite et des symptômes dysentériformes font suite (Hutinel et Nobécourt) [1]. Le calomel réserve ses résultats les meilleurs dans les troubles intestinaux où les selles sont « blanchâtres, fétides, dures ou *peu diarrhéiques*, où le ventre est ballonné, météorisé ». Quand la diarrhée est forte, aqueuse, mieux vaut s'abstenir. Aux enfants vigoureux, on ordonnera une dose *forte* : $0^{gr},05$ à trois mois, $0^{gr},10$ de trois mois à un an ; après un an $0^{gr},15$. Si l'enfant est chétif, mieux vaut recourir aux doses *filées* : soit 1/2 centigramme de demi-heure en

---

1. Hutinel. *Les Maladies des enfants*, t. III, 1909.

demi-heure jusqu'à 4 ou 5 centigrammes au maximum.
En général, les doses *moyennes* : $0^{gr},02$ à trois mois,
$0^{gr},05$ à un an, $0^{gr},10$ à $0^{gr},15$ à deux ans, sont ample-
ment suffisantes. La recommandation classique de ne
pas administrer du sel après le calomel a son importance. Chauffard a vu les accidents de gastrite suraiguë, dont nous venons de parler, suivre l'administration d'un bouillon salé pris deux heures après le calomel. La transformation en sublimé s'était opérée.

Depuis longtemps, on connaît l'action utile du mercure en injections hypodermiques dans certains cas de
tuberculose cutanée. Les injections mercurielles améliorent le lupus. Les bons effets du traitement ne permettent nullement de conclure à la syphilis. Il en est
de même de la tuberculose du nez, du pharynx, du
larynx ; l'association de l'iodure de potassium et du
mercure a maintes fois réalisé des améliorations surprenantes [1].

L'onguent napolitain mérite de garder une place
d'honneur à titre d'agent microbicide. Si on l'applique
sur une plaie d'inoculation, l'inoculation échoue (Met-
chnikoff et Roux). Le sublimé employé dans les mêmes
conditions n'exerce aucune action empêchante.

L'onguent napolitain n'amène pas seulement la guérison des plaies syphilitiques. Il agit sur les *suppurations
tuberculeuses* et la plupart des *suppurations chroniques* [2]. Il faut appliquer la pommade tous les jours, si

1. Grunberg. *Munch. medic. Wochens.*, 1907.

2. J. Lucas-Championnière. *Pratique de la Chirurgie antiseptique*, 1909.

l'écoulement est modéré. Dans les *phlegmons profonds*, les *infections ganglionnaires*, sans doute l'emploi du topique manque souvent son effet. Mais il peut réussir, et comme la méthode est inoffensive, on peut toujours commencer par elle. Il suffit de ne pas faire des applications trop larges et de ne pas procéder par friction. La bouche du malade sera tenue propre, pour éviter la gingivite. Lucas-Championnière recommande dans ce but les lavages répétés de la bouche avec une solution de bicarbonate de soude à 10 p. 1000. Inutile de rappeler que les dents cariées devront être extirpées ou aurifiées, si possible. La formule qu'il emploie est :

```
Onguent napolitain. . . . . . . . .  100 grammes.
Emplâtre de savon. . . . . . . . .   80    —
Camphre. . . . . . . . . . . . .      1    —
```

Pour tous les emplois de la pommade, on utilisera les linges stérilisés, l'ouate hydrophile stérilisée ou, à leur défaut, les linges bouillis dans l'eau additionnée de sous-carbonate de soude, puis séchés par évaporation dans un vase métallique.

Rappelons, dans les *injections ganglionnaires* tuberculeuses, le bon effet, quand les ganglions sont bien accessibles, des injections qui ramollissent (naphtol camphré, injecté tous les jours (4 à 6 jours) aux doses de X à XX gouttes) et autorisent ensuite la ponction[1] (Calot de Berk).

---

1. CALOT. *Journal des Praticiens.* 1907, et *Orthopédie indispensable du Praticien,* 1909, 1re édit.

II. — ACTION SPÉCIFIQUE

Sans doute le mercure doit être prescrit dans la syphilis, seulement la mercurialisation systématique, dans les périodes de silence, assure-t-elle des avantages évidents? Non, assurent MM. Diday, Mauriac, Tenneson, Ducastel, et M. Gaucher, dont nous citions l'opinion au début de ce chapitre. Si, protestent M. Fournier et plus récemment M. Gastou. Lequel croire? Chacun y va de ses chiffres. Aux statistiques troublantes de M. Fournier, Diday oppose des statistiques contraires. Certainement, sur les syphilis non traitées et abandonnées à leur évolution naturelle, un certain nombre demeurent très bénignes (sur 93 malades, 7 syphilis ébauchées se dissipant en deux ou trois mois et 53 syphilis faibles, guérissant dans l'intervalle de dix mois, sans complications ultérieures).

Nous adopterions cette dernière opinion pour une autre raison encore : les *dangers de la médication*. Quand le mercure ne rencontre pas le tréponème, il épuise son action sur les cellules de nos tissus. L'appareil rénal et le système nerveux sont particulièrement touchés. Cliniquement, le foie ne vient qu'après. Nous ne parlons pas des intoxications aiguës qui ont fait suite à des injections d'huile grise, ou des intoxications par le sublimé, ou d'autres composés mercuriels, qui ont particulièrement atteint le rein [1]. Mais l'empoisonne-

1. Mouisset et Mouriquand. *Journ. de Phys. et Pathol. genér.*, 1906. — Chauffard. *Sem. médic.*, 1906. — Le Noir et Camus. *Soc. médic. des hôpit.*, 12 janv. 1906. — Noel Fiessinger. *Journ. de Physiol. et Pathol. génér.*, 1907, etc.

ment chronique exerce des effets désastreux sur le même organe. Ce sont des signes d'hypertension arté-rielle bientôt suivis de tous les tableaux classiques de la néphrite interstitielle et des accidents cardiaques classiques. Depuis le traitement intensif de la syphilis par le mercure à hautes doses, pareilles complications se multiplient. Guérin avait déjà signalé ce danger. Il est beaucoup plus à redouter qu'on ne s'imagine com-munément. Nous comptons en ce moment plusieurs observations où le mercure semble bien la cause essen-tielle des accidents rénaux survenus. L'une d'elles est particulièrement curieuse. La femme, âgée de cinquante ans, n'avait jamais eu la syphilis. Elle souffrait de la tête, était une nerveuse, digérant mal. A ce moment, le système artériel était absolument sain, les époques avaient disparu. Un médecin pratiqua 50 injections d'une spécialité mercurielle. La tension artérielle monta, dans l'intervalle de deux ans, à 24, 26 (appa-reil de Pachon); le cœur fléchit et ne se maintient plus aujourd'hui qu'à l'aide de doses infinitésimales et répé-tées de digitaline (1/10 de milligr.). Un autre ma-lade, âgé de cinquante ans, après des injections répé-tées d'huile grise, fit une néphrite interstitielle avec tension très élevée (24 au 26 au Potain). Un beau jour, désespéré, il se suicida. Sans doute, on peut invoquer d'autres causes : l'âge, le tabac, la syphilis elle-même. Mais les malades sont parfois jeunes (quarante ans), ne fument pas, n'ont commis aucun excès alimentaire, et cependant après un traitement mercuriel intensif, ils présentent de l'hypertension artérielle, avec signes plus ou moins nets de néphrite interstitielle. Nous signalons ces suites fâcheuses aux syphiligraphes qui continuent

de prescrire le mercure à doses énormes, et quand les
accidents de la maladie ont rétrocédé. Car il en est du
mercure comme de l'opium. Un sujet qui souffre supporte l'opium à bien plus hautes doses que celui qui ne
ressent point de douleur. Un malade qui n'a pas eu la
syphilis ou dont les accidents se sont amendés sera
bien plus sensible à l'action du toxique qu'un autre qui
est en puissance d'infection par le tréponème.

A côté des complications rénales, prennent rang les
troubles nerveux. Nous avons déjà parlé de ces malheureux qui, par suite d'un traitement intensif, tombent
dans un état neurasthénique et une détresse morale profonde[1]. Des médecins les considèrent parfois comme
candidats à la paralysie générale et recommencent le
traitement. Et cependant on ne constate aucun signe de
syphilis nerveuse. Le réflexe lumineux de la pupille est
normal, on peut faire compter les malades jusqu'à cent,
sans qu'ils confondent ou passent un chiffre. Au début
de la paralysie générale, des oublis, des erreurs apparaissent dans la suite des unités. S'agirait-il, du reste,
de paralysie générale, le danger du traitement ne s'im-
poserait pas moindre. Raymond s'est montré très affirmatif à cet égard[2]. Tout ce que peut donner la médication mercurielle intensive, c'est de demeurer indiffé-
rente ; mais trop souvent la maladie prend une allure
subaiguë. Sicard et tous les neurologistes s'accordent

1. HUCHARD et CH. FIESSINGER. Clinique thérapeutique du Praticien, 2° partie, 1909.
2. RAYMOND. Les dangers de la médication mercurielle intensive dans le traitement de la paralysie générale. Congrès internat. de médecine, Lisbonne, 1906.

aujourd'hui sur ce chapitre. Regardons à deux fois avant de soumettre à une nouvelle médication mercurielle un sujet qui en sort à bout de forces.

Quand les accidents syphilitiques se révèlent par une manifestation extérieure, alors seulement il convient d'intervenir. Le médecin se méfiera des thérapeutiques inutilement agressives. Il se rappellera cet axiome de Finger[1] : « Le traitement mercuriel le plus énergique n'est point capable, dans une syphilis bénigne, d'empêcher les récidives. » Alors, à quoi bon se lancer dans de hautes doses dès le début ? Autre précaution indispensable. Avant d'instituer aucune médication, examiner les urines et l'état de la tension artérielle. Rien de dangereux comme l'administration du mercure chez les rénaux. Il se montre quatre fois plus actif chez eux[2]. Faut-il en administrer d'urgence ? La médication sera donnée à plus faible dose. Un de nos malades avait à la fois de l'hypertension artérielle, des urines albumineuses, des crises d'épilepsie jaksonienne, dépendant non de l'urémie, mais d'une artérite syphilitique. Les injections de 2 milligrammes de benzoate de Hg demeurèrent inactives. Il fallut monter à 5 milligrammes, un centigramme. Alors seulement les accidents rétrocédèrent, mais quelle attention indispensable au cours d'une semblable médication! Pour les tuberculeux, beaucoup moins de risques sont à craindre, et, quand ils sont atteints de syphilis, le trai-

1. FINGER. *La syphilis*. Traduct. P. Spillmann et Doyon et L. Spillmann, 1909.

2. LÉVY-BING. *Cong. fr. pour l'avanc. des sciences*, Clermont-Ferrand, 1908.

tement mercuriel retrouve ses indications habituelles [1].

Aux sujets sains, le *protoiodure* aux doses de 6 centigrammes par jour (femmes) à 10 centigrammes (hommes), employé sous forme pilulaire (pilules de 3 à 5 centigrammes) convient parfaitement. On continue six semaines, suivant le précepte de Fournier, puis l'on attend. Il est difficile de faire admettre du malade que la médication jouit d'une valeur préventive fort incertaine. Certains sujets apeurés par la crainte de retours offensifs, tourmentent le médecin pour qu'il les soumette à des absorptions répétées du médicament. Au début et alors qu'il n'existe que le chancre initial, le syphilitique acceptera plus aisément un traitement local sans accompagnement du traitement général. C'est, du reste, le conseil formulé par Finger qui, sauf exceptions (développement considérable de la lésion initiale, phagédénisme, phimosis, paraphimosis) ne commence le traitement général que lorsque les manifestations secondaires sont en plein développement. Une fois instituée, la cure se prolongera un temps qui dépassera de moitié la durée de l'exanthème, c'est-à-dire un exanthème qui persiste pendant trente jours sera soigné pendant 30 + 15 jours, soit 45 jours, qui est le terme moyen, avons-nous vu, adopté par A. Fournier.

Le médecin allemand conseille, dès le début, une cure aussi énergique que possible, par frictions ou injections intra-musculaires de sels insolubles. Pourquoi cette violente entrée en bataille, si elle ne doit

1. Tchigaien. Les préparations mercurielles dans le traitement de la tuberculose chez les syphilitiques. *Sem. méd.*, 1903.

pas empêcher les agressions ultérieures de l'ennemi ? Le protoiodure suffira le plus souvent. Au bout de la première période médicamenteuse, arrêt de deux à trois mois (Fournier), puis reprise pendant un temps équivalent. Durant la période secondaire, c'est-à-dire pendant deux ans, le traitement sera continué de la sorte.

Aux malades qui digèrent mal, on recommandera le traitement par les *frictions* ou les injections de sels non pas insolubles, mais *solubles*. Ajoutons que la *voie rectale* a été également préconisée. Les frictions sont plus malaisément acceptées des malades, elles offrent l'inconvénient de produire une salivation rapide, et puis on ne sait pas bien la quantité de mercure absorbée. Les injections intra-musculaires de sels solubles — dans le public aisé — nous paraissent la méthode de choix.

> Biiodure de mercure. . . . . ⎫
> Iodure de potassium . . . . ⎬ $0^{gr},01$
> Eau distillée . . . . 1 gramme.

Pour une ampoule stérilisée. — Injecter tous les jours le contenu d'une ampoule.

On peut encore employer le *cyanure*, le *benzoate* de Hg, le *mercure colloïdal*.

> Cyanure de mercure. . . . . $0^{gr},01$
> Eau distillée. . . . . 1 gramme.

Pour une ampoule stérilisée.

Ou :

> Benzoate de mercure . . . . $0^{gr},01$
> Chlorure de sodium. . . . . $0^{gr},007$
> Eau distillée . . . . 1 gramme.

Pour une ampoule stérilisée (Gaucher).

On ne doublera ou triplera les doses que si les accidents semblent ne pas céder. Le *mercure colloïdal* s'injecte quotidiennement aux doses de 3 centimètres cubes
de la solution à 0,50 p. 1000. Prôné par Stodel, qui
lui reconnaît une toxicité moindre, cette dernière substance n'a encore que peu pénétré dans la pratique[1]. Nous
ne parlons pas des autres composés excellents, mais
dont la nomenclature complète allongerait démesuré-
ment ce chapitre. Il ne s'agit pas de tout connaître
mais seulement ce qui vaut le mieux.

Les injections, toutes précautions d'asepsie prises,
seront pratiquées intra-musculaires, au tiers supérieur
de la fesse (Fournier) ou, pour plus de précision, dans
la région délimitée par Lévy-Bing[2]. Sur le milieu
d'une ligne joignant le sommet du pli interfessier et
l'épine iliaque antéro-supérieure, abaisser une perpen-
diculaire. Décrire autour de l'intersection des deux
lignes un cercle de 3 centimètres de rayon. C'est dans
cette zone qu'il convient de pratiquer des injections.

Le nombre des injections sera commandé par la durée
de l'exanthème : celui-ci disparaissant en douze jours,
on continuera les injections la moitié du temps en plus,
soit $12 + 6 = 18$ jours. On recommencera au bout de
quelques mois, comme pour les pilules.

Les *injections insolubles* sont surtout utiles dans les
clientèles hospitalières. Elles ne nécessitent qu'un

---

1. STODEL. Le mercure colloïdal en thérapeutique. *Journal des
Praticiens*, 1909.

2. LÉVY-BING. Technique des injections mercurielles. *Journal
des Praticiens*, 1909.

dérangement hebdomadaire du patient. Mais que de précautions à prendre et quel danger de manier l'huile grise ! Des accidents mortels sont survenus à la suite d'injections de VII gouttes. Les doses de II, III, IV gouttes ne seront jamais dépassées. Tous les spécialistes y ont recours. Les praticiens n'emploieront jamais cette substance sans la plus grande prudence et en se souvenant des désastres qu'elle a déjà entraînés.

Quant à la voie *intraveineuse*, il est fort rare qu'elle soit indiquée. Ce n'est qu'en présence d'accidents fort graves (syphilis nerveuse, oculaire) que le praticien, passagèrement, y devra recourir[1].

La *voie rectale* a été imaginée par M. Audry. Il recommande des suppositoires à l'huile grise, comprenant 2 à 4 centigrammes de Hg métallique[2]. Le remède serait bien toléré. Pour combien de jours? Il faut des rectums bien complaisants pour ne pas s'irriter à pareille médication. Quand elle est supportée, l'effet médicamenteux se produit comme avec les autres voies d'introduction. Le mercure se retrouve, en effet, dans les urines cinq jours après le début de la cure.

On sait que les *accidents tertiaires* cèdent sous l'influence de l'iode. Nombreux sont les exemples où les mercure, n'ayant produit aucun résultat, l'iodure de potassium réussit. Ici toutefois, il convient de faire une réserve. Nombre de gommes sous-cutanées, jadis attribuables à la syphilis, sont dues à la sporotrichose

1. Lannois. Rapport sur les injections mercurielles (*Congrès de médecine*, 1904).

2. Audry. *Ann. de dermatol. et de syphilis*, 1905.

ou telle autre mycose, actinomycose, par exemple, où l'iodure est souverain. Il conviendra donc, avant de conclure à une action sur le tréponème, de rechercher si ces sporotrichoses si répandues ne sont pas en jeu, dont de Beurmann et Gougerot se sont institués les infatigables historiens.

S'agit-il d'une syphilis ? Une cure mercurielle sera réglée comme à la période secondaire, mais on comprend l'importance d'un diagnostic exact. Que de sporotrichosiques et d'actinomycosiques ont dû absorber des quantités de mercure qui ont agi sur eux à titre de substance toxique inutile ou nocive !

Un mot sur le mercure dans la *syphilis héréditaire*. Le mercure peut être employé en frictions (friction quotidienne énergique pendant cinq minutes avec 2 grammes de cet onguent ; couvrir de ouate hydrophile) [1]. Finger redoutant l'eczéma par cette méthode, préfère les bains de sublimé (1 à 2 grammes par bain). A l'intérieur, le sublimé (liqueur van Swieten, X gouttes), trois fois par jour, enfant d'un à deux mois) est souvent mal toléré. Variot recommande le *mercurium cum creta* qui contient 33 grammes de mercure pour 67 grammes de craie [2].

Mercurium cum creta. . . . . 0^{gr},02 à 0^{gr},03
Sucre de lait . . . . 0^{gr},03

Un paquet par jour dans le biberon, pendant quinze jours consécutifs, pour un enfant de un à six mois.

Les syphiligraphes, Barthélemy, Lévy-Bing préconi-

1. Hutinel et Pierre Lereboullet. *Les maladies des enfants*, 1909. t. II.

2. Variot. *Journal des Praticiens*, 1905.

sent les injections de biiodure aqueux : 1 à 2 milligrammes chez un nouveau-né. La médication est efficace. Les parents n'y consentiront qu'avec peine, en
raison de la douleur qu'elle provoque. Les injections
hypodermiques chez le nouveau-né sont une médication d'hôpital plus que de clientèle.

Nous n'avons jusqu'a présent parlé que du mercure à
titre de médication générale ; mais il agit également et
fort bien contre certaines *manifestations locales* [1]. Le
chancre peut déjà être pansé par des composés mercuriels :

> Précipité rouge . . . . 0^{gr},01
> Vaseline. . . . . 20 grammes.
> En application avec du coton.

A la *période secondaire*, les papules de la muqueuse
buccale sont pansées par des gargarismes avec des
solutions faibles de sublimé (0^{gr}, 10 pour 300) ; en plus
on cautérisera les efflorescences une fois par jour
avec

> Sublimé . . . . 1 gramme.
> Alcool . . . . 20 grammes.
>   (Finger).

Les infiltrations pustuleuses du cuir chevelu et des
parties velues de la face seront ramollies avec de l'huile
et frictionnées avec :

> Précipité blanc . . . . 2 grammes.
> Sublimé . . . . 0^{gr},10
> Vaseline . . . . 20 grammes.

1. HALLOPEAU. L'action locale du traitement mercuriel contre
les syphilides du visage. *Soc. franç. dermatol.*, 1906.

Les syphilides psoriasiformes palmaires et plantaires auront d'abord leurs squames ramollies par l'application nocturne de compresses mouillées. Les infiltrats mis à nu sont ensuite recouverts de pommade mercurielle.

Parmi les complications pouvant entraîner des difficultés dans la pratique, nous n'en retiendrons que trois : l'ictère syphilitique, la néphrite syphilitique, le tabes.

L'ictère syphilitique se présente à la période secondaire et tertiaire. Le mercure se prescrira surtout dans les formes douteuses où le diagnostic reste hésitant entre le cancer nodulaire et la syphilis scléro-gommeuse ; à la période secondaire, on se montrera réservé. Le traitement sera d'abord celui de l'ictère catarrhal. Si toutes chances penchent en faveur de l'origine spécifique, alors seulement on usera du traitement mercuriel. *L'ictère syphilitique congénital* sera traité par des frictions mercurielles (1 à 3 grammes d'onguent napolitain par jour). On peut encore recourir à une solution de lactate mercurique à 1/1000 (Gaucher) : X gouttes trois fois par jour ou à la liqueur de van Sweiten (X à XV gouttes, deux à trois par jour dans un peu de lait). La *syphilis hépato-spléno intestinale*, les formes *hémorragiques*, *anémiques* sont justiciables de la même médication. Dans le cours de la première année, on fera un mois de traitement sur deux, dans la deuxième année, un mois de traitement sur trois, dans la troisième année, un sur six. Il en sera souvent de même de la syphilis hépatique de l'adulte. On pratiquera des cures mixtes de mercure et d'iodure. Une cure sulfureuse sera instituée qui permet l'emploi de plus hautes doses de mercure[1]. Malheureusement des tissus de sclérose organisée, des lésions amyloïdes ou infectieuses surajoutées empêchent souvent le traitement mercuriel d'assurer de grands résultats.

Nous avons consacré de longs développements à la *néphrite syphilitique*[2]. Dans la néphrite syphilitique secondaire, le traitement mercuriel est en général utile quand l'albuminurie est très abondante (20 à 80 grammes d'albumine dans les vingt-quatre heures d'après Le Gendre, Siredey, Mosny. Quand l'albumine ne dépasse pas les quantités moyennes (2 à 5 grammes), le traitement mercuriel fait souvent du mal (Widal, Siredey, Labbé, Ferrand) et des accidents urémiques éclatent [3]. Toutefois la quantité d'albumine ne peut toujours servir de guide. Il est prudent avant de rien tenter comme traitement spécifique d'organiser la diététique habituelle des néphrites aiguës par le repos au lit et le régime lacté (Chauffard, Widal).

A la période tertiaire, quand l'albuminurie ne s'accompagne pas d'hypertension artérielle, on peut instituer le traitement spécifique. Au moindre signe d'hypertension artérielle, on renoncera d'ordinaire à la médication. Nos conclusions ont été confirmées par Louste[4]. Pas de mercure aussitôt que la tension arté-

---

1. DEBOVE, ACHARD et CASTAIGNE. *Maladies du foie et des voies biliaires.* Paris, 1910, p. 462.

2. HUCHARD et CH. FIESSINGER. *Clinique thérapeutique du Praticien*, 2e édit., 1908, et *Journal des Praticiens*, 1907.

3. *Société médicale des hôpitaux*, 16 mai 1907.

4. *Congrès de Clermont-Ferrand*, 1908, 7e session, p. 871.

rielle s'élève, à moins d'urgence (Artérite syphilitique, par exemple).

Pour le *tabes*, les effets favorables de la médication mercurielle sont admis par nombre de neurologistes. Babinski injecte à ses tabétiques, tous les huit jours, $0^{gr},05$ de calomel et la médication est continuée pendant des mois. Il serait intéressant de mesurer la tension artérielle à tous les sujets soumis à des médications intensives et prolongées. Tous, d'ailleurs, ne sont pas soulagés. Faure estime que chez les tabétiques le mercure n'est utile que si des symptômes nouveaux ou anciens sont en voie de progression [1]. Inutile si les symptômes restent fixes, il devient nuisible dès que des infections ou intoxications se mettent de la partie. Pratiquement, on constate, en effet, des améliorations surprenantes à côté d'états stationnaires fort douloureux. Convient-il de rattacher les mieux obtenus, plus à l'évolution naturelle de la maladie qu'à l'influence de traitement ? Nous ne le croyons pas. Les formes graves guéries par Babinski, attestent l'influence favorable du traitement. Seulement, il est aussi des tabétiques réfractaires, et ceux-là, sous l'influence de la médication, prenant des accidents de dépression nerveuse, peuvent faire de l'hypertension artérielle. Comment distinguer de prime d'abord les sujets qui verront s'amender leurs accidents et ceux qui n'en tireront aucun bénéfice ou iront plus mal ? Les renseignements manquent : l'expérience seule décidera. On commencera la médication. Elle sera cessée au bout de six ou huit injections insolubles si l'état demeure stationnaire.

1. FAURE. *Congrès de médecine*, octobre 1907.

IV

IODURE DE POTASSIUM

Le fantôme de l'artério-sclérose hante un peu trop l'imagination des médecins et des malades. A partir de quarante ans, tout homme qui présente des traces d'albumine dans les urines ou qui est atteint de quelques intermittences cardiaques, est soumis au régime ioduré. Et s'il s'agit d'un simple nerveux et qui digère mal ? Prenons sa tension artérielle. Elle est souvent abaissée ; que pourra faire l'iodure sur un pareil sujet, sinon exagérer les troubles digestifs préexitants ? « On a beaucoup trop abusé de l'iodure d'abord en l'employant à dose trop élevée, ensuite en prolongeant trop son emploi. » (Huchard). Et en le donnant ensuite dans des circonstances où il n'a que faire.

I. — QUELQUES ACCIDENTS DE L'IODISME

Le nombre des estomacs abîmés par l'iodure est incalculable ; nous attacherons moins d'importance au catarrhe oculo-nasal qui suit l'emploi du médicament. Le larmoiement et le coryza mettent tout de suite le médecin sur la voie. Il interrompt la médication. De même quand il observe des accidents cutanés : acné iodique, éruptions bulleuses, purpura [1]. Tout cela est de notion courante. Plus rares, les complications de thyroïdite aiguë, de gonflement des parotides ou iodisme ourlien [2], bien que ces localisations possibles doivent demeurer présentes à l'esprit du praticien. Mais l'iodure ne fait pas que provoquer des accidents toxiques. Il aggrave nombre de maladies préexistantes.

A des sujets atteints de syphilis laryngée, l'iodure a valu des suffocations graves [3]. Chez un tabétique soumis à la médication iodurée, on a vu un œdème glottique pour lequel une trachéotomie urgente a été pratiquée [4]. Dans la paralysie générale, des accidents tout aussi redoutables sont survenus. On a attribué à l'iodure des crises apoplectiformes et épileptiformes [5], et tout cela se comprend si l'on se rappelle la congestion encéphalique qu'est susceptible de produire l'iodure chez les sujets même non atteints d'affections cérébrales. Dans l'atrophie tabétique des nerfs optiques, l'iodure précipite les malades dans la cécité incurable [6]. Les néoplasmes syphilitiques ulcérés de la bouche ne s'en trou-

---

1. A. FOURNIER. Purpura iodique. *Revue de médecine*, 1877.

2. F. VILAR. *France médicale*, 1887. RENAULT et SALMON. *Société médicale des hôpitaux*, 1894. RÉNON et FOLLET. *Société médicale des hôpitaux*, 1898. FURTH. *Semaine médic.*, 1902.

3. DUFOUR. L'iodure de potassium dans la syphilis. *Soc. méd. des Hôpit.*, 1907, et *Journal des Praticiens*, 1907, p. 446.

4. H. HUCHARD. *Société médicale des hôpitaux*, 1886. Quelques formes rares d'iodisme (*Consultations médicales*, 4° édit., 1906).

5. A. ROBIN. *Soc. Thérap.*, 4 février 1903.

6. DOR. *Lyon Médical*, 1903.

vent pas mieux [1]. L'iodure active les sécrétions des glandes buccales, remplit la bouche d'un flot de mucus septique et irritant. Les injections mercurielles sont infiniment préférables.

Il en est de même, ou presque de même, dans les épithéliomas. Non pas que le mercure y soit utile, mais il fait moins de mal que l'iodure [2]. Depuis la connaissance de l'actinomycose, il est extrêmement important de poser un diagnostic précis. L'actinomycose se trouve très bien de l'iodure, l'épithélioma très mal. Il y a quelques années, l'un de nous avait à soigner un cancer du rectum. Deux chirurgiens éminents conclurent à de l'actinomycose. On administra de l'iodure, bien que les grains d'actinomyces n'eussent pas été constatés. La tumeur reçut du médicament un coup de fouet qui la fit progresser très vite. Même prudence, en cas de doute entre la syphilis et un cancer; prescrivons le traitement mercuriel, mais jamais d'iodure.

Voilà bien des contre-indications à l'emploi du remède. Quand on l'ordonne, encore se faut-il méfier de certaines associations médicamenteuses. Les alcaloïdes seront précipités et l'iode mis en liberté [3]. Le sulfate de spartéine ne saurait être mélangé, dans une même potion, à l'iodure de potassium. Des médecins affectionnent cette combinaison. Au point de vue pharmacologique, elle laisse fort à désirer. De même, ne prescrivons jamais l'iodure avec les composés tanniques ou avec les acides.

1. JULLIEN. *Soc. de Thérap.*, 1903.

2. DU CASTEL. *Soc. franç. de dermat.*, 6 déc. 1900. — Darier. *Ibid.*

3. POUCHET. L'iode et les iodures (*Journal des Praticiens*, 1906, p. 172). *Précis de Pharmacologie et de matière médicale*, 1907.

Cette dernière prohibition — l'inconvénient des acides — oblige d'ordonner l'iodure au moment des repas, heure où l'acide chlorhydrique de l'estomac est dilué par les aliments. On a signalé des accidents chez les malades qui absorbent en même temps des iodures alcalins et des composés mercuriels. L'iode, en effet, s'élimine par la salive, les sueurs et les larmes ; sous son action, il peut se produire des iodures mercuriques très irritants. On a noté, en semblable cas, des ophtalmies violentes[1]. Une irritation des téguments peut se produire à la suite des frictions. En sorte que celles-ci, chez les sujets qui absorbent de l'iodure, devront être pratiquées avec une grande prudence.

Pour éviter les accidents iodiques, les moyens les plus divers ont été proposés. Les uns manquent de vertu pratique, comme la recommandation de Lesser, d'administrer le remède par la muqueuse rectale, deux fois par jour, parce que l'absorption par cette voie en serait plus lente[2]. Prado associe l'iodure au bicarbonate de soude et au miel[3]. En cas de troubles dyspeptiques, le plus simple est de s'abstenir. Toutes ces combinaisons ne seront que d'un secours très précaire.

Le terrain commence à se déblayer. Nous savons quand il ne faut pas recourir au remède et à quelles substances il ne doit pas se mélanger. Une dernière précaution : le médicament doit être pur et ne pas contenir d'iodates, particulièrement irritants pour les voies digestives. Cette condition remplie, il nous reste à dire

1. HUCHARD. Antagonisme en thérapeutique. *Consultations médicales*, tome I, Paris, 1906.

2. LESSER. *Deutsche médic. Wochens.*, 1903, p. 46.

3. PRADO. *Soc. de médec. de Gand*, 6 oct. 1908.

les circonstances où il rend des services et dispose d'une action curative manifeste.

II. — ACTION CURATIVE

Plusieurs propriétés physiologiques assurent ces résultats. Les iodures facilitent la circulation, peut-être en combattant la viscosité sanguine (comme Gubler l'a autrefois le premier démontré par plusieurs expériences), ils activent la ventilation pulmonaire, provoquent la leucocytose mononucléaire (Lortat-Jacob), exercent une action spécifique dans la syphilis et les mycoses, ce dernier effet étant dû non pas à une action directe sur le parasite, mais à l'activité accrue des macrophages [1] (De Beurmann et Gougerot).

I. L'action sur la *circulation* ne soulève plus l'enthousiasme qu'elle avait provoqué il y a une vingtaine d'années. On disait : l'iodure abaisse la tension artérielle, soulage le cœur par la vaso-dilatation périphérique qu'il provoque. Cela est vrai, au moins en partie, mais un double inconvénient demeure attaché à la médication : tout d'abord ces effets hypotenseurs ne se manifestent guère qu'à hautes doses voisines de la toxicité [2] ; ensuite il faut continuer longtemps. Et alors, que devient le tube digestif du pauvre diable ? Le grand remède de l'hypertension artérielle est le régime alimentaire et le traitement hygiénique [3] ;

---

1. De Beurmann et Gougerot. *Société de dermatologie*, 1908.
2. Pouchet. *Précis de Pharmacologie*, 1907, p. 712.
3. Huchard. *Consultations médicales*, 4ᵉ édit., 1906.

l'iodure, en pareil cas, ne tarde pas à produire des
troubles gastriques; d'autant que l'hypertension artérielle permanente semble toujours reconnaître une
origine rénale (Ambard) et que la diminution de la per-
méabilité rénale peut entraîner des accidents redoutables. Rendu a vu succomber dans le coma un de ses
malades atteint de néphrite interstitielle et qui avait
absorbé un gramme d'iodure. Nous avons coutume de
ne jamais dépasser la dose quotidienne de 20 à 25 centigrammes lorsque, devant l'insistance du malade, nous
prescrivons le remède. Il n'est jamais continué plus de
dix jours et alterné avec l'usage de la théobromine
(deux cachets de 50 centigrammes par jour), laquelle
est autrement efficace. Quant à l'activité même de
l'iodure sur la régression du tissu scléreux, elle nous
semble singulièrement problématique. Dans la syphilis,
déjà, les tissus scléreux organisés résistent énergique-
ment : à plus forte raison quand la syphilis n'est pas en
jeu. Disons que l'iodure favorise la circulation périphérique, qu'à ce titre il est susceptible de soulager
le cœur. Son rôle sur la paroi artérielle, bien que
moins évident, lui assure toutefois sa place dans le
traitement de certaines affections vasculaires. L'iodure
excite les phénomènes de phagocytose et comme tel
semble favoriser la résorption de certains exsudats
inflammatoires ; au début de l'artério-sclérose, des
auteurs ont recommandé sa prescription à haute dose[1]
(3 à 4 grammes par 24 heures). Nous n'oserions con-
seiller pareilles doses dans des états morbides où l'insuf-

1. ERLENMEYER et STEIN. De l'importance du traitement ioduré
dans l'artério-sclérose au début (*Thérapeut. Monatshefte*, mars
1909).

fisance rénale est souvent manifeste. Contentons-nous de dire que le médicament possède une valeur réelle à la fois dans l'*angine de poitrine* qui accompagne certaines lésions aortiques, où les coronaires semblent touchées et aussi dans les *aortites* et les *anévrysmes*.

On doit insister sur la valeur de l'iodure dans l'*angine de poitrine organique*[1]. Il est des angineux qui ne trouvent de soulagement que dans l'iodure de potassium, la trinitrine et la théobromine, et plus encore dans le premier que dans les autres médicaments. A ces malades, on peut prescrire l'iodure (25 à 50 centigrammes par jour), vingt jours par mois, les dix derniers jours étant occupés par la trinitrine (solution à 1/100, II à IV gouttes deux fois par jour) ou la théobromine (deux cachets de 0,50 par jour). Si le cœur fléchit, l'iodure sera remplacé par de la digitaline à doses infinitésimales (1/10 de milligramme de digitaline cristallisée, dix jours ; interrompre quatre à cinq jours, reprendre dix jours) et si le myocarde retrouve sa contractilité, l'iodure, à son tour, reprendra sa place sur l'ordonnance.

A côté de l'angine de poitrine organique, une large place doit être réservée à l'iodure dans le traitement de l'*aortite* et des *anévrysmes*. Le médicament peut être porté à doses plus élevées (1 gramme) et même au-dessus quand on soupçonne une origine syphilitique. On associera, dans ce dernier cas, au remède, le traitement mercuriel, si la tension artérielle n'est pas sur-

---

1. HUCHARD, *Traité clinique des maladies du cœur et de l'aorte* 3ᵉ édit., t. II, Paris, 1905-1909, p. 147.

élevée. D'après Tripier, l'insuffisance aortique, d'origine artérielle, serait presque toujours d'origine syphilitique et cette notion a été confirmée par les travaux allemands[1]. Il recommande comme traitement l'iodure de potassium à doses de 8 grammes par jour en deux doses. La guérison des anévrysmes non pas seulement syphilitiques, mais des anévrysmes ordinaires, a été maintes fois obtenue par le traitement ioduré. Il est vrai qu'il faut toujours compter avec les syphilis méconnues. Le nombre de celles-ci étant de 10 p. 100, on n'est pas toujours sûr de l'absence de spécificité. Quoi qu'il en soit, une fois prescrit le remède doit être continué pendant des mois.

Tous les vingt ou trente jours, on laisse une dizaine de jours de repos à l'estomac pour recommencer ensuite.

L'*appareil respiratoire* peut être modifié heureusement par l'iodure dans une maladie journalière : l'asthme. Ses heureux effets proviennent de la suractivité qu'il provoque dans la circulation pulmonaire et de l'hypersécrétion bronchique qui fait suite. Il est bien entendu que le médecin sera sûr de son diagnostic. Le malade ne fera pas de dyspnée urémique confondue avec l'asthme; le médecin vérifiera les urines du sujet, prendra, si possible, sa tension artérielle, car l'albumine peut faire défaut, ou à peu près, dans certaines néphrites urémigènes et l'élévation de la tension artérielle associée à de la tachycardie, avec ou sans galop cardiaque, est le signe essentiel qui met sur la voie. Le

1. Julius Citron. Syphilis et insuffisance aortique (*Berlin klin. wochens*, n° 48, 1908.

cœur sera examiné avec soin : le médecin se trouve, en général, en face d'un souffle aortique ou d'une insuffisance cardiaque. L'existence d'un souffle aortique ne signifie nullement que l'asthme est d'origine aortique. Souvent, un certain degré d'insuffisance rénale est associé et c'est encore une dyspnée urémique qui évolue à couvert de la modification des claquements de l'aorte (Huchard). L'insuffisance cardiaque sera dévoilée par deux signes objectifs bien aisés à établir : la déviation de la pointe du cœur en dehors du mamelon et l'hypertrophie du foie. Ce dernier dépasse le rebord costal parfois de plusieurs travers de doigt, est sensible au niveau de son lobe gauche. Ce n'est pas de l'iodure qu'il convient d'administrer en pareil cas, mais de la digitale avec le régime diététique usuel. Signalons à ce propos une erreur fréquemment commise : des cardiaques à cœur insuffisant, pris pour des rénaux parce que les urines sont albumineuses. Un examen attentif du cœur et du foie évitera les confusions préjudiciables, puisqu'il suffit d'administrer la digitale pour obtenir une amélioration immédiate. Quelques indications spéciales à propos d'une autre forme d'asthme qui livre prise à des considérations pratiques — nous voulons dire l'*asthme des tuberculeux.*

L'iodure est dangereux dans la phtisie commune asthmogène ; il ne convient que dans la tuberculose torpide et les formes fibreuses chroniques [1]. Des doses de 2 grammes à 3 grammes d'iodure sont remarquablement supportées par les tuberculeux avec sclérose et emphysème.

---

1. Mongorgé. L'asthme, 1909 et *Journal des Praticiens,* 1909.

Dans l'asthme ordinaire, *asthme nerveux des arthritiques*, des goutteux, on n'emploie guère l'iodure au moment de la crise; mais seulement quand celle-ci est passée. Contre l'accès lui-même, on connaît depuis longtemps l'influence heureuse de la morphine; mais celle-ci, en injection sous-cutanée, ne devra pas être injectée aux doses de plus de 3 milligrammes et même de 2 milligrammes, si le cœur est quelque peu atteint.

Au bout de deux à trois jours, on pourra commencer l'iodure : $0^{gr},50$ par jour :

> Iodure de potassium . . . . 5 grammes.
> Eau distillée. . . . . 300 —
> Une cuillerée à soupe au milieu des repas.

L'iodure de caféine à raison de 2 cuillerées à café par jour dans un peu d'eau peut toutefois être ordonné avec succès au cours de la crise et bien des asthmatiques en vantent les effets. — *L'iodure de codéine* (ou iodéine), a connu des succès dans l'asthme catarrhal avec toux fréquente (Labadie-Lagrave, Huchard).

Si le malade est atteint de toux opiniâtre avec insomnie, on peut associer à l'iodure de potassium l'extrait thébaïque, la jusquiame.

Voici une formule pour l'asthme des adultes :

> Iodure de potassium. . . . . .)
> Teinture de lobélie . . . . . . } ââ 10 grammes.
> Teinture de polygala . . . . .)
> Extrait d'opium. . . . . $0^{gr},10$
> Eau distillée . . . . 300 grammes.
> Deux à trois cuillerées à soupe par jour (H. Huchard).

La même médication est suivie chez les enfants. L'iodure s'ordonne aux doses maxima de $0^{gr},40$ à $0^{gr},50$ par annéed'âge. Il est d'ordinaire assez bien supporté à partir des premières années. Dans les premiers mois, le coryza iodique est à craindre. On peut prescrire plus tard :

Iodure de potassium . . . . 5 grammes.
Teinture de lobélie. . . . . } 10 . —
Teinture de polygala . . . . }
Sirop diacode. . . . . 30 —
Eau. . . . . 420 —

2 cuillerées à café par jour (Méry)[1].

Toute cette médication est poursuivie pendant la période intercalaire.

Dans l'*asthme nasal*, l'iodure cède la place au traite-ment local (attouchements avec une solution d'adréna-line à 1/1000, etc.). La belladone, la valériane seront prescrites en même temps. Toutefois, l'iodure peut parfois rendre des services dans certaines rhinites vaso-motrices avec éternuements et écoulement nasal. Kœnig a obtenu une amélioration immédiate avec l'em-ploi d'une solution d'iodure de potassium à 5 p. 100 : une cuillerée à café à la fin des repas.

Si l'iodure soulage l'asthme vrai, il ne convient pas de le prescrire indifféremment dans toutes les manifes-tations bronchitiques. Il détermine en effet une hyper-sécrétion bronchique et il fluidifie l'expectoration. En dehors de l'asthme vrai, cette action amène parfois une augmentation de la congestion préexistante. Dans le faux asthme d'origine rénale, un œdème pulmonaire peut se produire sous l'effet du médicament. Les bron-chites ordinaires chroniques sont mieux soulagées par

1. Méry. L'asthme infantile, *Journal des Praticiens*, 1905, p. 776.

le régime alimentaire sévère, l'usage des expectorants, des sulfureux. L'iodure ne sera guère prescrit que dans les sibilances généralisées, comme dans l'asthme où l'élément congestif sans hypersécrétion domine l'élément catarrhal. Si un mieux ne se produit pas au bout de quelques jours, interrompre.

3° L'action excitante de l'iode et des iodures sur la leucocytose mononucléaire [1] fait de ces remèdes un médicament très actif dans *les maladies du tissu lymphoïde* et des *glandes vasculaires sanguines.* Les *engorgements ganglionnaires,* les *végétations adénoïdes*, les *goitres,* tirent de la médication un bénéfice non contesté. Toutefois, il semble que l'iodure de potassium jouit dans ces conditions d'une action curative moins accusée que l'iode lui-même. Nous prescrivons l'iodure à titre de simple adjuvant pour maintenir la dissolution du produit dans l'eau.

    Teinture d'iode. . . . . 20 grammes.
    Iodure de potassium 5   —
V gouttes deux à trois fois par jour au moment des repas dans un verre d'eau.

C'est la même formule que nous utilisons dans une maladie d'un autre ordre et d'origine souvent infectieuse : le *rhumatisme noueux.* Mais ici les doses doivent être augmentées et souvent atteindre XXX à XL gouttes dans les vingt-quatre heures. On continue un mois, on interrompt dix jours, on reprend un mois. Dans la pratique courante, une association médica-

---

1. LORTAT-JACOB. *Journal des Praticiens,* 1903, p. 458.

menteuse trouve son emploi journalier : celle de l'iode et du tannin. Les préparations iodo-tanniques sous forme de vin et de sirop sont souvent mieux tolérées que l'iode et c'est là, il nous semble, le principal avantage de ces associations dont la valeur tonique, attribuée au tannin, nous semble plus douteuse.

Pour l'*usage externe*, la teinture d'iode est également plus active que l'iodure, mais souvent on prescrit des pommades iodurées :

Iodure de potassium . . . .   4 grammes.
Axonge. 30   —

L'adjonction à cette pommade de 5 centigrammes d'iode accroît sa puissance résolutive, mais augmente également les risques d'irritation cutanée. A appliquer le soir sur les glandes engorgées, les goitres. Entourer d'une couche d'ouate.

On emploie encore dans le même but des composés iodiques en injections intra-musculaires. Tels l'*iodipine* qui résulte de l'action de l'iode sur l'huile de sésame et contient 25 pour 100 de son poids d'iode. Doses : 10 à 25 centimètres cubes par jour [1]. Cette médication est surtout indiquée en cas de mauvais état des voies digestives.

L'action sur la leucocytose explique, en partie, les effets microbicides et antitoxiques de l'iodure. Dans ce but, il pourrait être employé à la période terminale des

1. Pouchet. *Précis de Pharmacologie*, 1907, p. 733.

infections ou il remplirait un rôle de balayeur biologique. Les globules blancs, dans les convalescences, peuvent avoir acquis un renouveau d'activité suffisant, sans avoir besoin du coup de fouet de l'iodure. Lorsque les convalescences sont traînantes, l'iodure serait plutôt indiqué ; mais l'estomac du malade risque fort de ne pas le supporter. Ou le remède est inutile ou il fait du mal. Quant au renforcement des fonctions d'immunité contre les maladies infectieuses par l'emploi de l'iodure comme le croit Lortat-Jacob, c'est là une vue ingénieuse qui n'a point reçu encore sa sanction pratique.

L'action sur la circulation et la leucocytose justifie la grande place que l'iodure occupe dans le processus de désassimilation. Seulement, ici il faudrait s'entendre. L'iodure est par exemple un médicament courant de l'*obésité*. Nous ne savons jusqu'à quel point cette pratique est justifiée. Les asthmatiques ont beau prendre de l'iodure, ils ne maigrissent pas forcément. L'amaigrissement survient surtout quand des troubles digestifs coexistent et c'est là une complication fâcheuse qu'il convient d'éviter. Le régime alimentaire suffit pour assurer l'amaigrissement.

Quand le médecin croit devoir prescrire l'iodure, qu'il le fasse à doses très minimes :

Iodure de potassium 0gr,03
Ext. fucus vesiculosus 0gr,15

Pour une pilule. — Une avant le repas du midi et du soir (A. Robin).

Dans les cas d'*arthritisme*, la prescription de l'iodure est chose courante. Nous lui préférons en général les laxatifs salins à faible dose (une cuillerée à café de sulfate de soude ou le sel de Seignette à jeun, plusieurs semaines de suite). En agissant sur le foie, ils favorisent les fonctions de nutrition et de désassimilation et ne fatiguent pas, comme l'iodure, les voies digestives.

Dans la *lèpre* l'iodure provoque des réactions fébriles et une éruption cutanée[1]. Cette réaction s'accompagne d'une destruction des bacilles de Hansen sans doute liée à des interventions leucocytaires.

Dans certaines *affections oculaires* l'iodure a été recommandé dissous dans des collyres. C'est sans doute son action sur la leucocytose qui lui vaut semblables avantages. Tour à tour Badal, Etiévant l'ont recommandé dans des épisclérites, sclérites, iridocyclites, les cataractes commençantes des vieillards, des enfants.

On formule :

Iodure de potassium . . . . 0gr,10 à 0gr,25
Eau distillée. . . . . 10 grammes.

Quelques gouttes matin et soir dans le coin de l'œil. Le remède étant irritant, commencer par de très faibles doses et surveiller l'emploi.

4° L'*action spécifique* s'exerce dans la syphilis et sur les mycoses. Inférieur au mercure dans le traitement de la syphilis, l'iodure le dépasse infiniment comme efficacité vis-à-vis des mycoses. Cette moindre activité dans la syphilis ne saurait toutefois être érigée en règle générale. L'iodure est supérieur au mercure dans les

---

1. MARCHOUX et BONNET. L'iodure de potassium dans la lèpre. (*Soc. de pathol. exp.*, 10 juin 1903).

cas de *phagédénisme*, que cette complication appar-
tienne au chancre initial, au phagédénisme syphilitique tertiaire, voire à la chancrelle [1]. Il est des syphi-
lomes non améliorés par le mercure, qui régressent
sous l'effet de l'iodure : tel ce soi-disant cancer du larynx
dont Brocq parlait récemment [2]. Les injections d'huile
grise avaient échoué ; seule une dose quotidienne de
6 grammes d'iodure assura la guérison.

On ne saurait donc considérer l'iodure comme faisant partie du traitement auxiliaire dans la syphilis.
Dans certaines circonstances, il occupe le premier plan.
Seulement, on ne lui fera jouer le premier rôle qu'à
défaut du mercure, lequel aurait échoué. Et souvent les
deux médications seront associées.

D'ordinaire, dans l'infection syphilitique secondaire,
l'iodure est inutile. Il n'est prescrit que par exception
contre certaines lésions ulcéreuses étendues, les douleurs osseuses ou articulaires [3]. M. Thibierge le recommande dès le début de la syphilis, chez les sujets ayant
dépassé 40 ans ; il espère ainsi éviter les localisations
de la maladie sur le système vasculaire. Finger accorde
au remède la propriété d'activer les échanges nutritifs
et d'amener ainsi une élimination plus rapide du virus [4].
Il l'ordonne aux doses de 1 à 2 grammes, dans la

---

1. A. Renault. Une application peu connue de l'iodure de
potassium (*Journal des Praticiens*, 1909, n° 27).

2. Brocq. Hôpital Saint-Louis, *Leçons clin.*, 1908.

3. Balzer. Maladies vénériennes, *Nouveau Trait. de méd. et de
Thérap.*, 1906, p. 255.

4. Finger. *La Syphilis et les maladies vénériennes*, 3e édit.,
1909, p. 281.

période secondaire, et de 2 à 4 grammes, pendant la période tertiaire.

C'est, en effet, à cette dernière période qu'il produit ses meilleurs résultats. Dans le traitement des gommes, de la syphilis tertiaire des fosses nasales et du pharynx, l'iodure occupe un poste d'honneur. Une dose de 6 à 10 grammes par jour est maintes fois prescrite. Inutile de dépasser ce dernier chiffre. Ce qu'une dose de 10 grammes d'iodure ne produit pas, une dose supérieure ne le réalise pas mieux[1]. Communément le traitement est mixte; soit que le mercure et l'iodure de potassium soient associés dans une même préparation comme le sirop de Gibert (de une cuillerée à dessert à une cuillerée à soupe avant le repas), soit que le remède soit prescrit à l'intérieur, le mercure étant administré sous forme de friction, ou plutôt par voie d'injection. L'iodure réussit, associé au mercure, dans les cas où le mercure seul a échoué[2]. On continue un mois; on interrompt deux à six mois, on reprend un mois. Un traitement ioduré de un mois (1 gramme par jour), au printemps et à l'automne, pourra être utile pendant plusieurs années, tous accidents ayant disparu, à titre d'excitateur du mouvement nutritif.

Dans la *syphilis infantile,* en raison du coryza à craindre, l'iodure ne peut être employé qu'à dose faible; il trouve son utilité dans les accidents tertiaires, comme chez les adultes. Dose : 20 centigrammes en moyenne par année d'âge (Comby).

1. FOURNIER. *Traitement de la syphilis,* 3° édit., 1909, p. 323.
2. QUEYRAT. *Journal des Praticiens,* 1907, p. 447.

Une remarque importante : Dans toutes les manifestations syphilitiques, l'iodure de potassium doit être toujours préféré aux autres iodures et surtout à l'iodure de sodium dont l'action anti-syphilitique est très douteuse.

Plus remarquable encore l'action curative de l'iodure de potassium dans les mycoses. L'*actinomycose* peut guérir sous l'action quotidienne de 4 à 6 grammes d'iodure ; toutefois, Poncet et Bérard ont insisté sur la nécessité habituelle d'une intervention chirurgicale concomitante. Dans la *sporotrichose*, des doses de 2 à 4 grammes sont suffisantes. Signalons, pour mémoire, des mycoses voisines : l'hémisporose, la discomycose, l'oosporose, où les résultats semblent tout aussi encourageants. Certaines affections pulmonaires chroniques (*bronchectasie*) semblent dues à la présence des oospora. Il ne faudrait pas conclure, en l'absence de bacilles, trop aisément à la tuberculose. Des oosporoses peuvent être les coupables, auquel cas un traitement ioduré amènera un soulagement, sans qu'une syphilis antérieure puisse être soupçonnée[1]. Le praticien aura surtout à s'occuper de la sporotrichose. Rien d'aisé comme le diagnostic de cette maladie. Il suffit d'une seringue et d'un tube de gélose qu'on fait venir d'un laboratoire. On ensemence le tube avec les produits pathologiques et on laisse pousser à la température ordinaire[2]. On sait que la sporotrichose affecte

1. Pr ROGER. Les oosporoses, *Acad. Méd.*, mai 1910.

2. DE BEURMANN et GOUGEROT. *Journal des Praticiens*, 9 nov. 1907.

les localisations et les types les plus divers : nodulaire à forme fébrile (Brodier et Fage), gommeuse diminuée (Widal et A. Weil), bucco-pharyngée (Thibierge et Gastinel). La localisation pharyngée peut faire croire à une ulcération tuberculeuse et ces dernières, en effet, coexistent parfois, à côté d'ulcérations sporotrichosiques. Pareille association est fâcheuse pour le malade. L'iodure échoue dans les cas où il y a une association sporotricho-tuberculeuse. Seulement, il suffit qu'il réussisse en maintes occasions, pour que le praticien n'hésite pas. Dès qu'il verra une gomme cutanée, avant même d'attendre la confirmation diagnostique, il prescrira de l'iodure, comme il pratique d'urgence une injection de sérum antidiphtérique, dans les cas d'angine à fausses membranes douteuse, avant que l'examen bactériologique ait confirmé l'exactitude de ses prévisions.

V

DIGITALE

Les sujets les plus rebattus prêtent matière à des vues sinon entièrement neuves, au moins peu familières. Sur la digitale et son action cardiaque, presque tout a été dit [1]. Néanmoins, les recherches cliniques de ces dernières années ont apporté leur pierre au monument et les études physiologiques, encore pour confuses qu'elles soient, appuient les documents révélés par l'étude du malade.

En dehors des maladies du cœur, la digitale, dont l'histoire commence dès 1542, avec Léonard Fuchs (de

---

1. H. Huchard. Quand et comment on doit prescrire la digitale (*Journal des Praticiens*, 1888). — Action diurétique de la digitaline (*Soc. de thérapeutique*, 1890). — La digitale dans les affections rénales (*Soc. méd. des hôpitaux*, 1892). — L'asystolie et son traitement (*Tribune médicale*, 1894). — *Traité de thérap.*, d'Albert Robin. *La digitale et les maladies cardiaques*, 1896. — Action dissociée des médicaments (*Journal de méd. et chir. pratiques*, 1897). — *Traité des maladies du cœur et des vaisseaux*, 3 vol. 1899-1905. — La digitale dans l'insuffisance aortique rhumatismale (*Journal des Praticiens*, 1903). — *Consultations médicales*, 4e édition, 1906. — Les trois doses de digitale (*Journal des Praticiens*, 1907). — Les maladies du cœur et leur traitement, 1909.

Tubingen) a été employée dans d'autres affections, comme autrefois dans les affections pulmonaires et la phtisie, même dans le cancer. Ce n'est qu'à la fin de l'avant-dernier siècle qu'un auteur anglais, Withering, fit connaître, en 1775, ses propriétés diurétiques et cardiaques. Pour d'autres maladies encore, elle agit d'une façon très inégale, sinon douteuse. Nous consacrerons quelques renseignements à ces divers usages. Mais avant tout, et comme seule digne de figurer dans le temple, arrêtons-nous devant la digitale et ses vertus toni-cardiaques.

I. — ACTION DANS LES MALADIES DU·CŒUR

On sait que trois propriétés fondamentales signalent les fonctions du cœur : 1° l'*excitabilité* ou sensibilité des fibres myocardiques au passage de l'ondée sanguine ; 2° la *contractilité* ou aptitude à la contraction ; 3° la *conductibilité* ou propagation de l'onde contractile à l'ensemble du muscle. Il importe avec le traitement digitalique de ne compromettre aucune de ces trois fonctions. Or, dans certains cas, les hautes doses de digitale, en cinglant le cœur d'un coup de fouet trop violent, risquent, après une amélioration passagère, d'amener son épuisement irrémédiable.

La digitale augmente l'excitabilité et la contractilité ; c'est le grand secret de sa valeur thérapeutique[1]. Seulement, rappelons-nous la loi mécanique, que l'ac-

---

1. Ch. Fiessinger. Indications modernes du traitement digitalique (*Journal des Praticiens*, 1909, n° 11).

tion est égale à la réaction. Sollicitez cette excitabilité et cette contractilité à doses médicamenteuses trop élevées, le myocarde répondra les premières fois ; puis ce sera l'indifférence et l'apathie absolues. Aucun effet ne sera obtenu, ou plutôt si nous insistons, c'est une action contraire qui se fera sentir. Le médicament ne pouvant plus renforcer l'excitabilité et la contractilité qui demeurent inertes, les anéantira davantage l'une et l'autre ; en sorte que plus nous multiplierons le remède, surtout à dose élevée, plus apparaîtront les signes que nous nous efforcions de combattre.

La conductibilité du myocarde sera touchée au même titre que ses deux autres propriétés. Des précautions plus grandes encore devront entourer l'administration de la digitale, lorsque cette fonction est atteinte du fait d'une lésion anatomique spéciale qui entrave la transmission de l'onde contractile entre les oreillettes et le ventricule (lésion du pont de Gaskell, ou faisceau de His). Dans ces conditions qui réalisent cliniquement le syndrome du pouls lent permanent ou syndrome de Stokes-Adams, la plupart des auteurs interdisent la digitale. Nous verrons qu'elle peut être inscrite avec avantage à doses très faibles et pendant quatre à cinq jours de suite.

La physiologie doublée de l'expérience journalière nous apprend le danger fréquent des hautes doses médicamenteuses. Réglons ici tout de suite ce problème. Qu'entendons-nous par le terme de hautes doses ? Nous y comprenons les doses de 0gr,60 à 1 gramme de feuilles de digitale en macération, ou de XL à L gouttes de la solution alcoolique de digitaline cristallisée à 1 p. 1000. C'est la dose *antiasystolique* employée seulement dans des conditions déterminées (Potain, Huchard). Dans les insuffisances myocardiques au début, quand la fibre du cœur est très peu altérée, elle est permise. On s'en méfiera dans les altérations avancées.

Ce n'est pas tout d'améliorer un malade sur le moment ; il faut le faire vivre de longues années. Ce résultat n'est obtenu que par les deux autres doses de digitale : la *dose faible,* surtout sédative ($0^{gr},20$ à $0^{gr},25$ de feuilles en macération, X à XV gouttes de digitaline cristallisée, 3 à 4 jours de suite), ou plutôt la *dose très faible* ($0^{gr},10$ de feuilles, V gouttes de la solution de digitaline cristallisée à 1 p. 1000, cinq à dix jours de suite. Interrompre cinq à dix jours s'il est nécessaire). Il s'agit ici de la dose *d'entretien cardio-tonique* destinée le plus souvent à prévenir l'hyposystolie en maintenant la contractilité du myocarde [1]. C'est ainsi, comme l'a dit autrefois Pécholier (de Montpellier), que suivant les doses, dans un médicament, il y a plusieurs médicaments.

Entre la digitale et la digitaline notre choix depuis longtemps est fait. On doit préférer la seconde. « Il y a des années de bonne et de mauvaise digitale, comme il y a des années de bon ou de mauvais vin » (Huchard), et suivant les années, en raison des terrains divers où croît la plante, le rendement des feuilles de digitale en principes actifs peut être très différent. C'est ainsi que naguère, à Edimbourg, la dose de 15 grammes d'infusion de feuilles semblait bien tolérée, qu'en Roumanie

---

1. H. Huchard. Les trois doses de digitale (*Journal des Praticiens,* 1907).

Pétrescu nous a parlé autrefois d'une quantité de 10 à 15 grammes d'infusion de feuilles dans le traitement de la pneumonie, qu'à Londres on aurait obtenu seulement quelques troubles gastriques avec 4 à 5 grammes, alors qu'en France on n'arrive guère à dépasser la dose de 0^{gr},60 à 1 gramme. Y aurait-il donc deux vérités thérapeutiques différentes, l'une au delà de la Manche et du Rhin, l'autre en deçà ? Nullement. Il y a des digitales différentes au delà comme en deçà de ces contrées. et l'on sait que la digitale cultivée de nos jardins est pauvre en principes actifs ; on sait encore que les racines, la tige, le pétiole et les nervures des feuilles plus ou moins volumineuses ne renferment que de faibles quantités de digitaline ; on sait enfin que les feuilles bien préparées doivent être conservées à l'abri de la lumière et de l'humidité, qu'elles s'altèrent rapidement en perdant beaucoup de leurs propriétés après un an de conservation.

La digitaline cristallisée, découverte en 1868 par Nativelle, est toujours la même ; son action est plus régulière, plus fidèle, invariable. Elle s'emploie également par *voie rectale* d'ordinaire peu usitée, ou par voie *sous-cutanée*. Nous n'avons jamais usé de la *voie endoveineuse* qui nous semble une complication thérapeutique inutile. La voie sous-cutanée, sous forme d'huile digitalinique à 1/10 de milligramme ou de telle autre spécialité, nous a maintes fois rendu service, dans les cas où le mauvais état du tube digestif s'oppose à l'absorption par voie stomacale. Chez les enfants, les doses sont réduites suivant l'âge ; à 4 et 5 ans, les doses quotidiennes de I à III gouttes poursuivies quelques jours de suite avec suspension de quatre à cinq jours nous ont permis souvent de conjurer des états asystoliques menaçants.

Deux conditions sont requises pour permettre à la médication digitalique de produire tout son effet : le *repos au lit*, et si le malade est infiltré, la *réduction des liquides*. Le repos sera gardé de dix jours à quarante jours. Nous usons de deux méthodes pour réaliser la réduction des liquides. La première consiste à donner toutes les heures un verre à Bordeaux de lait mêlé d'eau : 15 verres à Bordeaux dans les vingt-quatre heures, un tiers de lait le premier jour, moitié et deux tiers de lait les deux jours suivants, trois jours de suite. Dans les formes graves, nous réduisons encore la quantité de liquide : 4 fois par jour 100 grammes de lait mêlés à 100 grammes d'eau : à 8 heures du matin, midi, 4 heures, 8 heures du soir. Donner du lait pur à partir du quatrième jour. En Allemagne, Karell use d'une méthode analogue[1]. Le régime hydrique simple (1 litre à 1 litre 1/2) sera même utilisé les deux premiers jours dans les formes très graves. Pendant quinze jours on n'augmente pas la quantité de liquide, puis on peut remonter à 1500 et 1800 grammes. La diurèse libératrice s'opère dès le second jour parfois, et dans les formes plus sérieuses seulement, le troisième, quatrième, cinquième jour. Les quantités d'urines émises dépassent de beaucoup les quantités de liquides absorbées. Quant l'équilibre s'établit entre les unes et les autres, que le malade après les fortes diminutions des premiers jours, ne baisse plus

1. KARELL. *Münch médic. Wochens*, 1908.

de poids (les baisses sont de plusieurs kilos en quelques jours, par suite de la disparition des œdèmes, comme l'un de nous l'a établi dès 1888 par la méthode des pesées régulières, employées ensuite à l'étranger) on peut commencer l'alimentation solide par des potages maigres, des œufs, des pâtes, des légumes peu salés, des crèmes, des fruits cuits. Après chaque prise de lait, soit l'un ou l'autre de ces aliments.

La digitaline est prescrite, unie en général à la théobromine. En moyenne, dans les états asystoliques : V gouttes à VIII gouttes de digitaline le premier jour, V gouttes les sept et huit jours suivants. Interrompre cinq jours et reprendre. Quand on reprendra, le malade s'il n'a plus d'œdème, ne sera plus soumis au régime de réduction. Il suffit de maintenir le repos au lit et du régime alimentaire requis

Cette méthode de réduction des liquides a remplacé l'ancienne pratique qui par d'autres moyens arrivait au même but : plusieurs jours avant l'administration de la digitale, prescrire le repos avec le régime lacté exclusif et un purgatif énergique (teinture de jalap composée, 15 à 20 grammes, pour ouvrir les voies au médicament). Ici, le purgatif réalise en quelque sorte, d'une façon indirecte, la réduction des liquides.

Dans les cardiopathies artérielles caractérisées par la lésion précoce de la fibre myocardique, il ne faut jamais oublier que le cœur est en imminence continuelle de dilatation. Pour éviter et surtout pour prévenir celle-ci, surtout lorsque le régime lacté absolu a été suivi pendant un temps plus ou moins long, en raison des acci-

dents dus à l'insuffisance rénale, il est utile de prescrire
toutes les semaines un jour de réduction des liquides
avec repos au lit. En même temps digitaline (V gouttes
par jour) comme nous avons vu auparavant. La digitaline sera continuée tant que le bruit de galop ou la
tachycardie persistent. Quand ces signes auront disparu, on n'arrêtera pas le remède. Mais les intervalles
des prises digitaliques seront portés de cinq jours à dix
ou quinze jours. Pendant des mois, des années, on
continuera de la sorte.

C'est là un moyen héroïque pour prévenir l'apparition des crises hyposystoliques ou asystoliques que l'on
a tort de combattre seulement lorsqu'elles se produisent
et se traduisent par l'œdème périphérique. Il faut toujours se rappeler que celui-ci est, plus souvent qu'on ne
le pense, précédé par des œdèmes et des congestions
passives des différents viscères, appréciables d'abord
par les signes stéthoscopiques et l'examen clinique du
malade (foie douloureux à la région épigastrique et
augmenté de volume, rhonchus sous-crépitants aux bases
pulmonaires, présence de liquide pleural surtout à
droite, puis diminution de la diurèse avec *nycturie* ou
polyurie nocturne [1], caractérisée par l'excrétion urinaire à prédominance nocturne, etc.).

Ce sont là les symptômes principaux de la *période
préasystolique*, quoique l'hyposystolie viscérale ait
déjà ainsi fait son apparition. Ces œdèmes et ces congestions viscérales sont encore appréciables par l'augmentation rapide du poids des malades, d'où l'impor-

1. Péhu. Nycturie dans les affections cardio-vasculaires (*Revue
de médecine, Lyon médical*, 1903).

tance des pesées fréquentes au cours des cardiopathies.

La digitale et la réduction des liquides ne sont pas les seuls moyens à opposer à l'hyposystolie et à l'asystolie menaçantes, lesquelles ne dépendent pas seulement de l'asthénie cardio-vasculaire. Dans les cardiopathies artérielles et mêmes dans les cardiopathies valvulaires, un rôle important doit être attribué au fonctionnement rénal dont l'insuffisance se mesure par l'oligurie et par la rétention chlorurée comme dans les néphrites, même sous forme sèche, c'est-à dire sans œdème. Alors de bonne heure la *cure de déchloruration* s'impose et parfois elle réussit, à elle seule, à prévenir et même à guérir les crises asystoliques, avec ou sans l'administration de la digitale et de la théobromine, qui sont d'excellents agents d'élimination chlorurée, comme l'un de nous l'a démontré dès 1896 [1].

Comment ces heureux résultats sont-ils obtenus par la digitale ? Parler de l'excitabilité, de la contractilité, de la conductibilité, c'est invoquer les propriétés du muscle, ce n'est pas expliquer la fonction elle-même. Or, le cœur, soumis à des mouvements alternatifs de systole et de diastole, voit chacune de ces phases d'activité influencée par la digitale. Celle-ci renforce la systole et allonge la diastole. Plus de sang dans les cavités ventriculaires du fait de la diastole plus longue, plus de force et une vitesse accrue dans la propulsion du liquide sanguin en raison de la systole plus énergique. Telle apparaît l'action cardiaque de la digitale.

1. H. Huchard. *Thérapeutique appliquée*, 1896. — J. Digne. La cure de déchloruration chez les cardiaques (Thèse de Paris, 1905). — Alvarez. Une théorie de l'asystolie (*Revue de la Soc. méd. argentine*, 1898).

Mais à côté de l'action *cardiaque* se place l'action *diu-rétique*, celle-ci subordonnée à l'existence d'œdèmes périphériques ou d'épanchements interstitiels. Le malade urine ses liquides infiltrés ; ce n'est qu'à ce prix que la digitale manifeste des effets diurétiques. Quand il n'y a pas d'œdèmes, la diurèse fait défaut. C'est là un fait des plus importants déjà pressenti par Withering, en 1775, quand il disait que « la digitale agit dans toutes les hydropisies, excepté dans les hydropisies enkystées » ; par Vassal, dans sa thèse de 1809, lorsqu'il disait encore que « l'état d'infiltration est nécessaire pour l'action diurétique de la digitale » ; enfin par Lorain en 1870, et ensuite par Sidney Ringer qui l'appelaient « le remède des hydropisies cardiaques » ; de sorte que l'on peut dire que la digitale ne résout pas les épanchements parce qu'elle est diurétique, mais qu'elle *devient* diurétique parce qu'elle les résout.

On sait encore que le liquide des œdèmes renferme de grandes quantités de chlorures. Dès 1896, l'un de nous, avec Neubauer et Vogel, a insisté sur les débâcles chlorurées, 20 à 50 grammes qui accompagnent la diurèse digitalique, véritable hyperchlorurie urinaire « d'emprunt » (H. Huchard), c'est-à-dire provenant des tissus infiltrés.

La digitale n'agit pas aussi lentement qu'on l'a dit, et il faut distinguer l'action cardiaque et diurétique. L'action cardiaque est rapide, apparaissant après dix à quinze minutes, une demi-heure ou une heure au plus ; l'action diurétique est plus lente, se manifestant après douze, vingt-quatre, trente-six ou quarante-huit heures. Il ne faut même jamais oublier en pratique l'action *dis-*

sociée de la digitale, ce qui veut dire que dans des cas bien déterminés par la clinique, l'action de la digitale reste cardiaque, et qu'on ne doit pas augmenter les doses pour avoir des effets diurétiques impossibles à obtenir, quand il n'y a pas des œdèmes à résorber. Tel est même le secret des intoxications digitaliques que l'on peut toujours éviter, la digitale n'étant pas le médicament « dangereux » que l'on dit ; dangereux sans nul doute entre des mains inhabiles, mais d'une innocuité constante pour tous ceux qui ont appris à manier l'arme la plus puissante de l'arsenal thérapeutique, pour tous ceux qui savent transformer en qualités ses prétendus défauts.

L'action cardiaque et l'action diurétique constituent les deux grandes propriétés de la digitale. Ces deux actions, combinées quand il existe des œdèmes à résorber, se dissocient lorsque les œdèmes se sont dissipés. A ce moment, l'action cardiaque subsiste seule : c'est la période, nous l'avons vu, où la réduction des liquides devient inutile et où le malade peut boire un peu plus 1 500 à 1 800 grammes dans les vingt-quatre heures.

La digitale ne borne pas son action au cœur. Elle agit également sur les vaisseaux dont elle augmente la contractilité [1]. Mais cet effet ne semble produit qu'à hautes doses. De même l'hypertension artérielle qu'on accuse la digitale de produire, ne se manifeste pas dans tous les cas. Elle est observée surtout lors de la résorption

---

1. LEGROUX. Thèse de Paris, 1867. — LAUNDER-BRUNTON. *On digitalis with some observations on the urine*, London, 1868.

des œdèmes (Mackenzie). La redouterait-on, il serait facile de l'éviter en associant la théobromine à la digitaline. On peut donc, en général, dans la prescription cardiaque de la digitale, laquelle est d'ordinaire administrée à faibles doses, négliger l'action sur les vaisseaux.

Causes des insuccès. — Toutes choses ne se passent pas toujours comme il conviendrait. Des insuccès atteignent la méthode. Ceux-ci sont imputables soit au médicament, soit au médecin, soit au malade (Huchard).

1° Le médicament : il est préférable d'employer la digitaline cristallisée. Nous avons vu qu'elle offre plus de garantie que la digitale. Elle assure également des effets plus constants que tels produits industriels dont la réclame a célébré les bienfaits, alors que leur composition exacte n'est même pas connue. Parfois, la digitale qui renferme des glucosides dont est exempte la digitaline, semble exercer des effets plus diurétiques. Mais de pareils faits constituent une exception.

2° Pour obtenir les effets voulus, le médecin doit soumettre à la fois son malade au repos prolongé au lit et au régime de réduction hydrique ou lacto-hydrique. De grandes quantités de liquide sans doute sont maintes fois tolérées ; mais le régime de réduction assure des résultats autrement brillants et le cœur se tonifie plus vite.

3° Le malade réagit mal à la digitale, soit en raison d'une prédisposition spéciale. La digitale manque son effet par inaptitude initiale des tissus à se laisser influencer par elle. C'est rare ; à peine trois malades au cours de notre carrière nous ont montré cette absence d'impressionnabilité au remède. Plus souvent, le malade ne réagit plus, parce qu'il a consommé de trop hautes doses. Aussi la première question que nous posons à tout cardiaque asystolique est la suivante : « Avez-vous pris de hautes doses de digitale ? » Si oui et à plusieurs reprises, le pronostic de ce fait devient bien plus sombre.

4° Les autres conditions qui s'opposent au succès digitalique sont les obstacles dénommés *barrages* (Peter, Huchard) : barrage central, par dilatation excessive du cœur ; barrage périphérique, par œdème dur des jambes ; barrage viscéral, par ascite ou épanchement pleural.

Deux médications permettent de réduire le *barrage central ;* une *soustraction sanguine* sous forme de 10 à 12 ventouses scarifiées sur le dos, la région du foie ou du cœur, ou bien une saignée de 300 grammes. Un remède sera prescrit en même temps : la *caféine.* Dans l'espèce, elle rend les plus signalés services, à condition de ne pas être ordonnée à trop hautes doses : 2 injections sous-cutanées quotidiennes de 0^{gr},25 ou une cuillerée à café, par voie stomacale, d'iodure de caféine dans un demi-verre d'eau, matin et soir. On continue trois ou quatre jours, la caféine réduit la distension excessive du cœur ; à ce moment, la digitaline qui demeurait inerte a chance de recouvrer son action. Le régime de réduction sera institué en même temps.

Le *barrage périphérique* — œdème dur des jambes — est réduit par les mouchetures. Après nettoyage soigneux de la jambe, cinq mouchetures sur chaque jambe à l'aide d'une aiguille rougie à blanc. Les épingles à chapeaux constituent dans l'espèce un bon instrument, la tête de l'épingle fournissant un point d'appui qui arrête en même temps la chaleur. Comme la pointe est rougie à blanc, l'asepsie est parfaite. Nous couvrons ensuite la jambe de vaseline stérilisée pour empêcher la macération de l'épiderme et posons, pour les premières heures, le membre couvert d'une couche protectrice de gaze, dans un baquet où s'écouleront les premiers litres de liquide. Pour la nuit, pansement d'ouate stérilisée, changer le lendemain matin et les premiers temps deux à trois fois dans le jour. Une résurrection s'opère, la dyspnée disparaît, le cœur revient sur lui-même, la digitale agit. Parfois, tous les quinze jours ou trois semaines, lorsque le cœur est à bout de sa puissance contractile, il faut recommencer. Si la chose est faite proprement, aucun risque infectieux n'est à craindre. Celui-ci se produirait-il sous forme de lymphangite ou de suppuration locale, un grand mieux peut suivre ces complications. Nous en avons observé des exemples. Les accidents infectieux ne se produisent pas; à la longue, les mouchetures évacuent moins de liquide. Une sclérose se dissémine qui ferme les mailles du derme et les isole, ce semble, les une des autres.

Quelquefois, mais assez rarement, sur les tissus indurés par un œdème chronique et persistant, les mouchetures restent insuffisantes. Alors, au lieu d'avoir recours à l'introduction de tubes capillaires ou du fameux clou de Van Lair, il est préférable de pratiquer quelques incisions, comme dans un cas de phlegmon diffus accidentel, où celles-ci ont été suivies d'une énorme évacuation de liquide et d'une amélioration considérable dans l'état asystolique (Huchard). Mais il s'agit là d'une médication d'exception.

C'est une règle chez tout cardiaque où la digitale
n'agit pas, d'examiner avec soin ses plèvres ou son péri-
toine. S'ils contiennent du liquide (*barrage viscéral*) il
faut évacuer tout de suite. On retire un litre et demi de
liquide de la plèvre, on recommence, si nécessaire, deux
jours plus tard, on ponctionne l'ascite. Si l'état grave
du malade fait redouter une syncope, une double précaution met à l'abri de cet accident : tout d'abord, avant
la ponction, une injection d'huile éthéro-camphrée et
ensuite un écoulement très lent du liquide. Surtout pas
d'hésitation. Il faut évacuer d'urgence. La diurèse se
reproduit ensuite, à telle fin qu'on peut dire que la
ponction pleurale et la paracentèse exercent un effet
diurétique, comme des observations nombreuses l'ont
démontré [1]. La digitale sera ensuite administrée avec
succès.

Un mot encore d'une grande importance : Quelques
médecins ont la mauvaise habitude d'associer la digitale à d'autres médicaments cardiaques que l'on regarde
faussement comme des succédanés. Pratique déplorable,
puisque l'on peut ainsi associer des substances absolument antagonistes ou encore des médicaments incom-
patibles : antipyrine, opium, belladone, qui ferment le
rein quand la digitale tend à l'ouvrir ; iodures et nitrites

---

1. HUCHARD. *Loc. cit.*, 1894. — ROBERT. Manifestations pleurales
au cours des maladies du cœur et de l'aorte. Thèse de Paris (service de M. Huchard), 1898. — HUCHARD et NOEL FIESSINGER. *Journal des Praticiens*, 1906. La valeur diurétique de la ponction
pleurale chez les cardiaques et les rénaux. — DELAIGUE. De la
diurèse consécutive à l'évacuation des épanchements pleuraux
dans les affections du cœur. Thèse de Paris (service de M. Huchard), 1906.

qui abaissent la tension artérielle. Règle générale sur laquelle on ne saurait trop insister : lorsqu'on prescrit la digitale, surtout à dose massive et même à dose faible, il faut cesser tout médicament capable d'amoin- drir ou d'entraver son action.

II. — ACTION SUR CERTAINS SYMPTOMES OU SYNDROMES CARDIAQUES

Pour l'administration de la digitale et de la digita- line, nous avons indiqué les précautions requises. Par- courons maintenant les différentes affections cardiaques où le médicament nous donnera des résultats avanta- geux. Mais il faut rappeler d'abord que tout trouble dans la contraction du cœur n'appelle pas la médication digitalique. Tels accidents nerveux se traduisant par des palpitations ou des arythmies se trouveront fort mal du remède. Quelques détails nous retiendront à ce sujet. Nous décrirons tour à tour les troubles car- diaques où l'action de la digitale est douteuse et ceux où elle réussit.

1° *Troubles cardiaques où l'action de la digitale est douteuse.*— Toute excitation nerveuse d'ordre général réagissant sur le cœur, peut amener une accélération des battements avec ou sans palpitations et troubles arythmiques. Les premières, il est, en général, aisé de les rapporter à leur cause. Il y a un certain nombre d'*accidents nerveux* surajoutés qui ouvrent la voie : insomnie, douleurs musculaires vagues, névralgies intercostales, troubles dyspeptiques. D'autre part, les palpitations ne sont pas continues; elles surviennent par crises entre lesquelles le malade va bien, n'est point essoufflé. On dépistera l'origine de ces accidents : état nerveux et anémie, obsessions, excitations réflexes partant d'un organe malade à distance, troubles dyspeptiques.

Les influences *toxiques* seront recherchées : tabac, café, thé, alcool. Si les palpitations sont permanentes, songer à une auto-intoxication, telle que la maladie de Basedow (mieux appelée maladie de Parry-Graves). Le traitement digitalique n'agit point dans ces différents états morbides, il faut corriger le vice d'origine. Toutefois, si dans la maladie de Parry-Graves, le cœur fléchit et se laisse distendre avec symptômes manifestes d'hyposystolie ou même d'asystolie, la digitale retrouve sa place. Mais ce n'est qu'à titre d'exception contre l'épuisement ultérieur du myocarde et non contre la maladie elle-même.

La digitale est encore inutile dans les tachycardies toxiques de la tuberculose. Dans la *phtisie fibreuse,* parfois le cœur se dilate. A ce moment, le médicament pourra être prescrit contre l'hyposystolie secondaire.

Dans les troubles cardiaques des *maladies infectieuses,* la digitale cède en général la place aux applications de glace sur le cœur, aux injections sous-cutanées de strychnine, d'huile éthéro-camphrée, à la prescription de poudre d'hypophyse (2 à 3 cachets de 0gr,10). Néanmoins, la digitale à très faibles doses peut. être prescrite parfois avec avantage. Elle échoue, par contre, complètement dans les *tachycardies post-opératoires* où la caféine et les injections de sérum sont indiquées; dans les *tachycardies symptomatiques des maladies du bulbe, du cerveau ou des méninges.*

La *tachycardie paroxystique*, de toute les maladies est la plus asystolisante; les battements de l'oreillette et du ventricule, au lieu d'être séparés comme à l'état normal par un intervalle de 1/5 de seconde, ont lieu en même temps. Cette particularité tient à la localisation du trouble cardiaque qui produit cette singulière maladie. L'excitation qui règle la contraction cardiaque part à l'état normal de l'embouchure des veines caves ; elle atteint successivement l'oreillette et les ventricules ; de là l'intervalle qui sépare les contractions respectives : dans la tachycardie paroxystique, l'excitation part d'une région du faisceau de His (nœud de Tawara) situé à l'entrée du ventricule ; il en résulte une excitation qui atteint en même temps l'oreillette par en haut, le ventricule par en bas. Les deux contractions sont simultanée (rythme nodal, Mackenzie). D'où l'obligation pour l'oreillette qui se contracte de se vider dans un ventricule également contracté ; une grosse fatigue et la dilatation rapide de l'oreillette font suite. Il existe deux sortes de tachycardies paroxystiques : l'une où l'excitation du nœud de Tawara est simplement fonctionnelle, (intoxication glandulaire?), l'autre où cette excitation dépend d'une lésion myocardique[1].

Dans les deux cas, la digitaline peut être prescrite au moment de l'accès, le plus souvent à doses modérées, et alors on voit se produire rapidement l'action cardiaque

---

1. HUCHARD et WEBER. Traitement des tachycardies (*Traité de thérapeutique oppliquée*, 1896).

du médicament, se traduisant souvent après un temps assez court (un quart d'heure à une heure) par un ralentissement du pouls. Dès 1896, l'un de nous insistait déjà sur des doses faibles, à un quart ou un dixième de milligramme, répétées pendant plusieurs jours de suite.

Quand les accidents asystoliques se montrent, c'est une raison de plus pour continuer la médication qui sera associée à un repos prolongé au lit. Lorsque la tachycardie paroxystique n'est pas lésionale, des médications étranges et toutes différentes (un vomitif par exemple) peuvent la faire cesser brusquement (Savy). Une émotion violente, une course rapide, une crise d'asthme agissent parfois dans un sens tout aussi favorable.

Dans nombre d'arythmies, même note. Mais ici la difficulté augmente. Entre les *arythmies d'origine nerveuse* et les *arythmies d'origine myocardique*, aucune différence essentielle. Tout ce qu'on peut dire, c'est que certaines d'entre elles dépendent le plus souvent d'une influence nerveuse et les autres d'une maladie organique. C'est ainsi que les arythmies par *extrasystoles* reconnaissent, mais non toujours, l'origine nerveuse, que les *tachy-arythmies* dépendent, mais non toujours, d'une origine organique. Un mot d'explication : les extrasystoles sont une arythmie passagère qui ne trouble pas le rythme fondamental du cœur. Liées à une excitabilité accrue du myocarde, elles se manifestent sous forme d'une contraction prématurée, laquelle se produit à intervalles plus ou moins réguliers. Une pause plus longue que celle qui suit un battement régulier succède à l'extrasystole. Le plus souvent, l'extra-systole traduit un trouble nerveux, de nature variable; néanmoins elle se produit également dans les insuffi-sances myocardiques au début, en raison de l'excitabi-lité du cœur qu'accroît la gêne commençante de la cir-culation veineuse. Dans ce dernier cas, la digitale est utile. Elle n'agit pas dans le premier. Ajoutons que la digitale, par elle-même — à doses toxiques — est capable de produire des extrasystoles, le but qu'elle prétendait atteindre étant dépassé.

On ne saurait trop insister sur la signification sérieuse des *tachy-arythmies* de la cinquantaine. La plupart sont de nature organique, d'origine myocar-dique ou cardio-rénale. On les reconnaît très facile-ment parce qu'elles sont associées à la dyspnée toxi-alimentaire, de sorte que le syndrome *tachy-arythmo-dyspnéique* est à lui seul un élément certain de diagnos-tic (H. Huchard). Par conséquent l'existence simultanée de la tachy-arythmie et de la dyspnée toxi-alimentaire chez un malade de quarante ou de cinquante ans, plaide par elle-même en faveur de l'existence d'une sclérose cardio-rénale. Le traitement digitalique à très faibles doses est indiqué, mais surtout quand le cœur fléchit, car ces tachy-arythmies sont *irréductibles*, ce que Hering (de Varsovie) a dit en latin après nous (*pulsus perpetuus inæqualis*). Cela veut dire qu'elles per-sistent toujours, qu'elles sont rebelles à la médication digitalique dont nombre de médecins abusent pour régulariser un cœur qui doit toujours ou longtemps rester arythmique, probablement en raison d'une lésion persistante du faisceau auriculo-ventriculaire.

Il existe aussi des tachy-arythmies *d'origine ner-*
veuse, et nous connaissons un médecin qui, après avoir
présenté de la tachy-arythmie pendant plusieurs années,
a guéri un jour subitement. Il avait dépassé la soixan-
taine et avait fini par renoncer à toute médication ; en
sorte que la question se pose. Comment distinguer une
arythmie ou une tachy-arythmie d'origine nerveuse,
d'une tachy-arythmie d'origine organique ? Ailleurs,
nous avons cherché à éclairer le problème[1]. Disons
seulement que l'âge avancé du sujet, la permanence de
l'arythmie, l'élévation de la tension artérielle, la dyspnée d'effort, indiquent en général une origine organique. Nombre de ces arythmies sont irréductibles,
comme nous venons de le dire, et ce serait une erreur
de s'obstiner contre elles. Ce qu'il faut en pareil cas,
c'est le régime lacto-végétarien uni à la théobromine.
La digitaline ne réussit que lorsque l'insuffisance commençante vient commencer l'arythmie ancienne.

2° *Troubles cardiaques où la digitale est utile.* —
Quelle que soit leur nature, qu'ils soient d'origine valvulaire ou myocardique, qu'ils affectent n'importe
quelle valvule (mitrale ou aortique), que le myocarde
soit touché à la suite d'une péricardite, des affections
valvulaires, d'une surcharge graisseuse, primitivement
ou à la suite d'une maladie rénale, voire pulmonaire,
dans tous les cas et chaque fois que le cœur fléchit, la
digitale est indiquée, c'est le *médicament de l'insuffi-*
sance cardiaque. Seulement, ici, une règle d'adminis-

1. H. Huchard et Ch. Fiessinger. *Clinique Thérap. du Pratic.*,
t. II, 1909, p. 344.

tration s'impose. Outre les conditions de repos et de diététique toujours nécessaires, la dose médicamenteuse sera subordonnée au degré d'altération de la fibre cardiaque. Plus celle-ci sera avancée, plus la dose sera faible. Certaines lésions, spécialement, réclament des doses très faibles : telles, celles qui produisent des troubles de conductibilité (lésions du pont auriculoventriculaire de Gaskell-His). Le pouls lent permanent (maladie de Stokes-Adams) qui en résulte, ne s'accommode que de doses très faibles et peu prolongées.

Autrefois, on a voulu, en raison de simples idées théoriques, faire dépendre l'indication ou la contre-indication du siège même de lésions valvulaires, ce qui a été une grave erreur, encore partagée par quelques auteurs. On les a vus tour à tour affirmer que la digitale est utile dans le rétrécissement aortique en excitant le myocarde et en favorisant la déplétion ventriculaire (Gubler, Milner Fothergill) ; qu'elle est encore utile dans la maladie mitrale caractérisée par l'insuffisance et le rétrécissement (Grisolle, Potain, Rendu); qu'elle est contre-indiquée dans l'insuffisance aortique parce qu'elle élève la tension artérielle déjà augmentée par la maladie et qu'elle contribue à produire, à exagérer encore la dilatation du cœur en allongeant la pause diastolique, puisqu'elle peut même rendre service « en vertu de son effet sur la tension ventriculaire » qu'elle tend à restreindre (Lauder-Brunton) ; qu'en général elle est contre-indiquée dans les insuffisances orificielles et indiquée dans les sténoses (Germain, Grisolle, Lelion); qu'elle est le médicament des affections mitrales et qu'elle doit être bannie des affections aortiques; qu'elle est contre-indiquée dans l'insuffisance tricuspidienne, parce qu'en faisant disparaître celle-ci, surtout lorsquelle est secondaire, elle contribuerait à supprimer une lésion, « la sauvegarde du poumon, la soupape de sûreté contre l'exagération de pression dans la petite circulation » (Potain) ; enfin, qu'elle est nuisible dans le rétrécissement mitral, parce qu'elle augmenterait le travail du cœur dans une maladie où celui-ci est à son minimum (Potain).

Toutes ces idées purement théoriques ne sont aucunement confirmées par la pratique ; au sujet du *rétrécissement mitral* par exemple, on peut répondre que l'opinion de Potain, partagée par Duroziez, est passible de deux objections : d'abord, c'est une erreur de croire que le médicament « augmente le travail du cœur », et s'il en était ainsi, il ne serait jamais indiqué dans aucune affection cardiaque où il économise, régularise et facilite ce travail ; ensuite, il faut faire une distinction entre la dose massive (anti-asystolique) et les petites doses sédatives. C'est ainsi que l'administration systématique et méthodique d'un quart de milligramme de digitaline pendant trois à quatre jours toutes les trois ou quatre semaines produit un effet sédatif presque constant sur les palpitations et surtout sur la dyspnée, qu'elle retarde l'imminence asystolique dans la sténose mitrale même à l'état de compensation parfaite, mais qui est caractérisée, à cette période, par des phénomènes d'excitation cardiaque et de dyspnée très accusée, le symptôme fonctionnel le plus important, le plus pénible, le plus rebelle de la maladie. Et cette affection valvulaire est presque la seule qui indique l'emploi systématique du médicament à la période de compensation. Est-ce parce qu'elle permet à l'oreillette gauche de gagner le temps nécessaire pour chasser son contenu dans le ventricule (Niemeyer), ou plutôt parce qu'en allongeant la période diastolique, elle permettrait une réplétion ventriculaire plus considérable ? Ce qu'il importe de savoir, c'est ce que l'observation clinique nous a appris [1].

En général, l'amélioration est immédiate. Si la dyspnée persiste, on prescrira dans l'intervalle de légères doses d'iodure de potassium (0^{gr},15 à 0^{gr},20 par jour). Inutile de rappeler que les digestions devront être parfaites. Le moindre trouble dyspeptique étant susceptible d'exagérer la dyspnée, devra être traité avec soin, et pas d'iodure en pareille occurrence.

Revenons à l'insuffisance cardiaque. Qu'elle provienne d'une *maladie valvulaire*, les doses moyennes de digitaline, X gouttes, conviennent en général au début. On poursuit trois à quatre jours, on recommence au bout de dix à quinze jours. En général, tout cœur qui s'est dilaté a besoin de l'imprégnation digitalique pendant plusieurs mois. Dans les formes les plus favorables, nous continuons trois mois. Les doses très faibles de V gouttes maintiennent la tonicité de l'organe. V gouttes, dix jours, interrompre cinq à quinze jours, reprendre dix jours, ainsi trois mois de suite. Au moindre signe d'insuffisance (œdème léger du poumon, foie gros, œdème prétibial, gonflement des jugulaires), continuer bien plus longtemps. Aucune

1. H. Huchard. *Traité des maladies du cœur et de l'aorte.* tome III, Paris. 1899-1903.

fatigue intellectuelle, morale ni physique. Diététique requise. Peu boire pour éviter, avec la pléthore vasculaire, la fatigue cardiaque consécutive.

On prescrit encore tous les huit jours, un à deux granules d'un dixième de milligramme de digitaline, simple pratique qui nous a donné les meilleurs résultats, sans aucune crainte d'intoxication médicamenteuse.

Lorsque les troubles hyposystoliques seront anciens, il convient de diminuer les intervalles et de prolonger la dose. C'est alors que nous prescrivons la digitaline ; V gouttes dix jours, interrompre quatre à cinq jours. reprendre dix jours. Ainsi trois mois de suite. Au bout de ce temps, voir si les intervalles peuvent être portés à six, sept, huit jours. Même conduite dans les *cardiopathies artérielles avec bruit de galop*. Le traitement rénal, en pareil cas, sera associé (Huchard). Mais les doses très faibles de digitaline, poursuivies pendant des mois avec interruption de quelques jours tous les dix jours, ont corrigé le pronostic toujours grave de ces maladies et empêchent de se faire jour la dilatation cardiaque toujours à craindre avec les cœurs rénaux. Les malades vaquent à leurs occupations et le galop finit par céder. Souvent même, et surtout lorsque le sujet qui était gras, a fortement maigri, une fois disparu, le galop cardiaque ne se fait plus entendre, même après une marche, et la guérison est définitive. Dans certaines scléroses cardio-rénales très avancées, où un rythme de Cheyne-Stokes était constaté, nous avons noté des survies de dix-huit mois, deux ans, trois ans. La gravité si noire du Cheyne-Stokes a reçu de cette méthode une atténuation des plus manifestes.

Aucun risque d'intoxication n'est à redouter. La digitaline se détruisant journellement, l'accumulation n'est point possible. Nous avons remarqué toutefois que cette accumulation peut se faire au bout de dix à douze jours, chez les sujets qui ne quittent pas le lit. Ce terme de dix à douze jours ne sera donc pas dépassé.

Quant aux doses plus faibles : 1/15, 1/20 de digitaline, après les avoir essayées, nous les avons abandonnées pour les doses de V gouttes presque indéfiniment poursuivies. Cette méthode inaugurée par l'un de nous [1], a reçu un accueil chaleureux de l'étranger, et Henrijean insiste sur les bienfaits de la médication, sur l'absence d'action accumulative. La vaso-constriction périphérique est nulle ; la nutrition et la force du cœur sont heureusement modifiés[2]. Rubow est tout aussi élogieux[3]. Il est seulement regrettable qu'aucun de ces deux auteurs n'aient daigné nous citer. Cette méthode en effet nous a valu de véritables résurrections. Tel vieillard âgé de 84 ans et asytolique, il y a huit ans, vit encore aujourd'hui et vaque à toutes ses occupations. Des exemples similaires pourraient être invoqués par douzaines. Nombreux les médecins qui en ont tiré les plus remarquables cures dans leur clientèle.

Parmi les maladies qui nécessitent, non pas seulement des doses très faibles de digitale, mais encore une grande

---

1. Ch. Fiessinger. La digitaline à doses continues et prolongées (*Journ. des Pratic.*, 1906, p. 105).

2. Henrijean. La digitale administrée à doses continues (*Académie de méd. de Belgique*, 28 mars 1908).

3. La digitaline employée d'une façon continue. *Semaine médic.*, 1er juin 1910.

réserve dans la durée de l'administration, figure le syndrome lié à une lésion du pont de Gaskell-His et qu'on appelle le *pouls lent permanent* ou maladie de Stokes-Adams. La plupart des auteurs rejettent la digitale du traitement de cette affection. A haute dose, ils ont raison. Le médicament diminue la fonction de conductibilité et peut provoquer un blocage complet du cœur. A très faible dose et prescrit pendant quatre jours de suite avec interruption de quatre jours, tantôt le pouls revient à l'état normal : cet heureux résultat s'observe dans les *bradycardies asystoliques* qui sont liées à l'affaiblissement du pouvoir contractile du cœur ; tantôt le pouls s'élève un peu mais sans atteindre le chiffre normal. De vingt pulsations il montera par exemple à trente ou trente-cinq. En pareil cas, l'amélioration relative tient à la transformation en pulsations complètes de battements affaiblis et lointains de l'oreillette (bruits en écho). Seulement cette faiblesse des contractions auriculaires corrigée, le trouble de conductibilité n'en persiste pas moins. De là un ralentissement moindre mais permanent. Pareille amélioration, si insuffisante soit-elle n'est pas à dédaigner. Plusieurs pouls lents permanents que nous avons traités de la sorte ont été très améliorés. Pour bien faire, on associe la digitaline à l'usage de la théobromine, de la trinitrine, du régime lacto-végétarien déchloruré et du repos absolu comme nous l'avons établi ailleurs [1]. Cette pratique a été appuyée par les recherches de Gibson qui a démontré en effet que la conductibilité du myocarde n'est pas

----

1. Huchard et Fiessinger. La digitale dans le pouls lent permanent (*Clinique thérapeutique du praticien*, 2ᵉ édit., 1908).

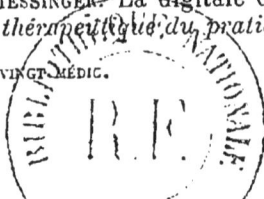

forcément diminuée les premiers jours de l'administration digitalique[1].

Lorsque les bruits en écho font totalement défaut, c'est-
à-dire que les contractions incomplètes de l'oreille
manquent absolument, l'amélioration par le traite-
digitalique est beaucoup moins assurée.

Nous n'insisterons pas sur les *accidents toxiques* de
la digitale. Ils se montraient à l'époque des tâtonnements
où les hautes doses détenaient la faveur médicale. Les
troubles arythmiques (pouls bigéminé, rythme couplé),
l'état nauséeux, le délire, doivent attirer l'attention. Surtout que, pour combattre les accidents toxiques déjà
existants, le médecin n'use pas de nouvelles doses
médicamenteuses ; que pour guérir une arythmie
digitalique, il n'ordonne pas de nouvelles quantités de
digitale.

Des renseignements très simples permettront d'éviter toute surprise. Une haute dose de digitaline (XL à
L gouttes), met environ cinq à huit jours pour s'éliminer complètement ; une dose de X à XV gouttes, met
quatre jours ; une dose de V gouttes, de un à deux
jours. Une observation clinique longtemps prolongée,
surtout appuyée sur le retour de l'apparition des signes
d'hyposystolie, nous a permis de fixer ces chiffres dont
la connaissance est appelée à rendre des services journaliers.

Entre les différents médicaments dont nous avons
parlé jusqu'à ce jour, il n'en est pas un qui, bien

1. GIBSON. De l'action de la digitale sur le cœur humain (*Quaterly Journ. of médic.*, janvier 1908).

manié, n'assure à des sujets atteints d'une maladie
grave, les survies les plus inespérées.

La digitaline n'est pas seulement un agent thérapeutique : comme *moyen de diagnostic,* elle éclaire bien
des côtés obscurs [1]. Ainsi la localisation d'un souffle ou
même l'existence d'une affection valvulaire peuvent être
méconnues. On peut croire à un souffle systolique de la
pointe, nous entendons une insuffisance mitrale, alors
qu'il s'agit d'une insuffisance aortique, c'est-à-dire
d'un souffle diastolique de la base. L'accélération des
battements du cœur, ou certain tumulte cardiaque produisent la confusion. En régularisant le rythme, la
digitaline reproduit le grand et le petit silence, et l'on
entend nettement dans la période diastolique le souffle
qui paraissait appartenir à la systole.

Le rétrécissement mitral peut être méconnu, parce
qu'il est masqué par une grande accélération avec irrégularité des battements du cœur, syndrome connu sous
le nom d'*arythmie palpitante.* Alors si l'on ralentit le
cœur par la digitaline on ne tarde pas à entendre soit
le dédoublement du second bruit, soit le roulement
présystolique qu'on avait inutilement cherché auparavant. L'administration pendant deux à trois jours d'un
granule de 1/4 de digitaline cristallisée suffit à assurer
la certitude.

III. — ACTION DANS LES AUTRES MALADIES

Nous avons vu que la digitale exerce une action sur

[1]. H, HUCHARD. *Journal des Praticiens,* 1906.

les vaisseaux : exagération de la contractilité des parois, diminution consécutive de l'apport sanguin. C'est
cette propriété qui a été utilisée dans le traitement des
hémorragies. Contre les hémoptysies, les métrorragies,
on a célébré les vertus du remède. Il exerce une action
manifeste ; à cela, aucun doute. La médication a été
abandonnée, moins en raison des insuccès thérapeutiques que des idées théoriques préconçues. On s'est
dit : la digitale augmente la tension artérielle ; ce n'est
pas une manière d'arrêter un écoulement sanguin.
Parfait ; seulement la digitale, comme nous l'avons vu,
n'augmente guère la tension artérielle que dans une
circonstance : quand il se produit en même temps une
résorption des œdèmes. Ces conditions font d'ordinaire
défaut quand il s'agit d'arrêter une hémorragie qui
n'est pas d'origine cardiaque. On pourrait donc ordonner la digitale dans les cas d'hémorragie. Les doses de
XXX gouttes de digitaline, de $0^{gr},40$ à $0^{gr},60$ de macération de feuilles sont indiquées. Seulement, comme
d'autres médicaments, ergot en cas de métrorragie,
opium en cas d'hémoptysie agissent mieux, la digitale
a perdu son rang d'honneur. Elle n'occupe plus qu'une
place modeste et perdue dans l'ombre.

La digitale possède parfois des propriétés antither-
miques qui l'ont fait rechercher dans le traitement des
maladies infectieuses. Elle a été prescrite dans la fièvre
typhoïde, la fièvre puerpérale, et même autrefois vantée
par quelques auteurs (Coblentz, Oulmont) dans le rhumatisme articulaire aigu[1]. Tous ces usages sont tombés

1. Coblentz. Thèse de Strasbourg, 1862. — Dertelle. Thèse de
Paris, 1895. — Oulmont. *Académie de médecine*, 1867.

dans l'oubli. Seule a surnagé la médication dans la *pneumonie* et la *grippe* [1]. Après l'avoir employée pendant des années, nous y avons en partie renoncé. Les guérisons appartenaient à des séries heureuses. L'un de nous prescrivait, suivant la méthode de Hirtz (de Strasbourg) soit 70 centigrammes d'infusion de digitale, ou XXXV à XL gouttes de digitaline, le premier jour; 30 centigrammes de digitale, ou XXV à XXX gouttes de digitaline, le quatrième jour [2]. Nombre de malades guérissaient; une chute thermique de quelques dixièmes faisait suite, mais non toujours. Parfois des élévations thermiques se montraient. Et puis, en temps d'épidémies graves, la mortalité était forte; l'asthénie cardiaque n'était nullement évitée du fait de la médication : 5 décès sur 19 pneumonies, soit une mortalité de 26 p. 100. Ce n'était pas encourageant.

La grippe paraît se trouver mieux de la digitale. Du jour au lendemain, une température de 40° peut tomber à 37°. Mais ces chutes thermiques s'observent tout aussi bien en dehors de toute prescription médicamenteuse, en sorte qu'il est difficile de se faire une opinion. Le remède ne nuit pas à l'évolution de la grippe et de la pneumonie. C'est la seule conclusion que de nombreuses années de pratique nous permettent d'émettre.

Convient-il de parler de la médication digitalique dans les *néphrites?* Elle est inoffensive. Le remède ne

1. CH. FIESSINGER. De l'emploi de la digitaline dans la grippe et la pneumonie (*Journal des Praticiens*, 1900, p. 153).

2. CH. FIESSINGER. *La pneumonie.* Paris, 1890. — HUCHARD, Digitale et pneumonies grippales (*Société de thérapeutique*, 1892). — GINGEOT et DEGUY. *Revue de médecine*, 1897. — M. BOURGAIN. La digitale dans les infections en général (service de M. Huchard), Thèse de Paris, 1898.

s'élimine pas par le rein ; il se détruit dans les tissus. Seulement, inoffensif ne veut pas dire efficace[1]. L'action diurétique ne s'observe que dans les œdèmes d'origine cardiaque ; lorsque le cœur fléchit, la digitaline est tout indiquée. Autrement, aucun effet favorable n'est obtenu.

« Dans les cas, disent Widal et Javal, où la déchloruration est difficile, la digitale à petites doses, ajoutée à la théobromine, en renforce l'action[2]. » Si l'on veut. Quant à nous, nous n'avons observé l'utilité de la médication digitalique que dans les cas où le cœur est touché en même temps que le rein.

IV. — SUCCÉDANÉS DE LA DIGITALE

Il y a une quinzaine d'années, dans les journaux médicaux, à la tribune de l'Académie et dans les diverses Sociétés savantes, on voyait éclore à chaque instant de nouveaux « succédanés » de la digitale. Et dès cette époque, l'un de nous disait :

« Pourquoi tant de médicaments dits cardiaques, quand nous avons la digitale, et pourquoi des « succédanés » quand il est démontré qu'elle ne peut en avoir, qu'elle n'en a réellement pas, puisque tous les autres remèdes proposés ont une action absolument différente et inférieure ? Essayez donc, au cours d'une crise hyposystolique ou asystolique, le convallaria, la spartéine, le strophantus, l'adonis vernalis, l'apocynum

---

1. H. HUCHARD. Société médicale des hôpitaux, 1892.
2. WIDAL et JAVAL. La cure de déchloruration, 1906.

cannabinum, le cereus ou cactus grandiflora, le laurier-
rose, les sels de baryum (car toutes ces drogues ont été
employées) : essayez-les, et dites-moi si vous obtenez
les mêmes résultats qu'avec la digitale. La réponse n'est
pas douteuse et une conclusion nette s'impose : *La
digitale n'a pas de succédanés*, c'est-à-dire qu'aucun
autre médicament ne peut la remplacer. »

Mais, pourquoi cette recherche incessante de ces prétendus succédanés? parce qu'on a propagé la légende
des grands « défauts » de la digitale et de la digitaline.
Celle-ci est insoluble dans l'eau; la digitale agit lentement, elle s'élimine lentement, elle s'accumule dans
l'organisme. Voilà de graves défauts, dit-on; et nous,
nous disons, nous prouvons que ce sont de grandes
qualités.

D'abord, elle n'agit pas toujours aussi lentement
qu'on l'a dit et nous répétons que si les effets diurétiques sont assez lents à se produire, l'action cardiaque
est plus rapide, puisqu'elle peut apparaître après dix
ou quinze minutes.

On doit se servir de ses prétendus défauts pour les
transformer en inappréciables qualités (lenteur d'élimination, c'est-à-dire longue continuité d'action ; accumulation du médicament, c'est-à-dire renforcement de
cette action dans l'organisme), en prescrivant la dose
d'*entretien cardiotonique* : un dixième de milligramme
de digitaline cristallisée, V gouttes, comme nous l'avons
dit plus haut.

De la sorte, en raison même et à la faveur de la
lenteur d'élimination et du pouvoir accumulateur du
remède, dont une des principales causes est son insolubilité même, nous sommes assurés de son action en

même temps que de son innocuité. Cette lenteur d'élimination, ce pouvoir accumulateur, cette insolubilité sont
trois grandes qualités, parce que de cette façon l'organisme est longtemps imprégné, en quelque sorte, de
l'action médicamenteuse, ce qui n'est pas pour les
remèdes s'éliminant trop rapidement par les urines ou
d'autres émonctoires.

Du reste, l'accumulation ne peut se produire aux
doses très faibles que nous venons de signaler, puisque
le médicament se détruit au fur et à mesure et en se
transformant dans l'économie.

Alors, si l'insolubilité de la digitaline, si sa lenteur
d'élimination, si son pouvoir d'accumulation sont des
qualités au lieu d'être des défauts, si ces qualités assurent une continuité et un renforcement d'action du
médicament, si elles en font presque un remède spécifique, il faut se défier de toutes les autres *pseudo-digi-
talines* dont on vante inconsidérément la solubilité, la
rapidité d'élimination et l'absence de faculté accumu-
latrice ; il faut répudier les préparations que l'on nous
présente comme des « succédanées » de la digitaline
cristallisée. Toutes ces drogues sont ce que l'on voudra,
excepté de la digitaline ; ce n'est même plus de la digitale, telle que nous la comprenons avec ses prétendus
défauts, qu'il faut au contraire regarder comme des
qualités précieuses et indispensables.

V. — PARALLÈLE THÉRAPEUTIQUE

Il y a certes bon nombre de médicaments cardiaques,
puisqu'ils possèdent à des degrés divers une action sur

le cœur et les vaisseaux. Mais, encore une fois, aucun remède ne peut remplacer la digitale dans son action complexe, aucun ne lui est supérieur, et pour montrer les différences qui séparent les médicaments cardiaques il suffira de reproduire leur classification[1].

1° *Cardio-toniques diurétiques* qui agissent, non seulement en tonifiant et ralentissant le cœur, mais aussi en augmentant la diurèse. Un seul médicament qui, réalisant le mieux ces conditions, possède à ce titre une action antiasystolique, est la digitale. Elle mérite une place à part, elle n'a pas de succédanés réels. La caféine excite le cœur avec une action diurétique peu prononcée, et la théobromine influence très modérément le cœur avec une action diurétique très accusée.

2° *Cardio-toniques simples* agissant sur le cœur à un moindre degré que la digitale et beaucoup moins sur la diurèse : strophantus, spartéine, convallaria maialis, adonis vernalis, digitale ou digitaline à petites doses d'entretien cardio-tonique.

3° *Cardio-toniques secondaires* tonifiant indirectement le cœur en facilitant son travail : médication diurétique, purgatifs, saignées locales ou générales, réduction des liquides, repos au lit, médications iodurées, nitrites.

4° *Excitants cardiaques* augmentant la fréquence et un peu moins la force du cœur, le plus souvent d'une façon transitoire : éther, camphre, strychnine, café et caféine, thé, opium, ou morphine à petites doses, alcool, excitations cutanées sur la région précordiale.

---

1. Huchard. *Thérapeutique appliquée*, 1896 ; *Traité des maladies du cœur*, en 3 vol., Paris, 1899-1905.

5° *Sédatifs cardiaques* diminuant la force et la fréquence des systoles ventriculaires : digitale à petites doses, aconit, veratrum viride, belladone et atropine, quinine, électricité avec courants continus, applications froides et massage vibratoire sédatif sur la région précordiale.

Voilà bien des médicaments « cardiaques », mais possédant une action très différente, puisque les uns tonifient et que les autres excitent ou calment le cœur. Mais, dans quelques cardiopathies, il ne faut pas oublier que certains troubles circulatoires ne sont pas d'origine cardiaque, et que dans des cas plus fréquents qu'on le pense, des symptômes thyroïdiens peuvent être superposés à ceux de la cardiopathie. En ce moment, l'un de nous, mettant à profit les remarquables recherches de H. de Rothschild et de Léopold Lévi sur ce sujet, étudie à la « Clinique du cœur » les rapports du thyroïdisme avec les cardiopathies et surtout avec le rétrécissement mitral dit congénital qui aurait peut-être, dans certains cas, une origine thyroïdienne (H. Huchard). Si le fait se vérifie, la médication de cette maladie avec symptômes thyroïdiens (infantilisme et nanisme, arrêt de développement, troubles vaso-moteurs, etc.), deviendra complexe et modifiée, puisque nous aurons à combattre en même temps les accidents cardiaques et thyroïdiens (ceux-ci par de petites doses de poudre thyroïdienne, 0,03 centigrammes à 0,05 centigrammes tous les deux jours).

Parmi les divers médicaments dits succédanés de la digitale, retenons le strophantus, le convallaria, la spartéine, l'adonis vernalis.

On a voulu assimiler l'action du *strophantus* à celle
de la digitale et dernièrement encore Tigersted, partisan de cette opinion, a tenté de prouver que la strophantine, comme la digitaline produit une légère
hypertension artérielle en déterminant une sorte de
contraction vasculaire et une augmentation de volume
du sang lancé à chaque systole[1]. Sans doute, cela est
possible; mais la diurèse strophantique est infidèle et
elle ne s'obtient le plus souvent qu'au prix d'une congestion rénale produite par le médicament. Le strophantus est un tonique du myocarde (J. Renaut) utilisable surtout dans les myocardites chroniques et parfois
dans le rétrécissement mitral. Mais son action anti-
asystolique est des plus douteuses, quoiqu'on ait tenté
dans ces derniers temps de préconiser l'emploi de la
strophantine à haute dose en injections intraveineuses.
Le résultat a été la mort rapide et presque subite,
comme l'un de nous l'avait annoncé dès 1888 en s'appuyant sur un fait et sur trois cas semblables de Fur-
bringer[2], et comme on en a cité des cas malheureux à
la Société médicale des hôpitaux en 1908. On aurait dû
cependant se rappeler cette phrase de Stokvis démon-
trant le danger des doses trop fortes : « Le cœur isolé
de la grenouille réagit vis-à-vis de fractions de milligramme de strophantine si minimes qu'on parvient à
peine à les déterminer en chiffres », et l'on a eu recours
à des injections intra-veineuses d'un demi et même
d'un milligramme! A ce sujet, et quoique le strophantus employé à doses modérées reste un bon médi-

1. TIGERSTED. *Scandinav. Arch. f. phys.*, 1908.
2. H. HUCHARD. *Société de médecine pratique*, 1888.

cament cardiaque, nous avons à peine besoin de dire
que les expériences et surtout les audaces thérapeutiques
doivent s'arrêter au respect de la vie humaine, et nous
répétons que « nous ne devons pas demander ce qui
fait mourir par les remèdes, mais ce qui fait vivre par
eux ». Il résulte des dernières expériences de Pedebidou sur les animaux, que dans presque tous les cas de
mort par la strophantine, on trouve le ventricule
gauche très contracté et vide de sang [1]. Restons donc
toujours prudents dans l'administration des remèdes
que nous devons le plus souvent prescrire à doses
modérées et suffisantes, pour ne pas être accusés
de commettre parfois de véritables crimes médicaux.

En tout cas, la strophantine, pas plus que le strophantus, ne peuvent être considérés comme des succédanés de la digitale. Celle-ci est à la fois cardio-
tonique et angiotonique, dit Stokvis, tandis que le
strophantus est seulement ou presque seulement cardiotonique [2].

Le *convallaria maialis* (à la dose d'un à deux grammes d'extrait aqueux) est un léger tonique du myocarde, faiblement et inconstamment diurétique. Malgré
les louanges outrées de Janowski, de Bustamente et de
G. Sée, il ne peut être assimilé à un succédané de la
digitale. — Il en est de même de la *spartéine* extraite
des fleurs de genêt, un toni-cardiaque assez infidèle,
sans aucune action diurétique.

Quant à l'*adonis vernalis* et surtout à l'*adonidine*

---

1. J. PEDEBIDOU. Sur les injections intra-veineuses de strophantine (*Société de médecine de Paris*, 26 juin 1909.

2. J. STOKVIS. Leçons de pharmacothérapie, 1905.

(celle-ci à la dose de 2 à 4 pilules de 5 milligrammes par jour), elle produirait une action cardio-tonique et diurétique d'après quelques auteurs (Biau), une action vaso-constrictive et hypertensive avec peu de diurèse d'après d'autres (Huchard, Henrijean et Honoré)[1]. Mais, rien n'autorise encore à regarder ce médicament comme un succédané de la digitale.

Nous ne faisons que mentionner le *cereus grandiflora*, l'*apocynum cannabinum*, la *coronille*, le *laurier-rose*, le *prunus virginiana* et le *prunus spinosa*, le *chlorure de baryum* dont l'action cardiaque et diurétique est infidèle ou même parfois douteuse.

VI. — QUELQUES PRÉPARATIONS DE DIGITALE

Nous avons donné les raisons pour lesquelles nous préférons presque toujours l'emploi de la digitaline cristallisée à celui des diverses préparations de digitale. Cependant, dans les feuilles de celle-ci on a isolé plusieurs principes actifs : la *digitaline*, *digitoxine*, la *digitaléine* possédant une action cardiaque et diurétique à des degrés divers ; la *digitine* presque inerte ; la *digitonine* dont l'action est contraire à celle de la digitaline puisqu'elle reproduit les effets de la saponine (paralysie des nerfs sensitifs et moteurs de l'appareil musculaire et du myocarde, abaissement de la pression sanguine, cœur en diastole). La digitaléine et la digitonine, solubles dans l'eau, peuvent encore se dédoubler

1. H. Huchard. *Société de thérapeutique et Union médicale*, 1885. — Biau. Thèse de Lyon, 1907. — Henrijean et Honoré. *Académie de médecine de Belgique*, 1909.

en deux corps : la *digitalirésine* et la *digitonéine* dont l'action se rapproche de la picrotoxine.

Il en résulterait que la digitale possédant tous ces principes actifs, devrait avoir une action thérapeutique différente, en tout cas plus complexe que la digitaline cristallisée. C'est du reste, une raison de plus pour préférer cette dernière. Cependant, plusieurs prépara-tions de feuilles de digitale ne doivent pas être complè-tement abandonnées, et voici celles qui peuvent rendre encore parfois de grands services :

1° *Macération de feuilles de digitale.*

> Feuilles de digitale privées de leurs
> nervures. ou poudre de feuilles
> fraichement préparée. 0sr,60
> Eau froide. . . . .   300 grammes.

Faire macérer pendant douze heures : filtrer et sucrer, soit avec le sirop de capillaire, soit avec tout autre sirop, à prendre dans la journée en deux ou trois fois pendant trois à quatre jours à doses décroissantes en diminuant la digitale de 0sr,10 tous les jours (dose anti-asystolique).

2° *Infusion de feuilles de digitale.*

> Feuilles concassées et énervées de
> digitale. . . . .   0sr,25 à 0sr,50
> Eau bouillante . . . .   150 grammes.

Faire infuser une demi-heure : filtrer et sucrer avec sirop de capillaire. (L'infusion est moins diurétique que la macération.)

3° *Infusion-macération.*

> Poudre de feuilles de digitale. . . .   0sr,50
> Eau bouillante . . . .   150 grammes.

Faire infuser pendant quinze à trente minutes et laisser macérer douze heures.

4° *Pilules composées.*

> Poudre de scille . . . . ⎫
> Poudre de digitale. . . . . ⎬ ââ 1 gramme.
> Poudre de scammonée. . . . . . ⎭

Pour 20 pilules : 4 à 6 pilules par jour (bonne préparation en vertu de sa triple action, cardio-tonique, purgative et diurétique).

Nous ne faisons que mentionner la *teinture alcoolique*, l'*extrait aqueux*, le *sirop* et l'*énergétène* qui est un extrait fluide fait avec la plante fraîche, la *digitaline injectable*, d'après le procédé de Rosenthal, Martignac et Lasnier et les extrait de digitale injectable.

Voici les principales équivalences d'activité thérapeutique de quelques préparations de digitale :

Un dixième de milligramme de digitaline cristallisée équivaut à 0gr,10 de poudre ; 1 gramme d'extrait aqueux, à 4 grammes de feuilles ; 1 gramme d'extrait alcoolique, à 3gr,50 de feuilles ; I goutte de teinture alcoolique, à 0gr,01 de feuilles ; 20 grammes de sirop, à XXVII gouttes de teinture alcoolique.

A propos de la digitale, nous avons dit que nous blâmions les associations médicamenteuses, qui sont souvent des mariages contre nature. Cependant, dans certains cas où la dégénérescence myocardique est très accusée, l'association, dans la même formule, de la quinine et de la digitale — deux antagonistes *réciproques,* comme dit Stokvis — produit souvent de bons effets, puisque les deux substances ont une action opposée sur le myocarde. C'est ainsi que dans un cachet on peut associer utilement la poudre de digitale (0gr,05) au sulfate de quinine (0gr,10), quatre à cinq fois par jour pendant trois jours. De même est chose courante la prescription simultanée et si efficace de la digitale et de la théobromine.

A dessein, nous n'avons pas voulu rééditer toutes les expériences — plutôt toxiques et non réellement physiologiques — sur les animaux. C'est parce que nous pensons que l'action physiologique de certains médicaments, et particulièrement de la digitale, doit être surtout étudiée sur le malade et sur le cardiaque. Nous arrivons ainsi à des conclusions autrement fermes que celle des expérimentateurs ou des théoriciens qui ont expliqué tour à tour les effets du médicament par une action sur le myocarde (Stannius), sur l'appareil nerveux et les ganglions intracardiaques, sur le pneumogastrique ou ses extrémités périphériques (Traube), à la fois sur le système nerveux central et intracardiaque et sur le muscle (Vulpian), sur le cœur droit (G. Sée), sur le cœur gauche (Openchowski), seulement sur les vaisseaux et secondairement sur le cœur (Hutchinson dès 1827, Duncalfe, Legroux, Klug), sur le muscle vasculaire (Ackermann) sur la seule prolongation diastolique (Stefani, Gallerani, etc.).

Comme on le voit, toutes les opinions sont représentées et soutenues avec la même conviction, et nous ne voyons pas ce que les cliniciens ont à gagner dans ces continuelles controverses entre physiologistes qui ne parviennent pas à s'entendre, parce qu'ils n'ont considéré qu'un organe et non pas la fonction, parce qu'enfin ils n'ont pas suffisamment vu que l'action du médicament est plutôt qualitative que quantitative. A cela, on pourrait répondre avec une certaine apparence de raison, que les cliniciens ne s'entendent pas non plus, puisque pour les uns, la digitale serait le sédatif ou plutôt « l'opium du cœur » (Bouillaud), le tonique ou « quinquina du cœur » (Beau), l'excitant, ou encore

« l'alcool du cœur » (Crocq), ou plus exactement le régulateur des fonctions circulatoires. Les cliniciens ont raison, chacun de leur côté, puisque nous avons démontré, que suivant les doses et suivant l'état du malade, la digitale peut produire des effets différents, et c'est ainsi que la clinique décide toujours en dernier ressort, avec la collaboration de la physiologie.

Nous n'avons pas voulu davantage nous étendre sur les disputes non moins interminables de nombreux chimistes qui reconnaîtraient plusieurs sortes de digitalines : la *digitoxine*, la *digitaline* de Schmiedeberg, la *digitaléine*, etc. Nous ne connaissons que deux digitalines, et il n'y en a réellement que deux : la digitaline amorphe d'Homolle et Quevenne qui a encore sa valeur, et la digitaline cristallisée telle qu'elle a été isolée par Nativelle. Pour certains auteurs étrangers qui voient trop volontiers des frontières à la science, elles n'ont qu'un seul tort : celui d'être des découvertes françaises.

Quoi qu'il en soit, il nous semble maintenant que les praticiens n'éprouveront plus aucun embarras ni aucune crainte pour administrer d'après des règles précises cet héroïque médicament, sans lequel la cardiothérapie n'existerait presque pas. Comme nous l'avons déjà dit dès 1888 : « Ses détracteurs pèchent par ignorance ou par excès de timidité, et il n'est plus permis de répéter cette exclamation ancienne de Haller : *Nobis ignota, mihi suspecta digitalis.* » On ne l'accusera plus de ces prétendus défauts qui sont, au contraire, d'admirables qualités, et avec la posologie que nous avons tracée, les praticiens pourront répondre avec certitude à toutes les indications thérapeutiques, tant est vraie cette maxime :

Sachez prescrire les remèdes, vous n'accuserez pas tant leur insuffisance ni leurs dangers.

VI

FER ET FERRUGINEUX

Il y a trente ans et plus, le fer était le remède à la mode. Une seule maladie remplissait ou à peu près le cadre des maladies chroniques de la seconde enfance et de l'âge adulte : l'anémie. Anémiques, les dyspeptiques et les délabrés de l'intestin ; anémiques les épuisés de toute sorte, les neurasthéniques, arthritiques, tuberculeux, rénaux.

Il n'y avait guère de table où le fer ne trouvât sa place : vieilles pilules de Blaud, de Blancard, de Vallet ; la jeune fille les absorbait pour les pâles couleurs, la mère pour ses douleurs d'estomac, le père pour son essoufflement. Toute ordonnance médicale comportait une médication ferrugineuse. L'anémie était la maladie universelle.

Les médicaments ont leur vogue, comme les hommes. Puis, un beau jour, l'enthousiasme cesse de déborder : ou le remède disparaît à jamais, ou il rentre dans le lit des applications définitives. Cette dernière histoire thérapeutique est celle du fer. Il est demeuré le médicament spécifique de nombre d'anémies sanguines, mais comme le diagnostic d'anémie ne s'applique plus indifféremment à vingt affections distinctes, les indications de la médication ferrugineuse se sont singulièrement rétrécies. On prescrit le remède et avec raison, sans trop connaître l'action de son mécanisme intime. La régénération de l'hémoglobine n'est plus admise, par la pénétration du fer dans sa molécule[1]. Pouchet penche vers une stimulation des organes qui produisent les oxydases. Dumont annonce une transformation dans l'intérieur des globules blancs[2]. Le fer y deviendrait du nucléinate de fer qui s'accumulerait dans le foie, la rate et la moelle osseuse. Avant d'être absorbé par les globules blancs, le médicament avait subi l'action des sucs digestifs ; transformé en chlorure dans l'estomac, il se réduit en oxyde de fer en présence des sucs alcalins du duodénum et ce sont les cellules du duodénum qui s'incorporeraient le fer par véritable phagocytose avant de le confier à la prise des globules blancs. Contrairement aux assertions de Bunge, l'absorption du fer par l'intestin s'opère en effet réellement, bien que très lente[3] (Kunckel, Gelhorn, Patein).

Ces données physiologiques comportent une conséquence thérapeutique immédiate. Puisque le fer est absorbé par les phagocytes, il convient de le prescrire sous la forme où cette intervention phagocytaire est le plus heureusement stimulée. Or, le fer insoluble provoque cette action d'une façon plus manifeste que le fer soluble[4]. En s'appuyant sur des considérations d'un

1. BOUILLAT. De l'emploi du fer et des métaux dans les anémies (Th. Paris, 1901).

2. DUMONT. Le nucléinate de fer (*Presse Médic.*, 24 mai 1902).

3. SENATOR. *Soc. médic, de Berlin*, 21 juin 1905.

4. FLEIG. *Société de Biologie*, 20 juillet 1907.

autre ordre, Bourget[1] arrive à des conclusions analogues. Pour nous, depuis longtemps, la preuve clinique est faite et les préparations insolubles — le protoxalate de fer, par exemple, — comptent entre les
meilleures.

L'action régénératrice du fer sur l'hémoglobine est
surtout produite par les médicaments insolubles.

Une seconde action du fer est la stimulation des
oxydations qu'il provoque (Fiquet) ; il en résulte une
contre-indication dans les maladies où les oxydations
sont déjà activées, la tuberculose pulmonaire, par
exemple (A. Robin).

Deux autres actions résident dans l'excitation directe
des glandes gastriques, à la suite de l'absorption stomacale du remède et aussi dans une action nettement
antiseptique exercée sur le parcours de l'intestin. L'acidité gastrique se trouve augmentée[2]. Donc, pas de
ferrugineux en cas de signes d'hyperchlorhydrie, mais
des ferrugineux en cas de chloro-anémie liée à des fermentations intestinales[3]. L'adjonction d'un laxatif à
une préparation ferrugineuse est, en pareille occurrence, d'un effet très salutaire.

Ces diverses propriétés du fer : hématopoïétique,
oxydante, excitante des fonctions gastriques, antiseptique, règlent l'usage interne et les contre-indications
du remède. Ajoutons qu'il est également utilisé pour
l'*usage externe*. Qui ne connaît l'emploi externe du
perchlorure de fer contre les hémorragies : une partie

1. Bourget et Rabow. *Précis de thérapeutique*, Paris, 1902, p. 168.

2. Calabi. De l'administration du fer par voie buccale dans les
maladies de l'estomac (*Fracastoro*, mars 1907).

3. Bourget et Rabow. *Précis de thérap.*, 1902, Paris, p. 168.

de perchlorure de fer pour deux parties d'eau? Dans les *épistaxis*, c'était jadis la médication par excellence, et nombre de médecins y recourent encore, malgré l'inconvénient des caillots adhérents qui en résultent. Un tampon de coton hydrophile imbibé de ce mélange est demeuré pour des séries de générations le traitement de choix de l'épistaxis. Et l'infection locale qui résulte de la présence des caillots est certes moins à redouter qu'on ne se plaît à dire communément. Quant à son usage interne dans les cas d'hémorragie, le perchlorure de fer agit moins à titre d'hémostatique direct que comme reconstituant globulaire.

Après l'épistaxis, la *diphtérie*. Les attouchements de fausses membranes à l'aide d'une solution glycérinée de perchlorure de fer (1 pour 2 de glycérine) ont été employés par nombre de médecins. Les *irrigations vaginales* très chaudes au perchlorure de fer (une cuillerée à café par litre d'eau) ont conservé leur crédit[1]. A titre d'hémostatique local, on emploie encore la ferripyrine, composée de perchlorure de fer et d'antipyrine. La substance est déposée en solution à 20/100 sur des tampons d'ouate hydrophile ou en poudre incorporée dans une gaze (gaze à la ferripyrine). Jusqu'aux *cors* aux pieds dont le perchlorure de fer, employé à l'état de pureté, constitue un excellent topique. Tout à fait indolore, il n'offre d'autre inconvénient dans son application quotidienne, que la souillure des linges qui se traduit par des taches indélébiles. Une maladie, la

1. A. Robin et L. Dalché. *Traitement médic. des maladies des femmes*, 1900, p. 376.

pourriture d'hôpital, disparue aujourd'hui, se trouvait
bien de l'usage externe d'un autre composé : le
tartrate ferrico-potassique. Et le même sel a été longtemps prôné dans le traitement externe du *chancre
mou.*

Laissons ces applications, pour la plupart délaissées,
et venons au côté vraiment utile : la prescription du
fer à l'intérieur. Tout de suite, abordons son emploi
dans les anémies. Seulement, toutes les anémies ne se
trouvent pas également bien de la médication. Il en est
où le remède est inutile ou nuisible; d'autres où son
efficacité est surprenante. Il appartient au médecin de
bien se pénétrer de ces différences.

I. — ACTION INUTILE OU NUISIBLE

Le fer n'agit qu'à titre très secondaire dans les
anémies *d'origine parasitaire* (bothriocéphale, anky-
lostome), où la médication anthelmintique (fougère
mâle, thymol) est la seule qui convient. Il est d'ordinaire inutile dans les *anémies d'origine rénale,* où
souvent il n'y a qu'une sorte d'anémie relative due à la
rétention de l'eau dans les tissus et dans le sang. Il
peut être très dangereux dans les *anémies d'origine
stomacale :* un ulcère latent est parfois en jeu. Nous
ne saurions trop recommander au lecteur, en cas de
douleurs stomacales, ou même de troubles digestifs
avec anémie, de toujours faire faire l'analyse des
garde-robes. Une hémorragie occulte peut être
décelée (réaction à la benzidine) qui mettra le mé-

decin sur la voie d'une ulcération méconnue. Pour éviter toute cause d'erreur, ne pas donner de viande au malade pendant les huit jours qui précèdent l'analyse.

Les anémies tuberculeuses peuvent très mal se trouver de la médication ferrugineuse. Déjà Trousseau avait écrit : « Le fer réveille la diathèse tuberculeuse et en favorise les manifestations[1]. » A. Robin lui préfère la médication arsenicale par les eaux du Mont-Dore ou de la Bourboule. Le fer ne rendra des services que dans les tuberculoses torpides, non fébriles, non compliquées d'hémoptysies, où les troubles digestifs sont très atténués. Certaines chloroses tuberculeuses sont améliorées par la médication ferrugineuse ; les tuberculoses pulmonaires habituelles en reçoivent un coup de fouet fâcheux.

Quant aux diverses sortes de leucémies, le fer n'y produit aucun effet utile. Mais, dans l'espèce, il ne s'agit pas d'une anémie vraie, c'est-à-dire d'une diminution dans le nombre ou la valeur des globules rouges, mais d'un trouble dans le chiffre et les proportions des globules blancs.

II. — ACTION UTILE

Dans les conditions où le fer est utile, on se souviendra que nombre d'aliments en renferment déjà des quantités appréciables. Le fer rentre, en effet, dans la

---

1. *Clin. médic. de l'Hôtel-Dieu*, t. III, 1873.

constitution de nombre de végétaux et le sel alimentaire
en renferme également. De 100 grammes de substance
sèche, M. Haller[1] retire :

18 milligrammes, dans les jaunes d'œuf ;

20 milligrammes, dans le sel marin blanc pur ;

20 à 25 milligrammes, dans la chicorée cuite ;

24 à 37 milligrammes, dans les choux verts ;

25 à 100 milligrammes, dans le sel marin noir ;

45 à 55 milligrammes, dans les épinards.

Ajoutons la présence du fer dans certaines eaux
bicarbonatées (Bussang, Orezza) sulfatées (Saint-Chris-
tan), crénatées, ces dernières surtout actives, accéléra-
trices des oxydations (Forges). Ces premières données
permettront d'organiser une alimentation en connaissance de cause.

Nous n'entrerons pas dans la nomenclature de toutes
les préparations ; nous nous contenterons d'indiquer
celles qui nous ont donné les meilleurs résultats : dans
les préparations insolubles, nous usons de préférence
du *protoxalate de fer* (20 à 40 centigrammes par jour),
le *carbonate de fer*, principe actif des pilules de Blaud
et de Vallet (mêmes doses). Dans les préparations
solubles : le *perchlorure de fer*, sous forme de teinture
de Bestucheff (perchlorure de fer associé à la liqueur
d'Hoffmann). Nous prescrivons :

Teinture de Bestucheff	20 grammes.
Hydrolat de cannelle	200 —
Sirop d'écorce d'oranges amères . .	40 —

1. HALLER. Le fer dans les tissus végétaux et animaux (*Acad.
des Sciences*, 21 mai 1907).

Il se forme un précipité de tannate de fer insoluble. La préparation est peut-être la plus active des préparations ferrugineuses à ceux que le goût fâcheux de la préparation n'impressionne pas trop désagréablement. L'appétit est augmenté. Les forces reviennent très vite. 2 cuillerées à potage par jour au moment des repas.

La *teinture de mars tartratisée* (XL à LXX gouttes avant les repas) est mieux acceptée ; elle réussit dans les règles trop abondantes des jeunes filles. Le sirop d'*iodure de fer* (0^{gr},10 de principe actif par cuillerée à soupe) s'emploie dans le lymphatisme et la scrofule : 2 à 4 cuillerées à soupe par jour. Aux sujets dont le tube digestif en mauvais état n'autorise pas l'usage interne du fer, nous prescrivons les injections de *cacodylate de fer* (0^{gr},05 à un enfant de quatre ans, 0^{gr},20 à un adulte). Ces injections étant un peu douloureuses, Senator[1] leur préfère l'arsenico-citrate de fer ammoniacal (1 p. 20 ; injecter 2 à 4 centimètres cubes). M. Lépine[2] propose d'étendre le titre de la solution (3 à 4 p. 100 de citrate de fer ; injecter tous les deux jours 3 à 4 centimètres cubes). Ewald préconise les suppositoires, Frank les injections intraveineuses. Fleig[3] opine pour les injections intraveineuses de fer insoluble, celles-ci provoquant mieux l'intervention phagocytaire. Toutes ces méthodes sont trop compliquées. A moins de lésions ulcéreuses de l'estomac ou de digestions trop mau-

1. SENATOR. Injections hypodermiques des sels de fer et d'arsenic (*Soc. méd. Berlin*, 21 juin 1905).

2. LÉPINE. Sur l'absorption du fer et les injections sous-cutanées des sels de fer (*Sem. médic.*, 26 mai 1897).

3. FLEIG. Les injections intra-veineuses de fer insoluble (*Soc. de Biologie*, juillet 1907).

vaises, le praticien usera toujours de la voie gastrique.

La médication ferrugineuse doit en général être continuée six semaines à deux mois, pour produire tous ses effets utiles. Énumérons maintenant les divers types d'anémie où elle est suivie avec avantage. Elles sont d'ordinaire d'ordre toxique, infectieux, hémorragique.

Prenons le type le plus fréquent : l'anémie d'*origine gastro-intestinale*, celle qui est due au passage dans le sang de substances hémolysantes venues de l'intestin (Tixier)[1] (anémie par auto-intoxication). La chlorose des jeunes filles rentre d'ordinaire dans cette catégorie. Les digestions sont difficiles, la constipation habituelle. Mais un autre élément pathogénique intervient encore. Sous l'influence probable d'un trouble ovarien, un retentissement s'opère sur les fonctions thyroïdienne, hématopoïétique, nerveuse (Hutinel). Les organes hématopoïétiques ne suffisent pas à réparer les pertes sanguines dues à l'établissement des règles ou à suffire aux charges que réclame le développement de l'organisme. Dans l'anémie d'origine gastro-intestinale, comme dans la chlorose, deux indications priment la prescription du fer : le rétablissement des fonctions gastriques par l'emploi du régime diététique et des poudres absorbantes, la régularisation des garde-robes. Des laxatifs seront prescrits. Nous les associons plus tard à l'usage des ferrugineux :

Sous-carbonate de fer.	0gr,10
Aloès pulvérisé.	0gr,025
Extrait de rhubarbe.	0gr,05

Pour une pilule ; 2 avant le repas.

1. TIXIER. Relations entre les troubles gastro-intestinaux et les anémies (*Sem. médic.*, 19 juin 1907).

Voici deux autres formules :

1° Tartrate ferrico-potassique . . . . $0^{gr},10$
Poudre de rhubarbe. . . . . $0^{gr},05$
Magnésie calcinée. . . . . $0^{gr},05$
Extrait de quinquina . . . . $0^{gr},10$

Pour 1 pilule ; 2 avant les repas (A. Robin).

2° Tartrate ferrico-potassique. . . . .
Extrait de rhubarbe. . . . . ââ 5 grammes.
Extrait de gentiane. . . . .
Extrait de noix vomique . . . . . $0^{gr},50$

Pour 100 pilules. 2 pilules aux repas (H. Huchard).

Nous avons dit précédemment que le fer devient dangereux dans les cas où l'anémie est due au saignement par la muqueuse gastrique excoriée. Avant de recourir à la médication ferrugineuse, les digestions ne devront pas seulement être régularisées, mais le diagnostic d'ulcère latent aura été écarté.

L'*anémie saturnine* guérit fort bien par la suppression de la cause toxique et l'usage des ferrugineux. Les iodures favorisent l'élimination du plomb par le rein ; ils seront associés au fer qui combat l'anémie : d'où la supériorité du *protoiodure de fer*. Le médecin songera, pour en supprimer la cause, aux *anémies oxycarbonées* (repasseuses), ou *sulfo-carbonées* (ouvriers employés à la vulcanisation du caoutchouc).

Les anémies *post-infectieuses* suivent toute la série des infections (rhumatisme articulaire aigu, bronchopneumonie, septicémies, etc.). Dans l'anémie post-rhumatismale, le médecin veillera à la médication ferrugineuse. Nous avons vu maintes fois la tuberculose pulmonaire suivre de un à trois ans l'invasion d'un rhumatisme articulaire aigu. Poncet considère ces faits comme démonstratifs de la nature tuberculeuse du rhumatisme articulaire aigu. Nous croirions plutôt que le rhumatisme primitif a ouvert la porte à la tuberculose ultérieure. Il a agi à la façon d'autres infections : la septicémie puerpérale, par exemple, que nous avons également vue annoncer l'invasion prochaine d'une tuberculose mortelle.

Une anémie infectieuse intéresse par sa ténacité : l'*anémie palustre*. Jaccoud [1] recommande l'association de l'extrait de quinquina (2 à 4 grammes par jour) au tartrate ferrico-potassique. Ce traitement sera suivi après la disparition de la fièvre, pendant un ou deux mois; puis on utilisera l'acide arsénieux. Les injections hypodermiques seront employées en cas d'intolérance stomacale.

Dans l'*anémie syphilitique*, Diday associait le fer au mercure. Le traitement spécifique par le mercure tiendra toujours la tête de la médication.

L'anémie qui suit les *hémorragies* abondantes, ne sera pas toujours combattue par le fer. Une hémoptysie, une hématémèse pourraient être réveillées par la médication ferrugineuse. On pourra administrer le fer après les hémorragies traumatiques, quand le vaisseau saignant aura par exemple été lié ou encore dans les métrorragies quand celles-ci sont dues à l'anémie du

---

1. LAVERAN. *Traité du paludisme*, 1907, 2ᵉ édit., p. 495.

sujet. Les règles trop abondantes des jeunes filles sont souvent arrêtées par l'emploi du fer :

Sous-carbonate de fer.	0gr,10
Ergot. Bonjean	0gr,05
Bromhydrate de quinine	0gr,01
Extrait de belladone.	0gr,005

Pour une pilule ; 2 avant les repas.

Le sel de fer répare les pertes sanguines, l'ergot, la quinine, la belladone agissent à titre de vaso-constricteurs.

Ou encore et plus simplement : teinture de mars tartralisée (XL gouttes avant les repas), ou notre potion à la teinture de Bestucheff, dont nous avons parlé plus haut, et qui réussit également dans l'*aménorrhée*, la *leucorrhée*, la *stérilité liées à la chlorose*. Les *fibromes utérins* peuvent donner lieu à des pertes répétées et à une anémie profonde. Le traitement ferrugineux ne sera jamais qu'un adjuvant. Quand les moyens usuels (irrigations chaudes prolongées, saisons à Salins, Salies de Béarn, repos au lit), ont échoué, le plus simple est d'appeler un chirurgien qui enlèvera le corps du délit. L'ablation des fibromes utérins, avec les techniques actuelles, est presque dépourvue de tout danger.

Toutes les formes d'anémie où nous nous sommes arrêtés jusqu'à présent appartiennent à des variétés plutôt bénignes. Mais les mêmes causes qui produisent les précédentes peuvent atteindre plus profondément les éléments morphologiques du sang et produire des *anémies pernicieuses* avec formes de régénération globulaire (hématies nucléées, myélocytes); ce sont les anémies pernicieuses plastiques. Si la lésion sanguine est plus prononcée, ces formes de régénération globulaire peuvent même faire défaut (anémies aplastiques). Dans toutes ces variétés, le traitement ferrugineux cède la place au traitement arsenical à haute dose [1] et à la moelle osseuse rouge de veau (100 grammes par jour) ou extrait glycériné de moelle osseuse (2 cuillerées à café par jour) ; cette dernière préparation ne se conserve pas. Plus commode est la poudre de moelle osseuse (deux cuillerées à dessert ou à soupe par jour). D'autres considérations atteignent les *anémies pseudo-leucémiques* surtout fréquentes dans l'enfance et où l'altération sanguine (myélocytes, hématies nucléées, leucocytose légère) se double d'une hypertrophie de la rate et du foie. Il est vraisemblable que la syphilis est fréquemment en jeu : « La question se pose de savoir si elle n'est pas dans nos climats la cause unique [2]. » Ce n'est donc pas seulement le fer, mais le mercure qui doit être prescrit. MM. Hutinel et Bigart associent les frictions mercurielles au protoxalate de fer (5 centigrammes par jour).

Dans toutes les anémies du premier âge, la règle demeure la même : s'adresser à la cause et quand la syphilis n'est pas en jeu, corriger le régime alimentaire. Le fer est ordonné en même temps : soit le protoxalate de fer : 5 à 10 centigrammes par jour, soit le cacodylate de fer ($0^{gr},05$) en injections sous-cutanées qui nous a rendu des services, dans les cas où le mauvais état du tube digestif rend difficile l'administration interne des médicaments.

---

1. HUCHARD et CH. FIESSINGER. *Le traitement des anémies* in *Clinique thérap. du prat.*, 2° partie, 1909, p. 410.

2. HUTINEL. *Les maladies des enfants*, t. II, 1909, p. 351.

VII

SÉRUMS SPÉCIFIQUES

Tous les mois — environ — un nouveau sérum anti-tuberculeux fait son entrée dans le monde. Ils dépassent de beaucoup en nombre la liste des sérums anticancéreux, la tuberculose, plus fréquemment que le cancer, étant susceptible de temps d'arrêt, voire de guérisons spontanées. On attribue au remède la marche favorable, et c'est une nouvelle panacée qui est célébrée par la crédulité des malades.

Avant d'entreprendre l'étude des sérums thérapeutiques, quelques lignes nous arrêteront aux méthodes thérapeutiques issues de la microbiologie[1]. C'est d'abord :

1° La *bactériothérapie*, qui utilise les microorganiques eux-mêmes pour leurs effets antagonistes ou empêchants. C'est la bactériothérapie du furoncle, où Mauté[2] injecte 2 centimètres cubes d'une émulsion renfermant 500 millions de microbes morts, de la blennorrhagie, (Wright) des maladies intestinales par

1. *Bactériothérapie, Vaccination, Sérothérapie*, 1909.
2. MAUTÉ. *Journal des Praticiens*, 1909, n° 22.

les bouillons des bacilles lactiques, où les succès sont plus contestables. Quelle est la valeur exacte de cette dernière méthode? L'emploi des bacilles lactiques est entrée dans la pratique courante. Il est difficile de se faire une opinion précise. Le régime de bouillons lactiques préconisé par Tissier[1] exige dans l'alimentation la suppression du lait, des œufs, de toute espèce de viande ou poisson. Ne sont permis que les légumes, les pâtisseries, les fruits cuits ou crus, le pain. Et en effet les malades guérissent de leur constipation. Mais s'il en est qui supportent ce régime, d'autres s'en trouvent très mal et tombent dans un état asthénique des plus fâcheux. Cohendy[2] autorise la viande à midi. Il prescrit 100 à 200 grammes de bouillon de culture (bacille bulgare) en deux fois : le matin à jeun et à cinq heures. Deux heures après, pour développer le ferment microbien, le malade prend une à deux cuillerées à café de sirop de malt. L'entérite muco-membraneuse guérirait très vite par cette méthode, et l'auteur cite cinq observations. Nous avouons n'avoir pas obtenu de résultats aussi remarquables. D'ailleurs l'entérite muco-membraneuse est une maladie d'origine nerveuse où l'élément suggestion joue un rôle considérable. Il est malaisé de faire la part de ce qui revient au remède lui-même et la confiance que le malade avait placée en lui. Moins aléatoires, les succès des bouillons lactiques dans le traitement des diarrhées. Ici bien souvent le malade guérit.

1. TISSIER. *Ann. Institut Pasteur.* 1905, p. 273 (*Comptes Rendus Soc. Biol.*, 1906).

2. COHENDY. *Comptes Rendus Soc. Biol,,* 1906, vol. LX, p. 872.

2° La *toxinothérapie* a surtout été utilisée dans le traitement de la tuberculose. C'est l'histoire des diverses tuberculines auxquelles L. Rénon s'est attaché. Dans les formes apyrétiques et torpides, le remède a semblé donner des résultats. Le même auteur[1] emploie la tuberculine de l'Institut Pasteur (1 centimètre cube représente 10 milligrammes de tuberculine). Il délaie cette tuberculine dans du sérum artificiel stérilisé de manière qu'un centimètre cube représente 1/500 de milligramme de tuberculine, injection de 1 centimètre à 2 centimètres cubes et demi tous les cinq, six, sept jours. Sur 30 malades, Rénon compte 19 améliorations manifestes, mais 5 malades ont été aggravés et 1 a succombé. Ces derniers chiffres commandent la prudence, puisque, ne l'oublions pas, la tuberculine n'avait été injectée qu'à des sujets apyrétiques. Mongour pense de même : « La tuberculinothérapie, dit-il[2], se trouve à un stade d'empirisme trop dangereux pour être conseillée comme méthode d'application générale. »

3° Les *vaccinations* confèrent une immunité active par l'inoculation d'une maladie bénigne à l'aide d'un virus atténué. La vaccination jennérienne et la vaccination antirabique figurent les types les plus importants qui rentrent dans ce groupe.

4° Vient enfin la *sérothérapie*. Elle assure une immu-

1. L. Rénon. Les indications de la tuberculine dans la phtisiothérapie (*Journ. des Pratic.*, 1909, n° 12). -

2. Mongour. *Journ. de méd. de Bordeaux*, n° 22, 1909.

nité passive par la formation d'anticorps qui organisent les réactions défensives. La diphtérie, le tétanos, la dysenterie, la méningite cérébro-spinale, ont vu leur fréquence et leur gravité singulièrement atténuées du fait de cette méthode. Ce sont les maladies qui retiendront surtout notre attention. La sérothérapie antyphoïdienne, antipesteuse, anticholérique, anticharbonneuse, antistreptococcique, antivenimeuse, antituberculeuse, les sérothérapies illusoires termineront le chapitre.

Un mot d'abord sur l'emploi du *sérum normal*. On utilise en général le sérum de cheval. Il est frais ou desséché et redissous aseptiquement dans un peu d'eau stérilisée. *Localement,* il a rendu des services en pansement dans les brûlures, les hémorragies (E. Weil). *A distance,* il pénètre par les voies sous-cutanées, intra-veineuse ou gastrique. La voie sous-cutanée est la plus répandue, bien que moins efficace (cent fois moins efficace que la voie intra-veineuse pour le sérum antidiphtérique). La voie gastrique expose les sérums à une perte d'activité considérable. Les *injections de sérum* ont été conseillées dans les hémoptysies des tuberculeux, les métrorragies, les hématuries, les hémoglobinuries. Dans les *ulcères saignants de l'estomac,* l'ingestion par la bouche de 10 centimètres cubes apaiserait les douleurs gastriques et augmenterait le nombre des globules [1].

Dans tous ces états, d'autres médications sont supérieures. Nous préférons pour l'ulcère de l'estomac le repos absolu de l'organe sans boissons et sans aliments et les applications locales de glace.

---

1. CARNOT. Opothérapie, 1911, p. 84 et suiv.

Seulement, il est des maladies où les *injections de sérum* défient toute rivalité d'action. Ce sont l'*hémophilie* et les *purpuras*. Des injections de 10 à 15 centimètres cubes ont réalisé des améliorations immédiates et surprenantes. Sans doute, parfois les hémophiles résistent et M. Carnot cite deux échecs. Mais quelle médication en est exempte ?

I. — AUTOSÉROTHÉRAPIES

Les malades atteints de pleurésie fibrineuse ou d'ascite ont été traités par les injections sous-cutanées de leurs liquides épanchés dont une certaine quantité avait été distraite à l'aide d'une ponction exploratrice.

Gilbert de Genève a pratiqué des injections de liquide pleural sous la peau du malade [1]. On retire par ponction exploratrice quelques centimètres cubes de liquide et on en injecte 2 à 3 centimètres cubes sur la peau. Après deux jours, on peut renouveler l'injection. La méthode réussit surtout dans les pleurésies aiguës, c'est-à-dire celles qui guérissent rapidement avec la simple révulsion thoracique. Le praticien a droit de mettre en doute sa valeur curatrice; mais comme elle est inoffensive, il y peut recourir à l'occasion.

Dans l'ascite, d'autres auteurs ont rapporté une amélioration intéressante chez un sujet cirrhotique (cirrhose du foie datant de deux ans). Injection de 3 à

1. L'autosérothérapie dans la pleurésie fibrineuse. *Journ. du Pratic.*, 1910, n° 8.

2. L'autosérothérapie de l'ascite (*Journ. du Pratic.*, 1910, n° 6.

10 centimètres cubes tous les quelques jours. Associer le régime lacto-végétarien déchloruré. L'ascite diminuerait et l'état général deviendrait meilleur. Malheureusement de nombreux insuccès atténuent l'efficacité de la méthode. Les résultats en sont très inconstants[1].

II. — SÉROTHÉRAPIE ANTIDIPHTÉRIQUE

Nul ne révoque en doute l'efficacité de la sérothérapie antidiphtérique. Elle agit à la fois à titre curatif et prophylactique. Depuis la vulgarisation de la découverte de Behring et Roux, la mortalité a baissé de plus des 5/6 (1432 décès à Paris de 1890 à 1894, 250 de 1904 à 1908). C'est au-dessus de deux ans que les décès sont encore les plus nombreux (20 p. 100)[2]. Deux grandes règles commandent la pratique de la méthode : 1° l'injection doit être précoce ; en cas de doute, ne pas attendre : injecter quand même ; 2° l'injection doit être suffisamment abondante. Les accidents sériques n'augmentant pas avec les doses injectées, il n'y a rien à craindre.

L'injection sera sous-cutanée, pratiquée au niveau des hypochondres ; on réservera l'injection intraveineuse à des formes extrêmement graves. L. Martin[3] la conseille dans l'amygdalite phlegmoneuse diphtérique ; c'est une forme rare, de diagnostic parfois

1. LE PLAY. Auto-sérothérapie des épanchements séreux (*Bulletin Médic.*, 27 juillet 1910).

2. HUTINEL. *Les Maladies des enfants*, 1909, t. I, p. 592.

3. MARTIN. *Sérothérapie antidiphtérique et médicaments microbiens*, 1909, p. 163.

malaisé. Il sera prudent de considérer comme diphtérique toute amygdalite phlegmoneuse qui sera accompagnée d'un exsudat. Le lecteur connaît les règles du
traitement dans les conditions habituelles. Comme
doses : 5 à 10 centimètres cubes aux nouveau-nés ;
10 à 20 centimètres cubes de un à trois ans; au-dessus
de trois ans, 20 centimètres cubes. Une diphtérie
sérieuse chez un adulte exige une dose de 40 centimètres cubes. Aucune contre-indication ne résulte de
l'état de grossesse. Ces doses représentent les chiffres
moyens. On les doublera, on triplera chez les sujets
infectés, convalescents d'une maladie générale ou après
un accouchement.

Dans les formes *bénignes,* une injection peut suffire.
On pourra, en plus, prescrire au malade des pastilles
de sérum antidiphtérique microbien (Martin) : 12 pastilles par jour, cette méthode ayant pour résultat de faire
disparaître plus vite le bacille diphtérique (Dopter) [1].
Si la maladie est *sérieuse,* on recommencera l'injection
tous les jours jusqu'à la chute des fausses membranes,
puis pendant une semaine tous les deux jours : 20 centimètres cubes. En cas de *croup,* l'injection amène une
sédation rapide des troubles fonctionnels. Si le sujet
est à la période asphyxique, un tubage ou une trachéotomie seront pratiqués d'urgence, et on injectera des
doses de sérum doubles. Les accidents mécaniques
seront conjurés et l'enfant guérira, à condition que
l'intoxication ne soit pas trop avancée.

1. DOPTER, *Soc. médic. hôp.,* 17 mai 1907

Existe-t-il une *broncho-pneumonie* concomitante? L. Martin conseille l'association au sérum antidiphté-rique, du sérum antistreptococcique : 20 centimètres cubes de l'un le matin et de l'autre le soir. Le praticien n'oubliera pas l'emploi simultané des bains tièdes, répétés toutes les trois heures. Ils nous ont donné d'ex-cellents résultats dans la broncho-pneumonie diphté-rique [1].

Si, dans la convalescence et après disparition des fausses membranes, l'enfant reste prostré, n'a pas d'appétit, est pris de nausées et de douleurs abdomi-nales, ne pas hésiter à injecter de hautes doses de sérum. Sinon le teint se plombe, des vomissements paraissent et c'est la mort rapide parfois subite. Hutinel [2] attribue ces accidents à une lésion conco-mitante des *surrénales*. L'*extrait de capsules surré-nales* sera prescrit (0^{gr}, 10 à 0^{gr},20), et l'*adrénaline* (solution à 1/1000, X à XV gouttes, en même temps que seront pratiquées les injections de sérum à hautes doses. En dépit de la gravité du syndrome, Hutinel est arrivé à guérir un enfant en lui injectant en trois jours 150 centimètres cubes de sérum.

Avant de venir à la complication des paralysies, un mot sur les *récidives*. Il faut trois semaines pour l'éli-mination du sérum antidiphtérique. A ce moment, une récidive peut donc survenir. Ce risque est plus théorique que pratique. En fait, les récidives sont très rares. Si

1. TH. PERNET, Lyon, 1896.
2. HUTINEL. Le rôle possible des capsules surrénales dans cer-taines infections (*J. des Pratic.*, 1909, n° 10).

elles se produisent, il faudra employer de plus hautes
doses de sérum, car son élimination est plus rapide
chez les sujets qui en avaient déjà été imprégnés antérieurement. Ajoutons qu'en pareil cas, les accidents
sériques sont également plus sérieux.

Sur les *paralysies diphtériques*, l'accord s'est établi
entre tous les médecins. Il faut des doses répétées de
sérum (Comby). Chez un malade atteint de paralysie
grave, Sicard et Barré [1] ont injecté jusqu'à 540 centimètres cubes de sérum : 20 centimètres cubes pendant
vingt-sept jours consécutifs. Le malade finit par guérir.
Sachant que les paralysies succèdent aux diphtéries
qui n'ont pas reçu des quantités suffisantes de sérum,
dès le début de la maladie, le praticien profitera de
cette notion pour renforcer sa volonté des hautes doses,
Le malade avalera, en plus, des pastilles de sérum, de
façon à diminuer le danger de contagion de sa part ;
car nous avons vu plus haut que les pastilles de sérum
tuaient le bacille diphtérique.

La *sérothérapie préventive* [2] permet au médecin d'enrayer instantanément des épidémies de diphtérie. Il
injectera 5 centimètres cubes à des nouveau-nés ; 10 centimètres, de deux à quinze ans. Cette dernière dose est,
en général, suffisante, même pour les adultes.

Dès qu'une épidémie tend à se répandre dans une
localité, le médecin pratiquera les injections préven-

---

1. SICARD et BARRÉ. *Soc. Médic. Hôpit.*, 9 déc. 1907.
2. *Acad. de méd.*, 28 avril 1902, et NETTER. *Cong. d'Hygiène,*
Bruxelles, 1903.

tives à tout l'entourage des malades — adultes et
enfants — et à tous les enfants, en général. L'immunité ne dépassant pas cinquante jours au maximum, il
faudra recommencer au bout de ce terme si l'épidémie
n'a point disparu. Netter n'attend point cette époque, il
recourt aux injections toutes les quatre semaines, dans
les milieux hospitaliers ; Hutinel conseille toutes les
trois semaines. Aux rougeoleux, on injectera 20 centimètres cubes, et la réinoculation sera pratiquée après
huit jours (Hutinel) ; Laplace[1] épargne les tuberculeux et les rénaux ; tous ces malades seraient aggravés
par l'injection préventive.

Quant aux *accidents sériques,* en dépit des manifestations ennuyeuses qu'ils réalisent, ne nous laissons pas
retenir par ces inconvénients. On connaît la nature de
ces accidents : précoces et se montrant dans les heures
qui suivent l'injection, ils consistent en fièvre, nausées,
céphalée. Tout cela ne dure pas et disparaît de la
dixième à la quinzième heure. Les accidents tardifs
apparaissent du huitième au quinzième jour et se prolongent deux à trois jours. Ce sont des exanthèmes,
urticaires, érythèmes morbiliformes, polymorphes, des
arthropathies, myalgies. L'emploi de sérums chauffés
à 57° et vieillis évite d'ordinaire les accidents ou, du
moins, ceux-ci demeurent-ils toujours bénins, comme
il arrive avec les sérums de l'Institut Pasteur qui rem-
plissent ces conditions de chauffage et d'ancienneté.

Le sérum antidiphtérique n'épuise pas son action

1. LAPLACE. *Th.* Paris, 1906.

contre la seule diphtérie. Il réussit encore dans d'autres infections. Il y a une dizaine d'années, Talamon l'a recommandé contre la *pneumonie* : une injection de 20 centimètres cubes au début, à répéter au bout d'un ou deux jours. Disons toutefois que nous avons injecté maints de nos pneumoniques sans pouvoir nous faire une opinion ferme sur la valeur curative de l'intervention. Mongour [1], plus récemment, a employé la même méthode dans les angines non diphtériques, la fièvre typhoïde, diverses septicémies, la scarlatine, un accès pulmonaire post-grippal. Il se félicite des résultats obtenus. Darier [2] recommande le sérum antidiphtérique dans les *maladies infectieuses de l'œil* : ulcères infectieux de la cornée, iritis infectieuses, zona ophtalmique, etc. Le procédé étant inoffensif, aucun empêchement ne s'oppose à son adoption. On a vanté les bienfaits de la médication dans le traitement du *noma* [3]. L'injection de 10 centimètres cubes aurait amené deux guérisons. D'autres emplois ont été proposés : Burkard [4] a guéri le *goitre exophtalmique* avec l'aide du sérum. Une remarque à ce propos. De toutes les maladies, le goitre exophtalmique est peut-être celle qui tire le bénéfice le plus marqué de toute médication neuve, n'importe laquelle, pourvu qu'elle soit formulée avec assurance.

Rénon et Tixier ont amélioré des *anémies pernicieuses* : une injection de 20 centimètres cubes, trois fois par semaine.

1. Mongour. *Soc. méd. et chirurg. de Bordeaux*, 24 mai 1907.
2. Darier. *Acad. Méd.*, 14 janv. 1908.
3. Fabrego. *Rev. de med, y cir. practic.*, 7 nov. 1908.
4. Burkard. *Journ. Am. Med. Assoc.*, 3 nov. 1906.

Si l'efficacité du sérum antidiphtérique demeure douteuse pour certaines des affections que nous venons
d'énumérer, elle est moins discutée pour une maladie
du sang, l'*hémophilie*. P.-E. Weil [1] a proposé les
injections *intra-veineuses de sérum frais (10 à 20 centimètres cubes)*; une injection suffit d'ordinaire pour
arrêter les hémorragies. Une seconde injection pourra
être pratiquée quatre ou cinq semaines après la première. Faute de sérum frais, le praticien emploiera le
sérum antidiphtérique. Broca [2] en a retiré de bons
effets et l'injection peut être administrée par voie sous-
cutanée : à dose double que pour l'injection intra-veineuse. Si une plaie saigne, le sérum arrête l'hémorragie en applications locales. Il corrige, en effet, le
trouble de la coagulation sanguine qui est produit
par une insuffisance ou une altération des ferments
du sang.

II. — SÉROTHÉRAPIE ANTITÉTANIQUE

La discussion à la *Société de Chirurgie*, où Reynier [3]
apporta 40 observations de sérothérapie impuissante
contre l'apparition du tétanos, n'a point ébranlé la confiance dans la médication. A titre préventif, elle réussit
à peu près toujours ; à titre curatif, elle paraît réussir
quelquefois.

1. P.-E. Weil. Le Traitement de l'hémophylie (*Cong. de Méd.*,
14 au 16 octobre 1907).

2. Broca. Traitement des hémorragies chez les hémophiles
J. des Pratic., 1908, n° 8).

3. Reynier. *Soc. chirurgie*, 24 juillet 1907.

Action préventive. — Vaillard [1], colligeant tous les cas d'échec non imputables à une défectuosité dans la technique, n'en recueille que onze ; et encore, pour six des blessés, l'injection n'avait été que de 10 centimètres cubes. Sur des milliers d'injections préventives, pareille proportion d'insuccès ne saurait impressionner le praticien. Il n'est point de médication, si assurée soit-elle, qui ne réserve, dans des cas exceptionnels, une déception similaire.

Pour mettre le blessé à l'abri des risques, une technique rigoureuse est nécessaire. Dans les plaies régulières, très accessibles aux soins antiseptiques, une injection de 10 centimètres cubes est suffisante. La dose montera à 20 et 30 centimètres cubes dans les plaies contuses, souillées, les blessures anfractueuses, les écrasements, les fractures compliquées. Seulement, une injection unique ne fait pas l'affaire. Le danger d'infection tétanique subsiste deux et trois mois dans certaines plaies profondes. Or, la quantité d'antitoxine introduite par le sérum ne séjourne dans l'organisme pas plus d'une semaine. Il conviendra donc de renouveler l'injection avant la fin de la première semaine et ensuite toutes les semaines : des doses de 10 à 15 centimètres cubes sont indiquées pour ces injections consécutives.

L'emploi du sérum sec saupoudré sur la plaie constitue une mesure insuffisante, l'absorption n'étant point assurée. Nous n'insistons pas sur la propreté minutieuse de la plaie et les soins antiseptiques que l'usage du sérum ne saurait remplacer.

----

1. VAILLARD. La sérothérapie antitétanique, in *Médicaments microbiens*, 1909, p. 226.

Action curative. — Ne comptons pas sur le sérum antitétanique pour guérir les formes aiguës ou viscérales. L'échec est complet. Tout au plus paraît-il agir dans les variétés à début tardif, à marche lente ou chronique. En pareille occurence, tout en associant le traitement par le chloral, on injectera par *voie sous-cutanée*, de hautes doses, 80 à 100 centimètres cubes en deux points différents. Les injections ultérieures sont réduites d'environ moitié : 30 à 40 centimètres cubes et réitérées tous les deux ou trois jours (Vaillard).

L'injection *intra-veineuse* (20 à 30 centimètres cubes) n'a de raison d'être que dans les formes graves.

L'injection *intra-rachidienne* a fourni des résultats discordants. Vaillard ne la conseille pas. Elle vient d'être prônée à nouveau (P. Vallet)[1]. La technique proposée est la suivante : faire couler de 10 à 50 centimètres cubes de liquide céphalo-rachidien ; injecter, pour commencer, de faibles doses de sérum (5 centimètres cubes) pour monter à 10, 15, 20 centimètres cubes les jours suivants. Heuis[2] a également, par la méthode des ponctions lombaires suivies d'injections intra-rachidiennes de sérum, obtenu un succès dans un exemple où les injections sous-cutanées n'avaient amené aucun résultat. Personnellement, l'expérience de la méthode nous fait défaut. Nous pencherons plutôt pour l'injection sous-cutanée à haute dose. Si elle ne réussit pas, il sera toujours temps de recourir à la voie intra-veineuse et intra-rachidienne.

1. P. VALLET. *Th.* Paris, 1909.
2. HEUIS. *Arch. de Méd. et Pharm. milit.*, n° 8, août 1908.

Quant à *l'injection intra-cérébrale*, le praticien agira sagement de ne pas l'offrir à son client. Tout d'abord la mortalité est forte (61 p. 100) et ensuite l'opération impressionne trop l'entourage. Trépanation capillaire au moyen d'un foret à curseur. Introduire par le pertuis osseux une aiguille longue de 4 centimètres qui injecte lentement le sérum. Si le malade succombe, on entend d'ici les imprécations de l'entourage. Le malheureux ne souffrait pas assez; le médecin lui a enfoncé une aiguille dans la tête. N'employons pas dans la pratique des médications impressionnantes dont l'effet n'est point assuré.

En résumé, le sérum antitétanique jouit d'une action curative, mais moins marquée que celle du sérum antidiphtérique. Les deux infections que ces sérums sont chargées de combattre diffèrent en effet par leur allure. La diphtérie évolue en surface d'une manière ostensible. On la combat dès le début. L'infection tétanique s'opère, au contraire, silencieusement dans la profondeur des plaies. Quand les symptômes éclatent, l'intoxication est déjà profonde. D'où les échecs plus fréquents de la médication sérothérapique.

Les sérothérapies qu'il nous reste à passer en revue donneront lieu à des considérations plus brèves, bien que plusieurs au moins d'entre elles fournissent des résultats tout à fait remarquables.

III. — SÉROTHÉRAPIE ANTIDYSENTÉRIQUE

Shiga[1], le premier, eut recours à l'inoculation sous-

1. SHIGA. Études sur la dysenter. épid. du Japon (*Deutsche Med. Woch.*, 1901).

cutanée de culture de bacille dysentérique pour immuniser de grands animaux (chèvre, âne, cheval). En France, Vaillard et Dopter[1] ont employé les premiers la sérothérapie sous-cutanée dans le traitement de la dysenterie bacillaire. Elle agit à titre préventif et curatif. Comme *préventif*, le remède offre un inconvénient : il n'assure la préservation que pour une période de huit à dix jours. Il faut donc recommencer au bout de ce terme si le milieu épidémique n'est pas éteint et les réinoculations seront poursuivies de dix en dix jours tant que les circonstances l'exigeront. Dix centimètres cubes seront injectés chaque fois.

L'action *curative* est des plus manifestes. La guérison peut survenir en vingt-quatre heures à la suite d'une dose de 20 centimètres cubes de sérum. Le sang et le mucus disparaissent des garde-robes. Si au bout de vingt-quatre heures, un mieux n'est pas constaté, on renouvelle l'injection, laquelle pourra être réitérée, si nécessaire.

Dans les formes graves, la dose initiale sera de 40 à 60 centimètres cubes le premier et le second jours ; le sérum sera ensuite administré à doses décroissantes jusqu'à guérison définitive. Les doses seront massives dans les formes très graves, où l'intervention est tardive : 80, 90, 100 centimètres cubes répartis en deux injections dans le courant du jour et les doses décroissantes trouveront leur emploi les jours suivants.

On injectera moitié de la dose aux enfants de cinq à quinze ans, le tiers et le quart au-dessous de cet âge. Les

1. Vaillard et Dopter. *Acad. de Méd.*, 1906 et 1907.

rechutes sont exceptionnelles et apparaissent après le dixième jour qui suit la dernière injection de sérum : une nouvelle injection suffit pour amener la guérison (Vaillard).

Quelques érythèmes sans gravité ont suivi la médication. Pour en réduire les manifestations, Netter recommande l'ingestion d'une potion au chlorure de calcium : 2 à 3 grammes le jour de l'injection et les deux jours suivants.

IV. — SÉROTHÉRAPHIE ANTIMÉNINGOCOCCIQUE

Depuis l'emploi du sérum antiméningococcique, la mortalité de la méningite cérébro-spinale s'est fortement abaissée. Dans les provinces Rhénanes, le chiffre des décès qui était de 78-80 p. 100 est tombé de 12 à 15 p. 100. En France, Netter [1] et après lui tous les médecins ont obtenu des résultats tout aussi satisfaisants. Ajoutons que la durée de la maladie est raccourcie et que la fréquence des séquelles est réduite. Seulement le sérum ne s'emploie plus par la voie sous-cutanée ; on l'injecte directement dans le canal rachidien. Le malade étant assis, le médecin pratique la ponction lombaire et laisse couler 30 à 40 centimètres cubes de liquide. Il injecte ensuite par la canule laissée en place 30 centimètres cubes de sérum méningogoccique et recommence les trois ou quatre jours suivants. Le sérum doit être tiédi à 38° ou 40°. L'injection étant poussée lentement, le

1. NETTER. *Soc. Médic. Hôpit.*, 1908, 11 déc. et *Journ. des Pratic.*, 1909, n° 11.

malade sera placé pendant plusieurs heures, le bassin plus élevé que la tête pour que le sérum puisse plus aisément diffuser jusqu'aux méninges cérébrales[1]. Wassermann et Leber[2] dans les formes moyennes demeurent au-dessous des chiffres conseillés par Netter : 20 centimètres cubes aux adultes, 10 centimètres cubes aux nouveau-nés. Comme pour les autres sérothérapies, la précocité de l'intervention, partant du diagnostic, est la condition essentielle du succès. Avant même la vérification de l'examen bactériologique, il convient de pratiquer la première injection. Eût-on commis une erreur de diagnostic, aucun risque n'est à redouter. M. Netter[3] a injecté sans le moindre inconvénient des cas de méningite tuberculeuse, de pneumonie, de fièvre typhoïde, oreillons avec accidents méningés. Dans certaines manifestations articulaires, le même auteur conseille l'injection de sérum dans le foyer articulaire. Nous ferons des réserves sur cette pratique. De même sur l'emploi, dans les cas d'agitation, d'une injection de morphine ou d'une anesthésie par le chloroforme qui précéderait la ponction. Des accidents très graves peuvent en effet survenir et le public ne serait que trop tenté de les imputer à la morphine ou au chloroforme. Il se produit des convulsions, des évacuations involontaires. Les mouvements respiratoires

---

1. DOPTER. Les acquisitions récentes sur la méningite cérébro-spinale épidémique. *Rapport à l'Association française pour l'avancement des Sciences*, Lille, 2-7 août 1909.

2. WASSERMANN et LEBER. *Les médicaments microbiens*, 1909, p. 295.

3. NETTER. Traitement de la méningite cérébro-spinale (*Associat. franç. de Pediatrie*, juillet 1910).

se ralentissent, la face devient violacée, la respiration s'arrête, la connaissance se perd. La pratique de la respiration artificielle, les chatouillements énergiques de l'arrière-gorge (réflexe nauséeux) ont pu sauver quelques malades.

Pareils accidents s'observent surtout chez les nourrissons, dans les cas bénins ou graves, et quand les injections n'étant pas pratiquées, comme il convient, plusieurs jours de suite, un intervalle de trois à quatre jours les a séparées l'un de l'autre[1]. M. Hutinel en fait des manifestations d'anaphylaxie, ce que ne pense pas M. Netter, puisqu'elles ont pu suivre la première injection de sérum. Le remède agit à la fois comme antimicrobien et comme neutralisant des ferments leucocytaires[2]. Dans certaines complications, affections oculaires, arthrites suppurées, Dopter utilise le sérum en applications locales.

Rappelons qu'il convient d'employer simultanément les bains chauds (39° à 40°). Ils seront d'une durée de 45 minutes et répétés trois fois par jour.

V. — SÉROTHÉRAPIE ANTITYPHOÏDIQUE

Les Allemands et les Anglais avaient commencé d'employer la vaccination antityphoïdique[3]. L'immunité devait être acquise au bout de huit jours et se prolon-

---

1. HUTINEL. *Assoc, franç. de Pediatrie.* juillet 1910.

2. NOEL FIESSINGER et P. MARIE. *Société de Biologie,* juillet 1909.

3. SACQUÉPÉE. Vaccination et sérothérapie antityphique *in Les médicaments microbiens,* 1909, p. 306.

gerait un an. M. Vincent[1] plus récemment a repris la
question. Il utilise un vaccin préparé avec huit races
de bacilles typhiques et paratyphiques. Quatre injections à huit jours d'intervalle. Aucune fièvre consécutive, à peine une légère douleur locale. Ce vaccin renferme les principes biologiques essentiels et actifs des
microbes et provoque la formation abondante d'anticorps définitifs, d'où une prophylaxie efficace.

A titre curatif, nous employons en France le sérum
Chantemesse qu'il est fort difficile de se procurer, puisqu'il n'est pas livré au commerce. Nombre de médecins
mettent encore en doute la valeur de ce sérum, bien
que Chantemesse, Brunon (de Rouen), Josias en aient
vanté la valeur[2]. Grâce à son emploi, Chantemesse dit
avoir réduit sa mortalité de typhoïdiques à 2 1/2
p. 100, Brunon et Josias à 3 p. 100. Le remède s'emploie aux doses de 1 à 1 1/2 centimètre cube ; il sera
renouvelé au bout de dix à douze jours, si le malade
ne va pas mieux. Les bains frais à 30°, 28°, 26° sont
concurremment institués (un bain toutes les trois heures
tant que la température du fébricitant atteint 39°). Personnellement, nous avons employé cinq fois le sérum.
Tous les malades ont guéri. Sur quatre formes graves,
nous n'avons observé aucun effet appréciable. Chez une
jeune fille de 22 ans, dont nous avons rapporté l'histoire, l'injection fut pratiquée le huitième jour (1/2

1. VINCENT. La vaccination de l'homme contre la fièvre typhoïde
(*Acad. Médecine*, 21 juin 1910).

2. CHANTEMESSE. Le sérum antityphoïdique. *J. des Pratic.*,
21 mars 1903. — BRUNON. *Académie de Médec.*, 20 février 1906. —
JOSIAS. *Académie de Médec.*, 5 mars 1906.

centimètre cube). La maladie qui s'annonçait comme sérieuse coupa court et la convalescence s'installa huit jours plus tard. Un total de dix-huit bains avait été administré[1].

6° *Sérothérapie antipesteuse*. — Nous ne connaissons heureusement pas la peste en France. Si jamais elle devait s'y répandre, nous aurions dans le sérum antipesteux un agent d'une efficacité démontrée[2]. Tout d'abord, il assure l'immunité, mais celle-ci, comme pour le sérum antidysentérique, ne dépasse pas une dizaine de jours. Comme agent curatif, le produit offre cette particularité de n'être actif qu'à doses massives et répétées, car, dès le début, plusieurs territoires lymphatiques sont envahis et l'adénopathie peut être générale, en sorte qu'il faut 200 à 300 centimètres cubes dès la première injection sous-cutanée et des doses de 100 à 150 centimètres cubes répétées toutes les douze heures. Duprat, grâce à cette méthode, a obtenu 38 guérisons sur 45 malades, soit une mortalité de 15,5 p. 100. Valassopoulo[3] estime à 90 p. 100 le chiffre des succès quand le sérum est employé les trois premiers jours. Par voie endo-veineuse, des doses moindres peuvent suffire : 40 à 60 centimètres cubes.

7° *Sérothérapie anticholérique*. — Les hommes d'âge mûr se rappellent les attaques odieuses qui atteignirent

1. Huchard et Ch. Fiessinger. *Clinique thérapeutique du Praticien*, 2e partie, 1908, p. 62.

2. Dujardin-Beaumetz. La sérothérapie antipesteuse in *Les médicaments microbiens*, 1909, p. 321.

3. Valassopoulo. *Soc. médic., hôp.*, 8 mai 1909.

en 1885 le médecin espagnol Ferran, lequel prétendait avoir trouvé la vaccination anticholérique. Aujourd'hui le déchaînement de l'orage s'est apaisé et l'on s'aperçoit que nombre des assertions émises par Ferran recevaient leur justification dans des expériences de laboratoire. Malheureusement ce sont des données toutes théoriques et le sérum anticholérique n'a point fait ses preuves dans le traitement du choléra humain ; néanmoins, étant donnée l'efficacité du sérum sur le choléra intestinal des petits lapins, Salimbeni[1] conseille les injections de 50 à 100 centimètres cubes répétées, si nécessaire, dans les vingt-quatre heures.

8° *Sérothérapie anticharbonneuse.* — Ici encore, les documents manquent. Boidin[2], dans le service de Chauffard, a en vain injecté dans un cas d'œdème malin 75 centimètres cubes de sérum fourni par l'Institut Pasteur. Les jours suivants, il injectait 40 centimètres cubes (voie sous-cutanée). Le malade a succombé le huitième jour. Plus récemment Guillain, Boidin et Gy[3] ont relaté un succès ; le sujet avait reçu en huit jours 90 centimètres cubes de sérum. Les tentatives dans ce sens méritent d'être poursuivies puisque Guillain, Boidin et Noel Fiessinger ont vu apparaître dans le sang d'un homme atteint d'infection charbonneuse une substance qui immunise l'animal[4].

---

1. SALIMBENI. La sérothérapie anticholérique, *loc. cit.*, p. 374.

2. L. BOIDIN. *Recherche expérimentale sur les poisons de la bactéridie charbonneuse*, Paris, 1906, p. 69.

3. GUILLAIN, BOIDIN et GY. *Soc. médic. hôp.*, 8 nov. 1907.

4. GUILLAIN, BOIDIN et N. FIESSINGER. *Soc. Biologie*, 17 oct. 1907.

9° *Sérothérapie antistreptococcique.* — Nous avons vu que Martin conseillait l'usage du sérum anti-streptococcique dans la broncho-pneumonie diphtérique. Nous n'y voyons pour notre part aucun inconvénient. Seulement les praticiens feront bien de ne pas trop compter sur la valeur de ce remède. M. Hutinel le recommande dans l'angine streptococcique, qui complique la diphtérie. Nous l'avons employé dans l'érysipèle, des septicémies streptococciques, sans le moindre résultat. Besredka nous confie qu'il est difficile de préciser la valeur de cet agent curatif chez l'homme [1]. Nous pensons comme lui. Meyer (de Berlin)[2] accorde une valeur à ce produit dans l'endométrite puerpérale à condition qu'il n'existe pas de foyers infectieux localisés dans les viscères ou les articulations. Il conseille même son emploi à titre préventif, dans les suites de couches. Ceux que tenterait l'expérience useront des doses de 20 centimètres cubes à titre curatif et de 10 centimètres cubes comme préventif. Mais qu'ils ne négligent pas les précautions aseptiques indispensables dans l'accouchement.

Nous avons plus de confiance dans l'action préventive des soins de propreté que dans les injections de sérum.

Quant au sérum antiscarlatineux de Moser, de plus fortes réserves encore doivent accueillir son emploi.

10° Avec la *sérothérapie antivenimeuse*, nous rentrons dans le cadre des acquisitions solides et le nom de Calmette est attaché à cette étude[3]. Le sérum antive-

---

1. BESREDKA. Sérothérapie antistreptococcique in *Médicaments microbiens*, 1906, p. 274.

2. MEYER. *Soc. médic. de Berlin*, 8 fév. 1903.

3. CALMETTE. *Les venins, les animaux venimeux et la sérothérapie antivenimeuse*, 1 vol. 1907.

nimeux jouit de propriétés à la fois préventives et curatives : une dose de 10 à 20 centimètres cubes est suffisante. Dans nos pays, où les morsures de vipères sont seules à redouter, le praticien pratiquera son injection s'il possède du sérum. Sinon les moyens usuels : lien constricteur au-dessus de l'endroit piqué (pas plus d'une demi-heure), succion de la plaie, lavage de la plaie avec une solution d'hypochlorite de chaux à 2 p. 100 ou de permanganate à 1 p. 100. Couvrir la plaie d'un pansement humide avec des compresses imbibées d'hypochlorite de chaux. Ou se contenter d'une cautérisation au thermocautère : toutes ces pratiques seront suffisantes. L'un de nous a jadis eu à donner des soins à une demi-douzaine de blessés mordus par des vipères. Jamais il n'a constaté d'accidents sérieux.

11° Un mot pour terminer sur la *sérothérapie tuberculeuse* scientifique. Sans doute le *sérum de Marmorek* a paru donner des résultats favorables dans les tuberculoses chirurgicales et médicales, à tel point que les tuberculoses médicales seraient améliorées dans la proportion de 55 p. 100 et les tuberculoses chirurgicales dans la proportion de 75 p. 100 [1]. MM. Roque et Nové-Josserand [2] confirment ces heureux effets. Ils injectent de 150 à 300 centimètres cubes répartis en injections de 30 centimètres cubes toutes les quelques semaines. On peut aussi employer la voie rectale (20 centimètres cubes environ). Le traitement dure quatre mois environ.

1. MONOD. *Académie de médec.*, 19 janvier 1909.

2. ROQUE, NOVÉ-JOSSERAND. Traitement de la tuberculose par e sérum de Marmorek. *Presse Médicale*, 9 mars 1910.

Il n'amène jamais d'aggravation et ferait disparaître les symptômes toxiques des tuberculoses virulentes et ulcéreuses. Le sérum de MM. Lannelongue, Achard, Gaillard [1] favoriserait l'évolution régressive chez des sujets dont la tendance évolutive se montrait déjà favorable (Küss). Mais cette action efficace semble due à une tuberculine plus ou moins modifiée contenue dans ces sérums (L. Rénon). Mieux vaut donc recourir directement au traitement plus précis par la tuberculine. Or nous avons vu que cette médication à l'heure actuelle n'est pas assise sur des données définitives. Attendre nous semble donc la conduite la plus sage.

12° Les *sérothérapies illusoires* sont celles qui font le plus de bruit. A défaut de valeur scientifique, un intérêt commercial est attaché à leur succès. C'est l'histoire de tous les *sérums anticancéreux*. La marche normale de la maladie, parfois retardée sans qu'aucune médication ait été employée (Reclus), l'action passagèrement favorable exercée par l'injection hypodermique de n'importe quelle substance, la confiance dans le traitement nouveau qui se répercute pour quelques jours ou pour quelques semaines sur l'aspect de la plaie devenu meilleur, autant de raisons pour faire croire à un résultat thérapeutique vraiment avantageux.

Au médecin de se méfier de ces panacées tapageuses dont la presse politique se fait un devoir de duper la crédulité publique.

Dans l'*asthme des foins*, on a employé la *pollantine*

1. LANNELONGUE, ACHARD et GAILLARD. *Académie des Sciences,* 12 oct. 1908.

extraite du pollen de certaines graminées ou le *sérum antispasmodique* de canard préparé par injection intra-péritonéale au canard d'une poudre de lycopode en suspension dans de l'eau savonneuse [1].

Emploi de ces deux sérums : en instillations dans les yeux (I goutte trois fois par jour) ou en injections intra-nasales.

Des succès ont suivi ces tentatives — mais nous connaissons des échecs nombreux. N'oublions pas que ces malades sont des neuro-arthritiques. Toute médication qui frappe fortement l'imagination est susceptible de produire par suggestion vive les effets que le sujet en attend.

1. BILLARD et MALTET. Essais de sérothérapie contre le rhume des foins et l'asthme. *Journ. de Phys. et Pathol. génér.*, 1907 mars.

VIII

COLLARGOL ET FERMENTS MÉTALLIQUES

Un corps est à l'état colloïdal lorsque, réduit à des particules très fines, il est répandu dans un excipient. Il existe un état colloïdal gazeux : les fumées. L'état colloïdal solide montre un type dans le verre rouge. L'état colloïdal liquide appartient aux corps dont nous allons signaler les propriétés thérapeutiques.

Ne confondons pas tout d'abord le collargol, argent colloïdal, et les ferments métalliques, fussent-ils à base d'argent. Les réactions chimiques et les doses thérapeutiques ne sont pas les mêmes, et A. Robin a insisté avec raison sur ces différences[1]. Le collargol se dissout dans l'eau, les ferments métalliques s'y précipitent. Le premier est employé à haute dose, les seconds n'agissent qu'à dose infinitésimale. Les solutions de ferments métalliques (obtenues en faisant passer au sein d'une faible masse d'eau pure une étincelle électrique du métal dont on veut obtenir la solubilisation), ces solutions contiennent 30 milligrammes de

---

1. A. ROBIN. *Les ferments métalliques et leur emploi en thérapeutique*, 1907.

métal par litre et agissent comme des diastases, c'est-
à-dire par action de présence. Le collargol est employé
aux doses de 1 à 5 p. 100, soit 10 à 50 p. 1000 : proportion mille fois plus forte et active par la quantité du
principe médicamenteux qui y est inclus.

Collargol et ferments métalliques, en dépit de ces
différences, se recommandent par des propriétés thérapeutiques analogues. Ce sont, avant tout, des médicaments anti-infectieux. A. Robin a fort bien étudié
le mécanisme de cette action : elle résulte, pour les
ferments métalliques, d'une destruction des leucocytes,
lesquels, laissant échapper les ferments qu'ils contiennent, exercent de ce fait une action microbicide manifeste et accroissent les combustions organiques. Une
similitude évidente rapproche la crise artificielle obtenue
par l'emploi des ferments métalliques et la crise naturelle qui annonce la convalescence de maladies infectieuses.

1° *Ferments métalliques.* — A. Robin recommande
les ferments métalliques par voie intra-veineuse
(5 centimètres cubes), ou intra-musculaire (10 centimètres cubes). Le métal qui entre dans la composition
semble indifférent. Seule la coloration du liquide diffère,
violette (or), brune (argent), noire (palladium et pla-
tine). En raison de l'analogie avec le collargol, nous
prescrivons le plus souvent les ferments métalliques
(argent). La maladie où le remède semble produire les
meilleurs résultats est *la pneumonie;* une injection
intra-musculaire de 10 centimètres cubes à partir du
cinquième jour, à répéter tous les deux jours suivants
(5 à 10 centimètres cubes), si la défervescence ne se

produit pas. Une chute thermique fréquente, précédée d'une légère élévation, suit l'emploi du remède et la crise naturelle est précipitée. Toutefois, le praticien aurait tort de conclure à l'infaillibilité de la médication. Chez une de nos pneumoniques, âgée de trente-huit ans et fortement intoxiquée, une injection intra-musculaire de 10 centimètres cubes produisit une chute thermique immédiate (39° à 37°5) ; c'était le cinquième jour. Mais le pouls resta fréquent et la malade succomba le lendemain.

Nonobstant cet insuccès partiel, les observations de A. Robin semblent convaincantes ; personnellement, notre expérience n'est pas suffisamment éclairée. Mais les pneumonies sérieuses, nous n'hésiterons pas à leur injecter une solution de ferments métalliques, le cinquième jour, aussitôt que les circonstances s'y prêteront.

D'autant que le remède semble posséder parfois une action plus efficace que le collargol; chez une malade atteinte d'une paratyphoïde, une injection de ferments métalliques (10 centimètres cubes) a ramené plusieurs fois la température à la normale (de 39° le soir à 37°5 le matin), alors que le collargol demeurait impuissant.

A. Robin recommande les ferments métalliques également dans les *méningites aiguës* (pneumococciques), (injection intra-veineuse quotidienne 5 centimètres cubes), les *rhumatismes infectieux*, le *rhumatisme articulaire aigu*, où le remède est associé au salicylate de soude à doses modérées (4 grammes), les *endopéricardites rhumatismales*, la *septicémie puer-*

pérale. Le collargol, pour ces dernières maladies, est mieux entré dans la pratique courante. De plus, c'est lui qui à peu près exclusivement, est employé en chirurgie urinaire. Dans les *hémorragies dyscrasiques*, les ferments métalliques agissent à la façon du sérum frais. A. Robin, après quatre injections, arrêta les hématuries avec purpura chez une femme de soixante-quatorze ans.

2° *Collargol*. — Pour Bardet, le collargol serait un état particulier du métal argent où la molécule organique serait combinée à un autre corps, sous forme de molécule acide et liée à une base qui, pour Hanriot, serait de l'ammoniaque. Le remède est préparé par la méthode chimique ou électrique. Credé (de Dresde) introduisit le collargol en thérapeutique, et Netter[1] fut son initiateur en France. On se souvient de l'enthousiasme général qui accueillit la médication. Aujourd'hui l'élan est refroidi, mais le remède conserve sa place, et une place, ce semble, provisoirement définitive dans le traitement de certaines maladies infectieuses. Il s'agit, dans l'espèce, d'un agent médicamenteux qui favorise les processus de défense et provoque une polynucléose abondante[2]. Jusqu'au jour où chaque maladie recevra son sérum spécifique, le collargol conservera une place d'honneur. Dans la méningite cérébro-spinale, il a été détrôné par le sérum antiméningococcique. Pour les états septicémiques, il semble bien que la spécificité soit près d'être atteinte.

1. NETTER. *Soc. médic. des hôpit.*, déc. 1902 et 16 janv. 1903.
2. SCHREIBER. *Soc. Obstétrique*. Paris, 21 mai 1908.

Le collargol, ou argent colloïdal, s'emploie sous forme de pommade, d'injection intra-veineuse, d'injection intra-musculaire, d'injection intra-rachidienne, intra-pleurale, intra-vésicale, vaginale, utérine, uréthrale, intra-rénale et par voie stomacale.

La *pommade* se formule :

Collargol	15 grammes.
Axonge	90 —
Cire.	10 —

Ou :

Collargol	15 grammes.
Axonge	100 —

Frictionner de préférence les régions à peau fine (pli du coude, aisselle, jarret, aine). Savonner préalablement la région, brosser, laver à l'éther ; la friction avec la pommade sera prolongée quinze à vingt minutes : on laisse la pommade en place et l'on recouvre d'ouate et de taffetas gommé. Le pansement est maintenu de six à douze heures. On lave et l'on recommence (2 à 3 frictions de 3 grammes par jour). Une saveur métallique ressentie par le malade indique que le médicament a été absorbé.

Les injections *intra-veineuses* se pratiquent avec une seringue de 20 centimètres cubes, au pli du coude. Savonnage, brossage de la région, lavage à l'alcool et à l'éther. Ébullition de la seringue et de l'aiguille. Une ligature élastique est disposée autour du bras, de manière à faire saillir la veine. Introduite de biais, l'aiguille laisse d'abord couler un peu de sang : manière de prouver qu'elle a bien pénétré dans l'intérieur du vaisseau. On ajuste la seringue et l'injection est poussée lentement. La solution de collargol est de 1 p. 100, mais on peut la charger davantage : 2,50 p. 100. Injections quotidiennes de 5 à 15 centimètres cubes. Un frisson peut suivre, associé à une recrudescence fébrile passagère ; le malade a des contractions musculaires, des tremblements, mais ces accidents ne durent pas et annoncent l'amélioration qui en sera la suite [1].

Pour les injections *intra-musculaires,* on use d'un collargol moins irritant, isotonique, et à grains plus petits (électrargol). Les injections d'électrargol (5 à 10 centimètres cubes) sont répétées tous les jours ou tous les quelques jours, deux fois dans le même jour et davantage dans les cas graves (P. Delbet). Des doses de 40 à 50 centimètres cubes ont été injectées quelques jours de suite ; aucune toxicité n'est à craindre. Quand les injections quotidiennes sont multiples, on peut en faire une par voie endo-veineuse, les autres restant intra-musculaires.

Quant aux injections *intra-rachidiennes* d'abord réservées au traitement des méningites, le sérum anti-méningococcique vaut infiniment mieux dans la méningite cérébro-spinale épidémique. Néanmoins, des succès ont été relatés dans les méningites d'autre ordre, voire les *méningites ou myélites chroniques.* Mosny[2] et Pinard, ont vu guérir, grâce à son emploi, un malade atteint de *paraplégie spasmodique syphilitique.* En

1. A. Guérin. *J. des Pratic.,* 1908, p. 604.
2. Mosny et Pinard. *Soc. méd. hôpit,,* 16 juin 1908.

général, dans les cas d'infection cérébrale, médullaire et méningée, l'injection intra-rachidienne est plus active que l'injection intra-veineuse ; l'argent colloïdal injecté dans le sang ne passe, en effet, pas dans les espaces méningés et sous-méningés [1].

Le *mercure colloïdal électrique* en injections intra-rachidiennes a amélioré des *méningites syphilitiques* rebelles au traitement mercuriel [2], des *tabes*, avec phénomènes moteurs et sphinctériens très marqués [3]. La dose injectée est de 1 à 2 centimètres cubes, à peu près tous les mois, après soustraction de 15 centimètres cubes de liquide céphalo-rachidien.

Ajoutons que dans les formes chroniques, les rayons X ont calmé les douleurs et amené des améliorations manifestes (*tabes, sclérose en plaque, syringomyélie*).

Les injections *intra-pleurales* rendront service dans les cas de suppuration pleurale. Au lieu de liqueur de Van Swieten (1 à 2 centimètres cubes) ou de naphtol camphré (1 à 2 centimètres cubes), le médecin pourra user de la solution de collargol à 1 p. 100 ; 20 à 30 centimètres cubes peuvent être injectés chaque jour. Triboulet, Francoz et Silbert ont publié un cas de guérison par cette méthode chez un malade atteint à

1. Paul Laurens. *Bulletin Soc. médic. des hôpit.*, 21 nov. 1907.

2. Oettinger et Hamel. A propos de deux cas de méningite syphilitique grave. *Gaz. Hôpit.*, 24 avril 1909.

3. Carrieu. Les injections intra-rachidiennes d'électro-mercurol dans le tabes et les méningo-myélites chroniques. *Congr. de Buda-Pesth*, 1909.

là fois de pleurésie purulente et de septico-pyohémie grave à la suite de la fièvre typhoïde [1].

Les lavages *intra-vésicaux* ont été recommandés par Jeanbrau [2]. Un lavage de 10 centimètres cubes d'une solution à 1 p. 100, puis à 2 ou 3 p. 100, produit les mêmes résultats que les lavages au nitrate d'argent et est moins douloureux. Pasteau [3] préfère le remède en instillation qu'on laisse ensuite séjourner dans la vessie. Dans les *suppurations rénales*, Pasteau fait le lavage du rein par la sonde introduite dans l'uretère. Après avoir lavé le bassinet au moyen de la sonde urétérale, on injectera une solution à 1, 2, 4 p. 100 qu'on laissera dans le bassinet et on aura soin, en retirant la sonde urétérale, d'instiller de la solution tout le long du trajet de l'uretère. Une de nos malades atteinte de pyélo-néphrite a vu sa fièvre, qui durait depuis trois semaines, disparaître en quatre jours par ce procédé. Dans *l'infection générale urinaire*, le collargol occupe un rôle de second plan. Il ne doit pas empêcher de faire un traitement chirurgical actif (Pasteau).

Les injections *vaginales* sont peu pratiques, le remède étant coûteux, la quantité à employer serait trop considérable. Mais on peut l'utiliser en instillations dans la *blennorragie* à 1/50 (Tansard, Breton,

---

1. Triboulet, Francoz et Silbert. *Soc. médic., des hôp.*, 26 juin 1907.

2. Jeanbrau. *Association franç. d'Urologie*, 10 au 12 oct. 1907.

3. Pasteau. De l'emploi du collargol dans les infections chirurgicales, *Paris chirurgical*, avril 1909, p. 301.

de Dijon)[1] ou encore en pommade ou en pansements intra-utérins dans les cas de *septicémie puerpérale,* après désinfection du vagin et écouvillonnage de l'utérus.

A l'intérieur et par la *voie stomacale,* on prescrit 10 à 20 centigrammes de collargol par jour : soit en pilules de 5 centigrammes, soit en potion. Nous ordonnons l'une de ces deux préparations :

1° Collargol. 0ᵍʳ,20
    Eau distillée . . . . 180 grammes.
Une cuillerée à soupe toutes les trois heures.

2° Collargol. 0ᵍʳ,50
    Eau distillée . . . . 80 grammes.
    Elixir de Garus 20   —

2 à 4 cuillerées à dessert dans les 24 heures. Chaque cuillerée à dessert renferme 5 centigrammes du principe actif (Netter).

On peut aussi utiliser le remède en lavements. Lœbe recommande deux lavements de 50 centigrammes par jour [2].

Nous ne reviendrons plus sur l'activité du collargol en lavages ; mais les autres emplois trouvent jour dans nombre de maladies dont il nous reste à parler.

Nous diviserons ces maladies en deux groupes : 1° celles où le remède produit une action curative manifeste ; 2° celle où l'action curative demeure douteuse.

---

1. TANSARD. Le traitement de l'urétrite chronique par le collargol, *J. des Pratic.*, 1905, n° 20. — A. BRETON. Le collargol dans la pratique clinique, *J. des Pratic.*, 1905, p. 482.

2. LOEBE. *Thérapie de Gegenwart,* 1904.

I. — MALADIES OU L'ACTION CURATIVE EST MANIFESTE

Ce sont : 1° les suppurations et les états septicémiques ; 2° certaines affections gastro-intestinales.

Les états septicémiques comprennent surtout les accidents suppuratifs, les septicémies puerpérales, les endocardites infectieuses, les septicémies qui compliquent la diphtérie.

1° Contre les *phlegmons* ou inflammations locales, les frictions à la pommade ont maintes fois guéri les malades ainsi que les injections intra-veineuses. Ribadeau-Dumas et Bailleul nous ont montré les résultats favorables dans leur pratique et Paul Delbet a publié une récente revue générale où la question est étudiée dans tous ses détails : *arthrites suppurées, abcès du sein, ostéomyélites, septicémies post-opératoires, otites*, ont été traités par le collargol [1]. Non pas que l'emploi du remède contre-indique l'intervention chirurgicale ; mais il permet à cette dernière de produire des effets plus assurés. Parfois, de hautes doses sont nécessaires. Les doses de 10 centigrammes de collargol, de 5 centimètres cubes d'électrargol peuvent être renouvelées au bout de quelques heures (deux heures) si un mieux n'est pas constaté et des résurrections se sont produites. L'injection intra-veineuse, dans les formes graves, est la méthode de choix.

---

1. Ribadeau-Dumas et Bailleul. *J. des Pratic.*, 1905, p. 231. — Paul Delbet. Contrib. à l'étude du traitement des septicémies chirurgicales par l'argent colloïdal (*Paris chirurgical*, avril 1909).

Dans les *syphilides malignes*, où les streptocoques s'associent au tréponème, Brocq s'est bien trouvé de l'emploi de pommades au collargol [1].

Dans les *ganglions tuberculeux*, Breton. après asepsie rigoureuse, pratique l'aspiration du pus et injecte une solution aqueuse de collargol (1 à 20 grammes) jusqu'au moment où se fait sentir la tension de la poche. Au bout de quelques instants, on retire une partie du liquide ou on obture la place avec du collodion. Recommencer tous les quatre à cinq jours. Même technique dans l'*orchite tuberculeuse* (Hamonic), les *bubons suppurés*. Évacuation du pus et injection de quelques centimètres cubes d'électrargol. Ce sont les *septicémies puerpérales* où les succès se sont imposés les plus brillants. Nombre de praticiens y ont eu recours (A. Breton, Rouet, Herimoglu). Bonnaire et Janin préconisent les injections intra-veineuses de 10 à 15 centimètres cubes (solution à 1/100) répétées tous les jours ou tous les quelques jours, suivant la gravité des cas [3]. Entre temps, des injections intra-musculaires. Lorsqu'un certain intervalle sépare les injections intra-veineuses des injections intra-musculaires, des frictions à la pommade pourront être pratiquées entre elles. En général, un frisson fait suite qui précède la chute thermique

1. Brocq. Le collargol dans les syphilides malignes. (*J. des Pratic.*, 1909, p. 376).

2. A. Breton. *J. des Pratic.*, 1905, p. 482.

3. Rouet. Traitement simple et méthodique de l'infection puerpérale (*J. des Pratic.*, 1906, p. 581). — Herimoglu. *J. des Pratic.*, 1907, p. 552. — Bonnaire et Jeannin. De l'emploi du collargol dans les infections puerpérales. *Obstétrique*, 1908, avril, n° 2.

(76 p. 100 de guérisons). Le pronostic est mauvais lorsque la température remonte après un abaissement temporaire. Le traitement local par les injections intra-utérines, voire le curage digital suivi d'écouvillonnage, sera institué en même temps. Les statistiques sont remarquables : sur 43 cas de septicémie puerpérale traités par les métaux colloïdaux électriques, on ne relève que trois cas de mort [1].

Le collargol ne réussit pas à guérir toutes les *endo-cardites infectieuses*. Il faut que la thérapeutique soit précoce, sinon des échecs atteindront la tentative. Mais Netter a relaté plusieurs succès, Chauffard également, d'autres après eux. Une injection intra-veineuse de 6 à 10 centimètres cubes de la solution à 1 p. 100 est pratiquée quotidiennement jusqu'à amélioration. Dès qu'un mieux net se dessinera, le médecin pourra se contenter d'injections intra-musculaires (5 à 10 centimètres cubes d'électrargol) ou de frictions avec de la pommade. De toutes les médications dirigées contre l'endocardite infectieuse, aucune ne peut rivaliser avec le collargol. En raison de la gravité de la maladie, c'est toujours l'injection intra-veineuse qui ouvrira le feu thérapeutique.

Dans les diphtéries toxiques graves et états septicémiques qui compliquent la *diphtérie,* Netter a obtenu des succès, soit par les frictions avec la pommade, soit par les injections intra-veineuses : 5 à 10 centimètres cubes de la solution à 1 p. 100 ou 1 à 5 centimètres

1. P. THEUVENY. De l'emploi de l'argent colloïdal dans l'infection puerpérale. *Bulletin thérap.*, 1909, p. 593.

cubes d'une solution à 2 p. 100 [1], associées à l'emploi de hautes doses de sérum antidiphtérique. Il est toujours difficile en pareil cas de faire la part de succès qui revient au sérum lui-même et au collargol. Lorsqu'une infection secondaire est surajoutée, M. Hutinel [2] préfère le sérum anti-streptococcique. Ce sérum peut faire disparaître rapidement l'angine streptococcique qui a fait suite à l'angine diphérique.

Même conduite dans la *méningite cérébro-spinale.* Dans les formes à température élevée, on peut associer aux injections intra-rachidiennes de sérum le collargol en injections intra-veineuses ou en frictions [3].

Dans les infections gastro-intestinales, ce sont surtout les *paratyphoïdes* qui bénéficient du traitement par le collargol. On sait que ces maladies font, d'ordinaire, suite à des intoxications alimentaires. Produites par le bacille de Gaertner, elles simulent tantôt le tableau de l'embarras gastrique fébrile, tantôt d'états typhoïdes graves. MM. Netter et Ribadeau-Dumas [4] décrivent en plus une forme intermittente et rémittente. Le collargol par voie digestive uni, dans les formes graves, à l'emploi des bains, constitue la méthode de choix. Lorsque nulle épidémie typhoïde ou grippale n'est signalée, le praticien pourra songer à une paraty-

1. NETTER. *In* TH. BAUCOIN. *La diphtérie à l'hôpital Trousseau,* 1909.

2. HUTINEL. *Les maladies des Enfants,* t. I, p. 564. 1909.

3. NETTER. Le traitement de la méningite cérébro-spinale. *Assoc. franç. de Pédiatrie,* juillet 1910.

4. NETTER et RIBADEAU-DUMAS. Etude clinique des infections paratyphoïdes (*Bulletin Soc. méd. hôp.,* 1er et 15 déc. 1906).

phoïde et prescrire du collargol. S'il le peut, il fera pratiquer le séro-diagnostic au laboratoire de la ville prochaine (X gouttes de sang dans un dé à coudre. Boucher avec un bouchon de liège). Il vaut mieux prononcer le nom de paratyphoïde et s'en tenir à ce diagnostic que de pencher à l'aventure vers une autre maladie infectieuse autrement grave et dont le diagnostic au début expose à bien des méprises : nous voulons dire la granulie.

A côté des paratyphoïdes, l'*entérite tuberculeuse*. M. Netter se félicite de l'emploi du collargol ($0^{gr},10$ à $0^{gr},20$). Ce sont à peu près les doses de bleu de méthylène qui ont fait leurs preuves dans la même maladie (L. Rénon). Certaines *pelvi-péritonites puerpérales* ou *salpingo-ovarites suppurées* se sont bien trouvées des injections intra-musculaires d'électrargol.

II. — MALADIES OU L'ACTION CURATIVE EST DOUTEUSE

Le collargol a été utilisé dans la plupart des maladies infectieuses. Il ne donne point de résultats assurés dans la *grippe*, les *angines*, l'*érysipèle*, le *rhumatisme articulaire aigu*, la *fièvre typhoïde*, la *tuberculose aiguë*, les *broncho-pneumonies* (Hutinel, Variot) la *fièvre de Malte*. On l'a employé dans les *phlébites*, en application de pommade sur le membre sain ; personnellement, nous n'avons observé aucun avantage de cette méthode. Et les applications sur le membre malade, ou sont inefficaces par manque de brossage et de savonnage de la région, où elles sont dangereuses si ces pratiques sont utilisées de par la mobilisation du caillot. M. Netter recommande le collargol par voie stomacale dans l'*épilepsie* ; il permettrait au bromure d'agir à doses plus faibles. A l'occasion, l'essai peut être tenté. De même l'électrargol en injections intra-musculaires dans le *tétanos*, dont se félicite M. Joly[1].

Dans les inflammations de l'œil (*conjonctivite avec hypopion, iritis*), les résultats sont parfois encourageants : frictions avec 3 grammes de la pommade (Trousseau)[2]. L'injection locale d'électrargol guérirait certaines *dacryocystites* rebelles[3], ferait tarir l'écoulement purulent de certaines *mastoïdites aiguës*. M. Robin cite un cas de guérison de *sinusite* post-grippale arrêtée par des injections de ferments métalliques.

Le remède a été employé dans le *rhumatisme articulaire aigu*. Commençons toujours par le salicylate de soude. Si ce dernier échoue, on pourra songer au collargol : injection intra-veineuse à 2 p. 100, 4 à 8 centimètres cubes, plusieurs jours de suite[4]. Sous l'effet de la médication, la fièvre tombe, la douleur cède. La médication sera surtout utilisée dans les rhumatismes subaigus à longue évolution, où le salycilate n'amène aucune amélioration. Dans le *rhumatisme tuberculeux*, de Cisternes[5] a vanté l'efficacité des pommades, mais nombreux se sont montrés les insuccès.

1. Joly. *Journ. des Pratic.*, 1908, p. 760.
2. Trousseau. *Journ. des Pratic.*, 1902, p. 196.
3. Bousquet et Roger. Les métaux colloïdaux électriques en thérapeutique, 1910, p. 17.
4. Riobald Georg. *Munch. med. Woch.*, 7 avril 1906.
5. De Cisternes. *Journ. des Prat.*, 1904, n° 34.

IX

MÉDICATIONS OPOTHÉRAPIQUES

Il est assez curieux que la médication orchitique, qui a inauguré l'organothérapie moderne, soit aujourd'hui l'une des plus délaissées. Les médecins ne la prescrivent plus guère. Leur confiance demeure assez incertaine vis-à-vis de la médication, comme, du reste, envers nombre de produits similaires.

Sans doute, ils admettent la valeur de la médication thyroïdienne. Pour un grand nombre d'autres remèdes organiques, de l'hésitation se fait jour. Si de l'exagération entre dans leur septicisme, cette dernière attitude ne laisse pas d'être justifiée en partie. Les praticiens connaissent la vivacité des réactions organiques. Un choc sur le système nerveux, une fatigue, une émotion, et voilà toute la machine désemparée. Sur quels rouages doit porter la répercussion de ces atteintes, sinon sur les plus délicats ; je veux dire tout le domaine viscéral du symphatique. De là des troubles digestifs, des hyper-sécrétions glandulaires (thyroïde), des signes de basedowisme plus ou moins évidents.

D'autre part, l'altération fonctionnelle et primordiale d'un organe tel que le foie chargé de la nutrition géné-

rale ne retentit-elle pas à son tour sur l'équilibre des
sécrétions glandulaires internes? En traitant celle-ci,
directement, le praticien ne fait-il pas fausse route? Ne
s'adresse-t-il pas à un effet au lieu de viser à la cause?

Ce qui est vrai pour le foie le reste pour d'autres
organes. On nous parle de l'opothérapie rénale. Mais
rien n'est plus chimérique que de s'adresser à un rein
qui fonctionne mal, par suite d'une lésion cardiaque
concomitante. Ce qu'il faut faire, ce n'est point exciter
directement la sécrétion rénale, c'est en favoriser le
retour par la vigueur rendue aux systoles insuffisantes.

S'attaquer à la cause dans la mesure du possible, tel
est le premier devoir du thérapeute. Le régime diététique, le repos, l'hydrothérapie, les massages; voilà de
ces tranchées ouvertes, souvent heureuses. La maladie
se rendra dès les premières sommations. Les assaillants
n'auront point besoin du renfort des produits opothérapiques.

1° Telle apparaît, ce semble, l'histoire de l'organothérapie digestive. En général, elle est inutile, et cela est
surtout vrai de *l'opothérapie intestinale*. Elle n'a
pas fait ses preuves, nous dit Le Play[1]. Les poisons
de l'intestin ont beau être doués de propriétés nuisibles,
rien n'assure que la *sécrétine* (extraite de la macération
de la muqueuse duodénale et jéjunale, ou *l'entéroki-
nase* ($0^{gr},15$ à $0^{gr},25$ à des enfants $0^{gr},50$ à 1 gramme à
des adultes), possèdent ces propriétés que les promoteurs
leur attribuent, de favoriser la sécrétion pancréatique,
renforcer la sécrétion biliaire, exciter la contractilité

1. LE PLAY (Th. Doctorat ès sciences, 1906).

de l'intestin. Après avoir employé ces deux produits, nous y avons renoncé. Sans doute on pourra encore y avoir recours dans l'*entérocolite muco-membraneuse*[1]. Parfois le résultat est immédiat et la constipation se dissipe avec la douleur. Rien de plus exact. Mais de tels malades sont avant tout des nerveux. Toute médication qui frappe l'imagination et c'est le cas de l'opothérapie est susceptible d'amener des améliorations immédiates.

Nous continuerons, avec plus de foi de prescrire les sucs gastriques naturels : *gastérine* (suc gastrique de chien), *dyspeptine* (suc gastrique de porc) : une cuillerée à soupe aux adultes, à café aux enfants avant les repas, dans un peu d'eau. Dans les cas d'*anorexie,* de *langueur digestive*, non accompagnée de douleurs ou de sensations de brûlures, la médication rend des services fréquents. Quant à la pepsine elle-même, nous l'avons bannie depuis longtemps de notre thérapeutique comme inconstante dans ses effets et avantageusement remplacée par les sucs gastriques naturels.

Restent l'opothérapie pancréatique, hépatique et biliaire.

Rien à dire de l'*opothérapie pancréatique.* Conseillée dans le diabète, ou elle demeure à l'état de médication théorique, ou une aggravation survient[2]. La *pancréatine*, si souvent prescrite, ne nous a jamais paru figurer en meilleure posture.

---

1. PAUL CARNOT. Opothérapie, Paris, J.-B. BAILLIÈRE, 1911, p. 175.

2. *Ibid.*, p. 197.

L'*opothérapie hépatique* a recruté des défenseurs plus convaincus. C'est d'abord le *diabète*. La médication a plus d'une fois fait tomber le sucre de 20 grammes a 0 gramme; ces succès se produisent disent MM. Gilbert et Carnot, dans les diabètes avec hypohépaties, c'est-à-dire avec insuffisance hépatique légère. Comment les reconnaître[1]? Prescrivons le remède, (quelques cuillerées à café d'extrait hépatique). Si le sucre baisse, c'est qu'il s'agissait d'un diabète par hypohépatie.

Nous croyons que cette médication ne constituera jamais qu'un traitement d'exception. L'*antipyrine*, les *arsenicaux*, les *alcalins* restent d'efficacité moins douteuse.

Dans l'*insuffisance hépatique*, les *ictères graves*, il y a moins d'hésitation ; Chauffard y a recours. Hirtz a cité plusieurs exemples de guérison dans les *cirrhoses avec ascite*,[2] et d'autres médecins ont vanté également les bienfaits de la médication. Le médicament s'ordonne sous forme de *foie de porc frais pulpé* dans du bouillon, du liquide tiède : 100 à 140 grammes de foie par jour ou même de *poudre d'extrait de foie :* une cuillerée à café deux à six fois par jour, dans un peu d'eau. Chez une demi-douzaine de malades, atteints de cirrhose, nous avons ordonné cette médication sans le moindre succès. Peut-être la lésion était-elle trop avancée. Parisot[3] estime en effet que la médication n'a chance

1. CARNOT. *Ibid.*, p. 243.

2. E. HIRTZ. Opothérapie hépathique (*Soc. Thér.*, 9 mars 1904, 22 juin 1904). — Schoull. *Bullet. Soc. Thérap.*, 11 nov. 1908.

3. PARISOT. *Pression artérielle et glande à sécrétion interne*, 1908, p. 126.

de réussite que tout au début, à la phase précirrhotique, quand le tissu scléreux est encore peu abondant.

Moins nets encore les résultats obtenus par l'*opothérapie biliaire*. Elle a été recommandée chez les nourrissons et les adultes. Les nourrissons pâles, atrophiques, aux chairs molles, atteints de régurgitations laiteuses et de constipation, s'en trouveraient bien. Barbier et Cruet[1] qui vantent la médication, prescrivent, matin et soir, un paquet de $0^{gr},05$ de *poudre de bile desséchée* diluée dans un biberon[2]. Poursuivie pendant des mois, la médication combattrait la fétidité des garderobes et la constipation prendrait fin. Un simple régime diététique nous semble assurer des résultats tout aussi avantageux.

Chez l'adulte, la bile a été prescrite comme moyen préventif des *coliques hépatiques* et agent curatif pendant la crise. On emploie l'*extrait frais de fiel de bœuf* en pilules de 20 centigrammes à la dose de 4 à 6 par jour. La médication est-elle vraiment active? Elle s'appuie sur des expériences physiologiques et la tradition ancienne. En général, l'huile d'olives (100 grammes le matin), les applications locales de salicylate de méthyle (2 cuillerées à café) ou d'une vessie de glace, les calmants réussissent mieux en cours de crise, et les laxatifs, l'association de salicylate et de benzoate de soude ($0^{gr},30$ à 1 gramme au milieu des repas) sont employés

1. H. Barbier et Cruet. Opothérapie biliaire chez les nourrissons (*Bulletin Soc. Thérap.*, 12 juin 1907).

2. Huchard. *Nouvelles Consultations médicales*, 4° édit. 1906, p. 238.

dans leur intervalle. L'extrait frais de fiel de bœuf ne compte que peu de fidèles, bien que selon quelques-uns il prévienne les récidives des coliques hépatiques et diminuerait même en cours de crise, l'intensité de celle-ci [1].

Il eût été surprenant que la médication, soit hépatique, soit biliaire, ne fût pas vantée contre la *tuberculose.* Elle accomplit non pas des miracles mais des résurrections étonnantes affirment MM. Lemoine et Gérard. Ils recommandent une substance, la *paratoxine* qui est un composé d'extraits biliaires. Toutes nos tentatives sont demeurées vaines. Le remède agit d'une façon très incertaine à Paris.

Nous allons, après l'opothérapie digestive, passer en revue l'opothérapie génito-urinaire (ovarienne, orchitique, rénale), médullaire, des glandes vasculaires sanguines (hypophyse, surrénales, thyroïdes), l'opothérapie associée (Rénon).

2° L'opothérapie *génito-urinaire* comprend la médication ovarienne, rénale, orchitique. L'*opothérapie ovarienne* a été prônée dans *la chlorose, la dysménorrhée, l'aménorrhée, les vomissements incoercibles de la grossesse, les psychoses d'origine génitale, les accidents de la ménopause.* Dans *la chlorose,* la poudre d'ovaire desséchée est prescrite en même temps que le fer. Elle complique la médication sans grand résultat. Les troubles menstruels guérissent par le traitement local et l'hydrothérapie. On peut ordonner le traitement ovarien dans les jours qui précèdent l'apparition présumée des

1. DAUGARD. *Th. Paris,* 1907.

règles. C'est une médication qui satisfait les familles. Elle remplit son maximum d'utilité dans les *troubles nerveux* de la *ménopause*. Les bouffées de chaleur, les palpitations si pénibles que ressentent les femmes à ce moment sont calmées par l'emploi prolongé de la médication. On utilisera la *poudre d'ovaire desséchée*, 0^{gr},20 matin et soir ou plutôt la poudre de corps jaune broyé dans la glycérine [1]; pilules de 0^{gr},02 d'extrait de corps jaune, 4 à 12 centigrammes par jour, soit 2 à 6 pilules. L'action de la poudre d'ovaire sera renforcée par la prescription simultanée d'un laxatif quotidien : sel de Seignette ou sulfate de soude, une cuillerée à café à jeun, quelques semaines de suite et usage, au coucher, d'une préparation de valériane.

La *médication rénale* groupe plusieurs techniques différentes. Ne parlons que pour mémoire des injections d'*extrait glycériné du rein* en général peu actives et de l'*ingestion de l'extrait sec* qui est recommandée par quelques-uns (0^{gr},50 à 1 gramme, deux fois par jour) et semble parfois réussir.

Arrêtons-nous davantage à deux méthodes récentes ; celles de Renaut (de Lyon) et de Teissier (de Lyon). Renaut avait d'abord recommandé une macération du rein de porc par voie stomacale. Plus récemment, en raison du dégoût qu'inspire la médication, il choisit la voie rectale [3] : pendant quatre heures, macération

1. DREVET. Th. de Paris, 1907.

2. CASTAIGNE et PARISOT. Les médications opothérapiques applicables au traitement des maladies rénales. Le *Journal Médical français*, 15 mai 1910.

3. RENAUT (de Lyon). *Société de Thérap.*, 9 déc. 1908.

de trois reins de jeunes porcs dans 600 grammes d'eau distillée, salée à 6 p. 1000, à administrer dans le jour en trois lavements de 200 centimètres cubes. Castaigne[1] a montré que deux sortes de substances se trouvent associées dans ce bouillon de porc : les unes toxiques, les autres excito-sécrétoires. Il réduit les premières en soumettant la solution au contact du suc gastrique naturel. On pourrait dire que pareille transformation s'opère également dans l'estomac, certes, si les malades avaient un suc gastrique normal. Mais on sait la fréquence des troubles gastriques dans les insuffisance rénales, c'est-à-dire les maladies où Renaut prescrit sa macération.

Teissier emploie une autre méthode : le sérum extrait par aspiration de la veine rénale des chèvres ; injections de 15 à 20 centimètres cubes données plusieurs jours de suite. La médication amènerait la diminution de l'albumine, avec élimination plus abondante de l'urée, une diminution de la toxicité urinaire. Le sérum doit être frais[2]. Nos résultats personnels n'ont point entièrement confirmé les conclusions des médecins lyonnais.

Dans les néphrites interstitielles, nous n'avons constaté aucun résultat concluant ; auprès de six malades où nous l'avions prescrit, jamais une diurèse libératrice n'a été obtenue ; si le cœur était touché, la digitale à très faibles doses, associée à la théobromine et au régime de réduction, agissait infiniment mieux. Parfois même, la dyspnée — et cet accident survenait surtout après la macération de reins de porc — était singuliè-

1. CASTAIGNE. *Maladies des Reins*, 1906, p. 509.
2. TEISSIER (de Lyon), *Acad. de Méd.*, 5 oct. 1908.

rement augmentée. Castaigne n'a guère été plus heureux ; il déconseille la méthode dans la néphrite chronique qui prédispose à l'urémie. Les *néphrites aiguës à prédominance épithéliale*, les *néphrites hydropigènes* sont celles qui sont influencées le plus heureusement par ces produits.

D'autres opothérapies ont été conseillées dans les maladies des reins : l'*opothérapie hépatique*, les extraits hépatiques possédant des propriétés diurétiques ; l'*opothérapie gastrique* contre les dyspepsies concomitantes, l'*opothérapie thyroïdienne* chez les myxœdémateux rénaux et parfois même dans des cas de néphrite subaiguë accompagnée d'insuffisance rénale[1]. L'*opothérapie surrénale* a été opposée à des néphrites tuberculeuses à pression basse, l'*opothérapie hypophysaire* produit des effets diurétiques à côté de son action cardio-vasculaire ; en tout cas elle est contre-indiquée chez les néphritiques à pression élevée. La *médication ovarienne* a amélioré des jeunes filles atteintes d'albuminurie orthostatique. Tout cela nous semble bien hasardeux; attendons encore. Sauf l'opothérapie gastrique, avec ses sucs gastriques naturels qui rend de véritables services dans l'inappétence des albuminuriques, tout le reste nous semble problématique. L'albuminurique chronique est toujours un peu un psychique : toutes les médications en qui il place sa confiance sont susceptibles de produire l'amélioration attendue.

1. CASTAIGNAC et PARISOT. *Journ. Médec. franç.*, 15 mai 1910.

Quant à la médication *orchitique*, nous ne l'avons guère employée que sous forme de spermine de Poehl. Une injection sous-cutanée tous les deux ou trois jours. Ce procédé dépasse-t-il en efficacité tel usage d'une substance injectable quelconque : glycérophosphate de soude, lécithine, voire eau de mer ? Il est fort difficile de se faire une opinion précise. D'ailleurs, le terme est mal choisi. Les femmes surtout vous regardent d'un air effaré quand on prononce le nom du médicament. Et puis cela coûte très cher. Dès qu'on emploie un remède en injection sous-cutanée, l'action suggestive exercée sur le malade apparaît singulièrement renforcée. C'est pourquoi et surtout quand il s'agit de relever l'énergie défaillante du sujet, il est difficile de se faire une opinion. Il nous a paru que chez certains *mélancoliques* peu atteints, la médication favorisait le retour à l'équilibre mental, mais nous n'oserions affirmer. Pour certains médicaments très actifs, tels que les cacodylates, un effet à peu près similaire est réalisé, que le malade se pratique les injections lui-même ou qu'il en confie la technique au médecin. Dès qu'il s'agit de produits différents, le mieux est surtout obtenu dans le cabinet du médecin. Au début, et dans le feu de l'enthousiasme, le liquide orchitique devait non seulement rajeunir les vieillards, mais guérir toutes les maladies organiques du système nerveux. On en est revenu. Les vieillards et les impuissants usent encore de la méthode, mais bien souvent à l'insu du médecin.

3° Dans les cas d'épuisement lié à de l'anémie grave, un autre médicament a remplacé le liquide orchitique :

c'est la moelle osseuse. L'*opothérapie médullaire* assure des succès dans les anémies pernicieuses : 50 grammes de moelle rouge de veau à des enfants. Les résurrections ont suivi la médication, bientôt suivies de rechutes mortelles [1]. Le remède combat un effet, non la cause première qui produit ces altérations sanguines profondes. A l'adulte, on ordonne 100 grammes, 150 grammes de moelle rouge de veau dans un peu de bouillon tiède ; le remède est souvent difficilement toléré. Il produit des diarrhées fâcheuses. On peut encore prescrire l'*extrait glycériné* de pulpe : 2 à 4 cuillerées à café par jour dans un peu d'eau (cet extrait glycériné s'altère très vite et il faut le préparer à mesure), ou la *poudre de moelle osseuse* (deux cuillerées à dessert à deux cuillerées à soupe). Des résultats favorables, mais passagers ont signalé l'emploi du remède dans les *leucémies*. Dans les *anémies pseudoleucémiques* compliquées d'une grosse rate, des succès transitoires ont suivi, mais on sait aujourd'hui que la maladie reconnaît d'ordinaire une origine syphilitique. Ce qu'il faut, c'est non la moelle osseuse, mais la friction mercurielle associée au protoxalate de fer (2 paquets de 5 centigrammes par jour). Dans cette gamme de produits opothérapiques qui combattent les anémies, signalons encore les préparations d'*hémoglobine* (5 grammes de saccharate d'hémoglobine) et les *injections de sang défibriné ou d'hémoplase* : injections de 10 centimètres cubes deux fois par semaine. De grosses précautions d'asepsie sont nécessaires ; une fois l'injection faite, la seringue se nettoie diffi-

1. Hutinel. *Les Maladies des Enfants*, 1909, t. II, p. 363.

cilement. Attention aux abcès. D'autant que toutes précautions d'asepsie prises, des élévations thermiques peuvent suivre. Aucun empâtement local, mais de la fièvre (38° 1/2 à 39° et 40°) pendant un ou deux jours. Puis tout rendre dans l'ordre. Ce sont là des accidents fébriles de cause toxique. Aucune gravité, mais cela vaut des ennuis sur le moment. Ces risques considérables ont réduit le succès de la méthode. Le *sérum des animaux* saignés (P. Carnot et Mlle Deflandre)[1] (*sérum hémopoiétique*) possède également une valeur hémopoïétique et peut amener, pour une période de deux à trois semaines, une hyperglobulie de plus de deux millions d'hématies par millimètre cube. Une injection de 12 centimètres cubes a suffi pour faire monter le chiffre des hématies de un million en vingt-quatre heures.

4° L'opothérapie des *glandes vasculaires sanguines* a été tour à tour réalisée par les propriétés de la thyroïde, puis des surrénales et de l'hypophyse. Nous ne parlerons pas de l'opothérapie thymique qui n'a point fourni, jusqu'aujourd'hui, de succès décisifs.

La *médication hypophysaire* a été surtout étudiée par L. Rénon et A. Delille. Déjà de Cyon avait montré que l'hypophysine produit un ralentissement des battements cardiaques accompagné d'une élévation de la pression sanguine[2]. Elle exerce en plus des effets

1. P. CARNOT et Mlle DEFLANDRE. *Acad. des sciences*, 17 septembre 1906 et CARNOT, Opothérapie, 1911, p. 193.

2. L. RÉNON et A. DELILLE. Quelques effets opothérapiques de l'hypophyse (*Soc. de Thérap.*, 22 janvier 1907, 9 déc. 1908, et *Journal des Praticiens*, 1907, p. 266). — DE CYON. Les *nerfs du cœur*, 1905, p. 168.

diurétiques, favorise les fonctions de nutrition. L'insuffisance hypophysaire se traduit par des phénomènes
vasculaires, nerveux et de nutrition, un abaissement
de la tension artérielle, une accélération du pouls, de
l'insomnie, un manque d'appétit, des sueurs, des sensations pénibles de chaleur. Les malades prennent de
l'embonpoint, leur tube digestif fonctionne mal. De là
l'emploi du remède dans les maladies où la réunion
de pareils symptômes apparaît plus ou moins complète : maladie de Basedow, tachycardie paroxystique,
maladies infectieuses telles que la fièvre typhoïde ou la
tuberculose pulmonaire chronique[1], maladies du cœur,
(myocardites), hémorragies post-partum, affections
nerveuses diverses, obésité, paralysies de l'intestin.

Dans la *maladie de Parry-Graves*, nos propres observations confirment celles de L. Rénon et A. Delille. On
se rappelle peut-être que dans cette maladie, nous
accordons la première place au traitement faradique :
une électrode à la nuque, l'autre promenée sur la
glande : dix minutes de temps tous les jours. Le traitement opothérapique ne vient qu'en second lieu ; nous
le prescrivons, comme L. Rénon, par périodes alter-
nées : dix jours d'hémato-éthyroïdine (solution dans la
glycérine de sang provenant de moutons qui ont subi
l'ablation de la thyroïde) : deux à quatre cuillerées par
jour dans un peu d'eau, au moment des repas, et dix
jours de *poudre d'hypophyse de bœuf* : 3 à cinq cachets
de 10 centigrammes par jour[2].

1. RÉNON et AZAM. *Soc. méd. des hóp.*, 23 mai 1907.
2. H. HUCHARD et CH. FIESSINGER. *Clinique thérap. du Pratic.*
2ᵉ édit., 1908, p. 548.

Dans la *tachycardie paroxystique*, les éléments d'information manquent encore sur la valeur exacte du remède, mais il pourra être prescrit aux mêmes doses : 3 à 5 cachets par jour de poudre totale d'hypophyse du bœuf. L. Rénon et A. Delille ont obtenu chez un malade des résultats favorables, mais incomplets. Il s'agit, en effet, d'une maladie à tendance asystolique rapide. En étudiant la digitale, nous avons vu la manière de la combattre et les remèdes à lui opposer.

Les *maladies infectieuses* graves se compliquent fréquemment d'une défaillance du myocarde, avec accélération des battements cardiaques. L. Rénon attribue ces accidents à une insuffisance hypophysaire probable ; de là l'emploi qu'il préconise de la poudre d'hypophyse dans certaines *fièvres typhoïdes graves*. Il en a retiré des résultats satisfaisants. Le produit pourra s'ordonner aux doses de $0^{gr},10$ deux à trois fois par jour, en même temps que le médecin mettra en œuvre les armes classiques : vessies de glace sur le cœur, injections hypodermiques d'huile camphrée, de strychnine, de spartéine. Le remède a également été recommandé dans la *diphtérie*, la *pneumonie grave*; rien de bien net à cet égard. Dans la *tuberculose pulmonaire chronique*, la poudre d'hypophyse serait également susceptible d'amener quelque amélioration. Celà est-il bien sûr? Un tuberculeux est avant tout un suggestible. Il suffit que le médecin ait confiance dans une médication pour que le résultat qu'il en espère soit passagèrement atteint.

Dans les *myocardites chroniques*, dans les *cardiopa-*

thies artérielles tachycardiques, nous avons à différentes reprises employé la poudre d'hypophyse. Sauf
chez deux cardiopathes artériels, qui nous ont déclaré
s'en trouver soulagés nous n'avons observé aucun
résultat appréciable. Une certaine prudence est nécessaire. De l'angine de poitrine peut suivre l'usage de
la médication chez des aortiques[1]. Les *palpitations
nerveuses* ne sont nullement amendées.

Dans certaines maladies nerveuses, l'opothérapie
hypophysaire a recruté des adhérents. Elle a été vantée
dans *l'acromégalie,* la *myopathie progressive*[2], la
maladie de Parkinson, et ces maladies sont si rebelles
à la thérapeutique, qu'au moins la médication peut
être tentée. On l'a recommandée dans *l'obésité.* Les
insuffisances ou lésions de l'hypophyse, à côté des
troubles circulatoires, produisent en effet des modifica-
tions de la nutrition. L'adiposité est généralisée, super-
ficielle et profonde avec points de prédilection autour
du cou, au menton, aux seins, à la paroi abdominale,
aux fesses, à la racine des membres inférieurs, autour
des malléoles[3]. En même temps, il existerait une dystro-
phie génitale très accentuée.

La durée de la médication est commandée par l'état
de la tension artérielle. L'hypertension provoquée par

1. L. Rénon et A. Delille. La médication hypophysaire dans
les cardiopathies (*Soc. de Thérap.*, 9 déc. 1908).

2. L. Lévy et H. de Rothschild, *Soc. Neurol.*, 6 juin et 7 nov.
1907.

3. Lannois et Cléret. Le syndrome hypophysaire adiposo-
génital. *Gazette des hôpitaux*, n° 5 à 7, 1910.

l'hypophyse nécessite son interruption ; des malades ont dû abandonner cette substance au bout de huit jours, pour ne la reprendre qu'au bout de quelques semaines[1]. D'autres ont pu suivre des mois. Il nous a semblé que l'hypertension artérielle ne se manifestait pas quand, en même temps que l'hypophyse, on prescrivait de la théobromine. A un de nos malades atteint de cœur rénal avec tachycardie, et qui avait une tension artérielle de 22 à 23, nous avons pu prescrire, concurremment, la poudre d'hypophyse et la théobromine. Le malade a déclaré s'en trouver bien, la tension est restée la même, le pouls, qui battait à 120, est descendu aux environs de 90. On aura soin de ne pas prescrire simultanément l'extrait surrénal et la poudre d'hypophyse, l'action hypertensive du premier venant s'adjoindre à celle du second, et le fait de cette association étant susceptible de produire des accidents.

Faut-il ajouter grand foi aux succès que les chirurgiens anglais disent avoir obtenu de l'emploi de l'hypophyse dans les *hémorragies post-partum*, le *shock chirurgical*, la *paralysie intestinale*[2]? Dans les hémorragies post-partum, on possède ce semble, des médications supérieures. Nous en dirons autant des paralysies intestinales où la belladone et l'électricité ont fait leurs preuves. Reste donc le shock chirurgical, lequel est comme on sait, fréquemment fonction de l'intoxication chloroformique. De l'hypophyse soit : mais surtout de

---

1. ARTHUR DELILLE. Thèse de Paris, 1909.

2. W. BLAIR BELL. *British med. journ.*, 4 décembre 1909, p. 1609 et Wran *British medic. journ.*, 18 déc. 1909, p. 1743.

l'anesthésie plus courte et user de préférence de l'éther, bien moins toxique.

L'usage des *capsules surrénales* s'est singulièrement répandu, depuis que la connaissance de l'insuffisance surrénale a été vulgarisée par les recherches récentes. Depuis hier, le tableau thérapeutique s'est encore enrichi. Les phénomènes de *prostration* et de *collapsus* dans la *variole*, la *peste* (Choksy, Anderson [1]), la *scarlatine* et la *diphtérie* semblent en effet ressortir à une insuffisance surrénale [2]. En dehors du traitement sérothérapique dans la diphtérie, la prescription, au cours de ces accidents, de poudre d'extrait de capsules surrénales (paquets de 5 centigrammes, 2 à 4 par jour), voire d'adrénaline (VIII à XX gouttes de la solution à 1/1000), a arrêté des phénomènes inquiétants. Disons dès maintenant que, comme traitement, l'extrait surrénal vaut mieux que l'adrénaline, puisqu'il renferme, outre l'adrénaline, une série d'autres substances attachées à la spécificité du tissu. Néanmoins, Netter, depuis 1905, emploie l'adrénaline dans l'adynamie des diphtéries graves (X à XX gouttes de la solution à 1/1000), et la mortalité a été réduite [2].

Dans la *fièvre typhoïde*, Carnot et Josué, combattent l'hypotension par des injections de *sérum adrénalique* (200 centimètres cubes) avec 1 milligramme d'adrénaline. Dans les *collapsus graves* (post-anesthésiques, post-hémorragiques, l'opothérapie surrénale a égale-

1. ROLLIN. Cité in Carnot. *Loc. cit.*, 1911, p, 199.

2. HUTINEL. *Journal des Praticiens*, 20 janv. 1909. — LOUIS MARTIN et DARRÉ. *Soc. médic. des hôpit.*, 7 mai 1909. — MÉRY, WEIL, HALLÉ et PASTURIER. *Ibid.*

ment trouvé son emploi. Rothe[1] injecte du sérum physiologique (1 litre) additionné de XX gouttes d'extrait
capsulaire.

On connaît les signes d'insuffisance surrénale que
E. Sergent[2] range en quatre groupes : 1° des troubles
circulatoires caractérisés par la petitesse du pouls et
l'hypotension artérielle (au frottement léger de la peau
de l'abdomen avec la pulpe du doigt, ligne blanche
surrénale) ; 2° des troubles digestifs avec anorexie
et vomissements, constipation ; 3° des troubles nerveux toxiques : crampes, encéphalopathie avec demi-
sommeil, calme ou agité, aboutissant tôt ou tard au
coma ; asthénie permanente; 4° troubles généraux consistant en hypothermie, anémie, amaigrissement,
cachexie progressive.

La *maladie d'Addison* représente un syndrome où
l'insuffisance surrénale s'allie à l'irritation du plexus
nerveux péricapsulaire, laquelle produit la pigmenta-
tion généralisée à la peau et aux muqueuses. La mélanodermie n'est ni nécessaire ni suffisante pour établir
le diagnostic d'une lésion capsulaire ; l'asthénie traduit
un symptôme tout aussi important. Tout cela n'est
point pour faciliter le diagnostic. En dehors d'une
mélanodermie concomitante, que de malades présen-
tant une insuffisance surrénale et des troubles circula-

1. Netter et Th. Baudoin. *La Diphtérie à l'hôpital Trousseau,*
1909.

2. E. Sergent et L. Bernard. L'insuffisance surrénale. 1 vol.
Encyclopédie Aide-Mémoires, 1902, et E. Sergent. *Confér. Enseign.
médic., des hôpit. de Paris,* 15 juin 1909.

toires, ont dû être confondus avec de simples neurasthéniques.

Le traitement conseillera la *poudre de glandes surrénales :* cachets de 30 centigrammes, 3 par jour. On
continue dix à douze jours consécutifs, on interrompt
quelques jours et l'on reprend. La maladie est susceptible de régression. Un adulte asthénique atteint d'une
mélanodermie telle qu'on le prenait pour un mulâtre,
a fini par guérir à l'aide de cette médication. Il prenait,
en 1901, 20 centigrammes d'extrait matin et soir. En
1906, il allait bien. Depuis nous l'avons perdu de vue.
Parfois seuls certains symptômes sont amendés. L'amaigrissement, l'asthénie, la mélanodermie se dissipent,
mais la tension artérielle demeure basse [1].

Les injections d'extraits glycérinés sont douloureuses et ont été délaissées. A l'intérieur, les *extraits
aqueux ou glycérinés* sont abandonnés, car ils s'altèrent
très vite. On surveillera la médication. Ses abus peuvent
entraîner des accidents semblables à ceux des produits
thyroïdiens : nausées, vertiges, sensations de chaleur.

En dehors de l'insuffisance surrénale typique liée
ou non à la maladie d'Addison, le traitement opothérapique a pu rendre des services. C'est ainsi que Claude
et Vincent ont vu guérir un malade atteint de *myas-
thénie* avec parésie des muscles, des yeux, de la langue,
du pharynx. Il prenait par jour 40 centigrammes d'extrait sec de glandes surrénales [2].

---

1. R. TEISSIER et SCHAEFFER. Syndrome d'Addison et opothérapie (*Soc. méd. hôpit.*, 19 février 1909).

2. CLAUDE et VINCENT. *Soc. de Neurol.*, 3 déc. 1908.

L'*adrénaline*, substance cristalline extraite des capsules surrénales par Takamine (de New-York) en 1901, a reçu beaucoup d'applications à son début. La vogue initiale est un peu tombée. Nous avons vu l'adrénaline prescrite par Netter et Hutinel dans l'adynamie des scarlatines et des diphtéries (VIII à XX gouttes de la solution à 1/1000). Longtemps le remède a été prôné contre les hémorragies en raison de ses propriétés vaso-constrictives. En général les médecins y ont renoncé, vu les accidents de vaso-dilatation consécutive. Néanmoins le remède vient à nouveau d'être prôné dans le *melaena des nouveau-nés.*

Un centimètre cube d'une solution d'adrénaline par voie gastrique donnée dans l'intervalle de vingt-quatre heures et répétée le lendemain, a arrêté une hémorragie intestinale qui résistait à tous les autres moyens. Cette dose nous semble élevée; le médicament n'est pas inoffensif. D'autre part le melaena des nouveau-nés peut guérir par la simple hygiène. Ne crions donc pas tout de suite au miracle[1]. En 1903, l'un de nous avait recommandé la solution d'adrénaline en badigeonnages dans les *cancers ulcérés* (XX à XL gouttes en badigeonnages quotidiens) et cette méthode a été reprise par des laryngologistes[2]. Nous prescrivions la quinine concurremment. Aucun inconvénient à cette méthode quand toute tentative chirurgicale est rendue impossible et que les applications de radium ou de rayons X

---

1. L'adrénaline contre le melæna des nouveau-nés (*Semaine Médic.*, 6 avril 1910.

2. Ch. Fiessinger. L'adrénaline dans le traitement des hémorroïdes et des cancers externes (*Journal des Praticiens*, 1903, p. 187).

ne procurent aucun résultat ou même exposent, dans les tumeurs profondes, à une généralisation du mal, ce qui, ce semble, est autant à redouter avec les rayons X qu'avec le radium.

Tout dernièrement, une nouvelle application s'est fait jour. L. Bernard a obtenu un succès dans un cas d'*ostéomalacie* chez une jeune fille. Il injectait tous les jours 1 centimètre cube de la solution à 1/1000 ; une amélioration survint au bout de la trentième injection [1]. Mais 133 injections furent pratiquées. Un pareil chiffre ferait douter de la valeur du remède, si l'on ne comptait jusqu'aujourd'hui plus de vingt cas d'ostéomalacie améliorés ou guéris par cette médication. Ajoutons que les succès ne sont pas constants ; bien des échecs signalent les tentatives les mieux conduites.

En général, c'est comme *moyen externe* qu'on utilise encore le remède : en pommade contre les *hémorroïdes* ou les *rhinites congestives*.

> Adrénaline (sol. à 1/1000) 0gr,03
> Huile de vaseline . . . . 3 grammes.

Ajouter :

> Vaseline blanche . . . . 12 grammes.
> Essence de géranium . . . . III gouttes.
> Lanoline. . . . . 11 grammes.
> (Mignon).

Pour introduire dans les narines le soir sous forme d'un petit tampon.

L'*adrénaline* a été associée à la *cocaïne* pour obtenir avec l'anesthésie, la décongestion d'un champ opé-

1. L. Bernard. *Assoc. franç. pour l'avancement des Sciences*, Lille, 2-7 août 1909. *Presse Médicale*, 20 nov. 1909.

ratoire. Elle réussirait en pulvérisations dans les
œdèmes du larynx (Le Périnet). Le mélange du liquide
est composé de parties égales d'une solution de cocaïne
à 1 p. 100 et de chlorhydrate d'adrénaline à 1/1000. Le
remède est encore utilisé en collyre dans certaines
maladies des yeux (*conjonctivites, sclérites*).

> Solution physiologique de chlorure de
>   sodium. . . . .   5 grammes.
> Chlorhydrate d'adrénaline en solution
>   à 1/1000. . . . . -   5   —
> Chlorhydrate de cocaïne. . . . . . .   0^{gr},25

Us. ext. : II à III gouttes, deux fois par jour en instillations.
Trousseau).

Signalons son action utile dans la *fièvre des foins*
(badigeonnage nasal biquotidien avec un tampon
d'ouate imbibé d'une solution d'adrénaline à 1/1000).
Dans le *cancer de l'œsophage* on peut administrer :

> Chlorhydrate d'adrénaline à 1/1000e .   XXX gouttes.
> Eau distillée. . . . .   0^{gr},30
> Glycérine . . . . 200 grammes.

Une cuillerée à café dans un peu d'eau 10 minutes avant le
repas.

Cette potion diminuerait le spasme et la dysphagie
et exercerait un pouvoir d'arrêt sur l'évolution des
bourgeons cancéreux (Guisez). Ce résultat n'est malheureusement guère obtenu : les quantités d'adrénaline sont trop minimes ; à hautes doses même,
l'action demeure précaire comme nous l'avons vu plus
haut.

Dans le *paraphimosis*, l'application sur le gland,
d'un feuillet d'ouate imbibé d'un mélange d'une solu-

tion adrénaline à 1/1000 et d'une solution de cocaïne à 1 p. 10, l'application maintenue légèrement serrée pendant un quart d'heure, favoriserait la disparition de l'œdème et la réduction s'opérerait aisément par simple traction sur le prépuce (Némery). Les *hydrocèles* récidiveraient exceptionnellement, après ponction, grâce à une injection d'une solution à $0^{gr},02$ p. 100 d'adrénaline (Rupffle). L'application externe sous forme de badigeonnages à 1/1000 favoriserait la réduction des *hernies étranglées* (Sardou). Ici, une remarque : Les applications prolongées d'éther comme l'un de nous l'a recommandé (Fiessinger) en 1900, réussissent beaucoup mieux et presque à coup sûr. Il suffit de recouvrir la hernie d'un tampon de coton sur lequel on versera l'éther goutte à goutte : dix minutes, une demi-heure, une heure de temps.

Des accidents toxiques peuvent survenir ; vertiges, angoisses, arythmie cardiaque, nausées, glycosurie [1] (glycosurie adrénalique)[2]. Le praticien ne dépassera en général pas à l'intérieur les doses de X à XV gouttes. Par voie sous-cutanée, mêmes doses (Josué). On peut sans danger injecter de 1/2 milligramme à 1 milligramme dans les vingt-quatre heures, Netter est monté jusqu'à 3 et 5 milligrammes par jour, soit LX à C gouttes de la solution à 1/1000. Inutile de dire que l'adrénaline est contre-indiquée dans les cas d'hypertension artérielle ou de lésion des artères cérébrales,

1. BLUM. *Arch. für die gesammte Phys.* (sept. 1903).

2. JOSUÉ. Remarques sur l'emploi de l'adrénaline en thérapeutique (*Presse Médicale*, 5 mars 1910.

d'anévrysme. Les abus de la médication ne se produisent du reste plus, la posologie étant aujourd'hui nettement précisée.

L'opothérapie thyroïdienne est la plus communément entrée dans la pratique. C'est dans le *myxœdème* qu'elle produit les résultats les plus surprenants. La nutrition des malades se relève, le pouls s'accélère, la température est moins basse. En même temps les œdèmes se résorbent, les poils repoussent, les mouvements sont plus vifs, l'activité cérébrale se réveille [1]. Depuis vingt-cinq ans, on sait que cette maladie est due à la suppression de la fonction thyroïdienne. Le myxœdème est infantile, opératoire (suit l'ablation de la thyroïde), acquis. Peut-être certains œdèmes de l'adulte qualifiés œdèmes neurasthéniques, appartiennent-ils à une insuffisance fonctionnelle de la thyroïde. Chez un malade, à l'aide de la médication thyroïdienne, nous avons fait disparaître très vite un œdème généralisé qui compliquait une sclérodermie évidente. Un enfant atteint d'ichtyose avec myxœdème fruste a été amélioré [2].

De toutes les maladies que combat l'opothérapie thyroïdienne, le *myxœdème* est celle qui réclame les doses les plus élevées ($0^{gr},10$ de poudre de glandes sèches à un enfant de trois ans, $0^{gr},20$ à cinq ans, $0^{gr},30$ à dix ans, $0^{gr},40$ à $0^{gr},50$ à un adulte). La médication devra être prolongée longtemps.

---

1. P. ANTOINE. *Le traitement du myxœdème par la médication thyroïdienne*, 1909.

2. VARIOT. *Soc. médic. des hôpit.*, 27 nov. 1909.

Nous ne parlons pas du traitement *parathyroïdien ;* les organes sont trop exigus. Comme le dit M. Carnot [1], il est inévitable qu'il y ait erreur ou fraude dans leur récolte.

Le médecin surveillera les signes de thyroïdisme : tachycardie, palpitations, faiblesse, nausées, vomissements, qui peuvent survenir, et suspendra la médication au moindre signe.

Fait bizarre, dans l'affection la plus opposée au myxœdème, la *maladie de Basedow,* où l'hyperthyroïdisme constitue le fond de la maladie, des médecins ont également proposé le traitement par la glande thyroïde [2]. Guérison des semblables par les semblables, dira-t-on. Pas tout à fait. Les maladies de Basedow améliorées par la glande thyroïde appartiennent à deux classes : 1° celles qui marchent vers le myxœdème ; car l'association des deux maladies peut se produire (Babinski), peut-être en raison d'une adultération de la sécrétion thyroïdienne ; 2° celles qui font suite à un goitre ancien ; on dit en pareil cas que le goitre se basedowifie. Or, on sait que l'iode favorise la résorption des goitres. Les préparations thyroïdiennes renferment cet iode uni à des substances organiques qui renforcent son activité. On ne peut donc s'étonner de l'efficacité des préparations thyroïdiennes contre les goitres qui se basedowifient. La médication doit être absorbée avec prudence ($0^{gr},025$ à 5 centigrammes de poudre de glande thyroïde.

---

1. CARNOT. *Loc. cit.*, p. 384.

2. GAUTHIER (de Charolles). Les médications thyroïdiennes du goitre exophtalmique (*Journal des Praticiens*, 19 juillet 1902).

au début). Renoncer à la médication si l'amélioration n'est pas immédiate.

Ce qui améliore surtout la maladie de Basedow, c'est l'opothérapie par le sang des animaux (cheval ou mouton) auxquels on a enlevé la thyroïde. Ce sang recueilli aseptiquement est étendu de son volume de glycérine pure (*hématoéthyroïdine*) : une cuillerée à café avant les repas dans un peu d'eau. Nous continuons dix jours et prescrivons ensuite la poudre d'hypophyse pendant un temps égal. Faradisation concomitante sur la tumeur thyroïdienne tous les jours et pendant des mois, dix minutes de temps.

En dehors de tout signe de basedowisme, certains *goitres* sont améliorés par la médication thyroïdienne. Il s'agit dans l'espèce des goitres de volume modéré, récents, développés sur des sujets jeunes (Gauthier, de Charolles). Les médecins en général préfèrent la médication par la teinture d'iode (V à XXX gouttes par jour, au moment des repas dans un verre d'eau).

L'action excitatrice sur la nutrition si manifeste dans le myxœdème a fait prescrire la médication dans les arrêts de croissance (*infantilisme, mongolisme, nanisme*), les *fractures* où cependant les effets sont inconstants (Guinard, Potherat). Toutes ces indications sont classiques et les doses moyennes de $0^{gr},05$ à $0^{gr},20$ de poudre de glande thyroïde semblent les mieux indiquées.

Un certain nombre d'accidents, rangés sous la dénomination vague de *neuro-arthritisme*, de *nervosisme avec palpitations*, ont été attribués à l'insuffisance thyroïdienne. Celle-ci dans ses formes atténuées serait caractérisée par des sensations de froid, la tendance aux idées noires, les douleurs vagues, les migraines, l'adiposité des tissus, la constipation. Nous consentons que la thyroïde puisse jouer un rôle dans ces accidents. Disons tout de suite qu'il paraît le plus souvent secondaire et consécutif à de légers troubles fonctionnels du tube digestif ou du foie. Un régime diététique sévère, l'emploi de fréquents laxatifs salins (une cuillerée à café de sel de Seignette ou de sulfate de soude à jeun dans un peu d'eau) vient d'ordinaire à bout de ces accidents.

Lorsqu'ils résistent, on peut, comme on le proposait dès 1899 (Lancereaux), ordonner la médication thyroïdienne. Lévy et de Rotschild dans de nombreuses communications ont défendu cette manière de voir [1]. Deux éléments morbides seraient tout de suite amendés par la médication : la *constipation* et la *migraine*.

Les auteurs recommandent ici des doses minimes : 25 milligrammes de poudre de glande thyroïde — un cachet à midi — poursuivre quelques semaines ; prendre deux cachets, si les migraines persistent. La médication réussit chez certains malades; les migraines s'espacent, la constipation est heureusement modifiée. Souvent, par contre, aucun résultat n'est obtenu. Et les migraines durent comme avant. Personnellement, nous n'avons constaté aucun bienfait de la médication. — Plusieurs exemples d'*asthme* essentiel traités de la

---

1. LANCEREAUX. Arthritisme et son traitement favorable par la médication thyroïdienne (*Acad. de méd.*, 3 janv. 1899). — LÉOPOLD LÉVY et HENRI DE ROTHSCHILD. *Soc. de Biologie*, 13 avril, *Soc. médic. des hôpit*, 5 juillet 1907, 27 mars 1908, *Acad de médec.*, 4 févr. 1908.

même manière n'ont connu nulle sédation des accidents. Lévy et de Rothschild vantent par contre des
guérisons obtenues.

Chez les sujets atteints de *nervosisme accompagné de
palpitations*, les succès obtenus commandent une
remarque. Toute cette clientèle se trouve bien des médications neuves ou étranges. Il y a trois ans, ces malades
guérissaient par les bouillons lactiques ; puis, ce fut le
tour de l'eau de mer ; un grand nombre célèbrent
les bienfaits de l'homœopathie ; d'autres ne veulent
entendre parler que de la médication par les fluides
verts, bleus et rouges, mélange de plantes indifférentes,
diversement coloré, très à la mode à Paris. La poudre
de glande thyroïde guérit également ces sujets. Cela
ne veut pas dire que l'hypothyroïdie constitue l'essence
de leur mal. Cela peut signifier tout aussi bien que la
nouveauté de la médication influe heureusement leur
système nerveux et rétablit l'équilibre compromis de
la nutrition.

L'opothérapie thyroïdienne a été essayée dans les
psychoses avec des résultats douteux. Quand une lueur
de mieux se dessine, une simple coïncidence l'explique
et quand c'est une guérison inattendue, on peut compter sur une erreur de diagnostic (confusion mentale
prise par exemple pour une démence précoce).

La médication semble parfois réussir dans le *rhumatisme chronique* [1]. Nous l'avons ordonnée sans succès

1. L. LÉVY et H. DE ROTHSCHILD. Rhumatisme chronique. Opothérapie thyroïdienne (*Acad. de. Méd.*, 4 février 1908). — CLAISSE.
Soc. méd. des hôpit., 15 mai 1908.

apparent dans cinq cas de rhumatisme noueux où la glande thyroïde était peu développée et où les médications usuelles avaient échoué. Beaucoup de patience, dit-on, est nécessaire. Au bout de plusieurs mois de traitement, nous n'avons rien obtenu. Le remède améliore-t-il la rétraction de l'*aponévrose palmaire,* la *sclérodermie ?* Il faut d'autres observations pour conclure. Les uns (de Beurmann) observent dans la sclérodermie des améliorations considérables. D'autres se plaignent du manque de résultat (Oslett). Personnellement nous avons traité un adulte âgé de cinquante-cinq ans sans le moindre succès.

Certaines affections cutanées : *urticaire chronique, pemphigus, prurit, ezcéma, ichthyose, psoriasis, pelade* se sont vus opposer le traitement thyroïdien. Parfois, des succès ont couronné la tentative. Mieux vaudra toujours commencer par les médications usuelles. Surtout dans l'*eczéma*, les laxatifs salins prolongés, le régime lacto-végétarien amènent des guérisons beaucoup moins incertaines. Le *psoriasis arthropathique* se trouverait également bien de la médication ; Brocq [2] est très affirmatif à ce sujet.

Dans l'*obésité* de la ménopause, ou quand l'association de l'asthénie et des douleurs dessine un type morbide se rapprochant de la *maladie de Dercum,* la prescription simultanée de poudre de glande thyroïde

1. L. Lévy et H. DE ROTHSCHILD. *Soc. médic. des hôpit.*, 12 mars 1909.

2. Brocq. Le psoriasis arthropathique. *Journal des Praticiens,* août 1909.

et d'ovaire desséché peut réaliser des améliorations (L. Rénon). En ville, nous avons traité par cette méthode une femme de soixante-dix ans atteinte de maladie de Dercum. Sous l'influence de la médication thyroïdienne, les douleurs se sont amendées. Mais, dans l'intervalle, la malade faisait un carcinome du sein. Il semble que l'opothérapie thyroïdienne ait eu pour effet de donner un coup de fouet à cette dernière maladie.

Nous ne prescrirons donc pas de thyroïde aux malades atteints, de tumeurs malignes; nous la pros- crirons également chez les cardiaques qui, suite de la médication, font des accidents tachycardiques, des lypothymies, des syncopes, un abaissement de la ten- sion artérielle[1]. Dans l'*obésité simple*, inutile en géné- ral d'avoir recours à la médication, ou ne recourir qu'à des doses faibles (0-01 à 0-02 deux fois par jour).

On a vanté la médication dans les maladies des yeux (*iritis rhumatismales, glaucomes, ulcérations cor- néennes*).Tenons-nous aux médications classiques, c'est plus sûr.

De même méfions-nous de la médication dans la *tuberculose.* On a considéré le corps thyroïde comme un organe de défense contre la tuberculose. De là à la prescrire il n'y avait qu'un pas[2]. Il a été franchi. Nous doutons jusqu'aujourd'hui que ce soit pour le plus grand bien des malades.

Il nous resterait à parler d'opothérapies diverses : la

1. Percy Duun. *Clinical Journal*, 16 février 1910. — Frugoni et Glixcone. *Berlin. Klin. Woch.*, juin 1909.

2. Huchard. *Acad. de Médec.*, 10 janv. 1899.

mammaire, qui arrêterait les *pertes utérines* [1] et provoquerait une congestion des seins pouvant aller jusqu'à la lactation. Les *métrorrhagies* des *fibro-myomes* en seraient également améliorées [2]. Tout cela est étrange, une médication qui congestionne les seins et décongestionne l'utérus.

Signalons encore l'opothérapie *placentaire,* qui favoriserait la montée du lait, ce dont Budin doutait fort ; la *pulmonaire,* la *cérébrale,* la *musculaire,* utile par le suc musculaire, dans la tuberculose ; la *cutanée,* la *thymique,* la *splénique,* la *ganglionnaire.* Tout ce domaine varié mérite une exploration plus minutieuse avant de nous arrêter à des applications définitives. La fréquence des coïncidences thérapeutiques et l'action suggestive doivent nous inspirer une grande réserve dans nos conclusions. Mieux vaut l'*opothérapie osseuse* (poudre d'os, de corne de cerf, d'yeux d'écrevisse) qui remplace avec avantage le traitement phosphaté par les phosphates médicamenteux.

Tout à l'heure, en parlant de la maladie de Dercum, nous avons signalé l'association thérapeutique de la glande thyroïde et de la poudre d'ovaire.

Nous conseillons de même, avec Rénon, la prescription successive, dans la maladie de Parry-Graves, d'hémato éthyroïdine et de poudre d'hypophyse [3].

1. BATUAUD. L'opothérapie mammaire en gynécologie (*Revue pratique de biologie appliquée,* avril 1909, p. 73).

2. POCHON. *Soc. Médic. Elysée,* 5 avril 1909.

3. L. RÉNON et A. DELILLE. L'opothérapie associée (*Acad. de Méd.,* 5 mai 1908).

Il existe une corrélation physiologique entre le fonctionnement des diverses glandes vasculaires sanguines. La thyroïdectomie s'accompagne d'un hyperfonctionnement des surrénales et de l'hypophyse. L'extirpation des surrénales est suivie de l'hypertrophie de l'hypophyse et de la thyroïde. Le myxœdème s'accompagne de troubles génitaux (aménorrhée, atrophie testiculaire des infantiles).

Il en résulte qu'outre l'action exercée sur l'organe malade, la thérapeutique doit s'occuper des fonctions glandulaires qui souffrent par la faute du premier. Exemple, l'extrait hypophysaire risque d'amener de l'hypofonctionnement de la thyroïde. Il conviendrait donc, en même temps que l'extrait hypophysaire, de prescrire l'extrait thyroïdien pour éviter cette diminution dans l'aptitude fonctionnelle de la thyroïde [1].

Commençons par traiter d'abord l'organe malade ; nous verrons bien par la suite si la thérapeutique doit être compliquée par l'adjonction d'un nouveau produit. Et puis ces complications de traitement sont-elles indispensables? Une action générale sur le système nerveux par l'effet de la diététique requise, du repos, de l'hydrothérapie ne peut-elle assurer des résultats aussi satisfaisants? Il nous a semblé que l'effet de l'action solaire et du temps sec exerçait une influence favorable sur les sécrétions internes. Nombre de malades vont plus mal dès que le ciel se couvre et que l'humidité envahit l'atmosphère. Ils ressentent des gonflements du cou, des sensations de chaleur, des myalgies, des fourmille-

---

1. L. RÉNON et A. DELILLE. L'opothérapie indirecte (*Journal de Praticiens*, 1908, n° 5).

ments, des anéantissements douloureux et subits. Dès
que le temps redevient beau, tous ces phénomènes
s'atténuent et disparaissent. Sardou (de Nice) a émis
sur les effets du climat méditerranéen et ici même des
considérations analogues. L'influence climatique sur les
sécrétions internes, voilà un sujet qui mérite d'être
abordé par les travailleurs de demain.

Nous n'avons pas abordé dans ce chapitre l'étude de
certains médicaments, tels que l'*huile de foie de
morue,* les *laitances de poisson* qui, tout en représen-
tant des produits dérivés du foie ou des glandes génitales, appartiennent plutôt à des substances alimentaires
qu'à des médicaments réels.

X

SOUS-NITRATE DE BISMUTH

La thérapeutique gastrique, il y a une vingtaine
d'années avait subi un terrible recul. Recul n'est même
pas le mot propre, puisque la pratique de l'antisepsie
stomacale par les naphtols et autres drogues similaires
nous avait fait rebrousser chemin bien au delà des
premiers balbutiements de la médecine préhistorique.
L'homme de l'âge de pierre buvait du lait ou des
tisanes d'herbes, quand il découvrit l'art d'allumer du
feu. Sous prétexte de combattre des fermentations
putrides, il ignorait la manière scientifique et ration-
nelle de se détruire l'estomac. Les succès dans l'art de
guérir nous réservent de temps à autre une de ces
surprises, des catastrophes thérapeutiques célébrées
comme le dernier cri du progrès.

Les travaux de Hayem, A. Robin. nous ont ramenés
sur la bonne voie. Il était vraiment temps. Le sous-
nitrate de bismuth, d'abord exclusivement dirigé
contre les accidents intestinaux et les diarrhées,
fut prescrit dans les maladies de l'estomac. Il devint,
avec raison, le médicament de la douleur gastrique.

Vis-à-vis des accidents diarrhéiques, tout en gardant

sa place dans le traitement, il se voit mis sur un pied d'égalité avec d'autres remèdes tout aussi efficaces. Ajoutons son emploi, à titre externe, dans les prurits, coryzas, plaies, et nous aurons tracé le cadre où le sous-nitrate de bismuth enferme ses propriétés thérapeutiques.

1° *Maladies de l'estomac*. — Bien que Hayem[1] estime que le sous-nitrate de bismuth convienne dans toutes les affections de l'estomac, aussi bien chez les hypopeptiques et les apeptiques que les hyperpeptiques, c'est surtout chez ces derniers malades, c'est-à-dire les *hyperchlorhydriques* dans la terminologie courante, que le remède trouve son emploi. Avec l'hyperchlorhydrie, l'*ulcère de l'estomac* est la grande indication. Le remède a été également conseillé dans les gastralgies simples, les gastrorrhagies[2], les fermentations stomacales, les vomissements et particulièrement les vomissements des tuberculeux[3]. Le bismuth, étalé sur la muqueuse stomacale, en calme l'excitabilité, la couvre d'une couche protectrice, non pas seulement de poudre, mais aussi de mucus sécrété, favorise la réparation des érosions existantes.

Dans l'*hyperchlorhydrie*, dans l'*ulcère de l'estomac*, dans la maladie de *Reichmann* qui n'est presque toujours qu'un ulcère avec hypersécrétion, le sous-nitrate

1. HAYEM. *Congrès internation. de Lisbonne*, 19-26 avr. 1906.
2. RUAULT. *Le bismuth en thérapeutique*, Paris, 1907.
3. LION. Le sous-nitrate de bismuth dans les vomissements des tuberculeux (*Soc. méd. hôp.*, 19 juin 1908).

de bismuth exerce des effets en général immédiats. Les douleurs sont calmées, à condition d'être combattues par des doses suffisantes, 15 à 20 grammes le matin à jeun. Le médicament est pris en une seule fois, en suspension dans un verre d'eau chaude. Puis le malade se couche dans différentes positions, de manière à mettre en contact avec le remède les divers points de la muqueuse stomacale — dix minutes sur le dos, dix minutes sur le côté droit, dix minutes sur le côté gauche, dix minutes sur le ventre. Premier repas : une heure après. Ce repas ne consistera qu'en du lait : huit à dix jours de régime lacté exclusif dans l'hyperchlorhydrie sans ulcère, trois semaines et au delà dans l'ulcère. Repos au lit en même temps. L'examen des garde-robes (réaction à la benzidine), en montrant la trace d'hémorragies occultes, fera prolonger le régime lacté plus ou moins longtemps.

Le bismuth sera ordonné quinze à vingt jours de suite. Dans les ulcères de l'estomac, nous le faisons reprendre dix jours par mois, plusieurs mois de suite. Il importe que le pharmacien délivre du sous-nitrate pur et non du nitrate. Cette dernière substance est acide et irrite l'estomac. Comme elle coûte meilleur marché, nous l'avons vu délivrer en place du sous-nitrate qui était formulé. Parfois, les douleurs persistent. Au bout de dix à douze jours, le médecin abandonnera alors le bismuth pour recourir aux paquets de saturation.

Magnésie hydratée.	1gr,25
Craie préparée. . . . . ⎫	
Bicarbonate de soude . . . . ⎬	1 gramme.
Sous-nitrate de bismuth.	0gr,60
Codéine.	0gr,005

Pour 1 paquet ; 1 paquet à 10 heures et 4 heures, dans un peu d'eau. Augmenter le nombre si nécessaire (A. Robin).

Lorsque les malades sont constipés avec le bismuth, ce qui n'arrive pas toujours, car les hautes doses régularisent souvent les garde-robes, ils pourront remplacer le bismuth par ces paquets de saturation. Dans les douleurs très vives de l'ulcère, il nous est arrivé maintes fois de prescrire les paquets dans le jour, le bismuth étant ingéré le matin.

Les *gastralgies* nerveuses par simple hyperesthésie de la muqueuse se trouvent souvent moins bien du remède. Les malades l'ingèrent parfois difficilement ; les paquets de saturation sont plus aisés à avaler. Sur un tel malade, le régime lacté ne soulage guère. C'est le psychisme du sujet qu'il convient de corriger et d'adapter aux conditions du milieu. L'hydrothérapie, les vésicatoires volants au creux épigastrique rendront souvent des services. En présence de douleurs vives au creux de l'estomac, accompagnées ou non d'hypersécrétion, voire de fermentations, que les médecins songent toujours aux *crises gastriques du tabes*. Nous avons vu deux malades auxquels une opération (gastroentérostomie) avait été conseillée par l'intensité de leurs crises. L'un d'eux a guéri par les injections mercurielles, l'autre par la persévérance et l'affirmation dans l'efficacité du régime.

Si les gastralgies simples s'accommodent mieux des paquets de saturation, les *dyspepsies par fermentation* se manifestent par des réactions analogues. Le bismuth réussit, les paquets de saturation également ; toutefois, ces dyspepsies par fermentation s'observent parfois dans les sténoses pyloriques. En pareil cas, attention :

des intoxications pourraient se produire, comme nous le verrons plus loin. En cas de doute, les paquets de saturation sont supérieurs au bismuth. N'oublions pas de supprimer le lait aux malades qui se plaignent de renvois avec aigreurs, signature objective des fermentations qui s'opèrent dans leur estomac. Le régime des pâtes, des purées, voire des viandes tendres et grillées, des infusions aromatiques chaudes (menthe, tilleul, camomille) est celui qui convient le mieux.

Dans les *gastrorrhagies*, en dépit du conseil de Ruault, il nous semble préférable de ne pas prescrire le bismuth en cas d'hémorragie abondante. Le repos absolu, la glace au creux épigastrique, la suppression immédiate et absolue de toute boisson ou aliment, voilà l'indication d'urgence. Une injection hypodermique de sérum gélatiné (50 centimètres cubes à 2 p. 100) voire de chlorhydrate d'hydrastinine (0^{gr},05) seront pratiquées si l'hématémèse est abondante. Le bismuth ne nous semble requis qu'au bout de deux à trois jours, quand il ne persiste plus qu'un saignement insignifiant. A ce moment, déposé en couche sur la plaie saignante, il favorise réellement la cicatrisation.

Les vomissements nécessitent, en général, le repos de l'estomac et l'abstention médicamenteuse par voie stomacale. Néanmoins, les *vomissements des tuberculeux* ont paru parfois se bien trouver de la médication. Lion, qui s'est érigé le promoteur de cette méthode, recommande la dose de 20 grammes prise en une fois le matin, ou répartie en 3 ou 4 doses dans le jour [1].

1. Lion. *Soc. médic. hôpit.*, 19 juin 1908.

Sous l'effet de la médication, les pesanteurs, les douleurs, les aigreurs sont rapidement amendées ; mais
l'anorexie n'est point modifiée.

2° *Maladies de l'intestin.* — Le bismuth garde sa
place d'honneur dans le traitement des *diarrhées
infectieuses.* Les formes légères ou apyrétiques s'en
trouveront bien tout de suite ; seulement, on se gardera
bien d'y avoir recours dans les cas fébriles et graves.
Le traitement hydrique, les boissons théiques seront
seules autorisées les premiers jours. Une fois que la
fièvre est tombée, si les garde-robes restent trop abondantes et trop liquides, le bismuth trouvera son emploi.
De petites doses suffiront (4 à 5 grammes espacés dans
les vingt-quatre heures) associées, en cas de douleurs,
au laudanum (V à X gouttes) ou à l'élixir parégorique
(une cuillerée à café).

Le bismuth se prescrit aux enfants à raison de $0^{gr},50$
par année d'âge ; dans les affections intestinales, il
exerce une action astringente et antiseptique, absorbe
les gaz intestinaux, fixe l'acide sulfhydrique des gaz
putrides, se transforme en sulfure noir de bismuth, en
même temps qu'il provoque une augmentation de la
sécrétion du mucus alcalin. Certains auteurs estiment
que ces effets sont mieux obtenus avec un composé
spécial de bismuth et d'albumine qu'on appelle bismuthose[1]. Dans les catarrhes gastro-intestinaux des
nourrissons, on peut prescrire :

---

1. HUGO STARC. *Munch. méd. Wochens.*, 25 nov. 1902. LAQUER.
Sur les effets thérap. du bismuth et de la bismuthose. *Arch. de
Méd. des Enfants*, juin 1903.

Bismuthose . . . .)
Mucilage de gomme arabique. .) 15 grammes.
Eau stérilisée . . . . q. s. p. 100 gr.
1 à 2 cuillerées à café par heure (Witthauer et Elsner).

La diarrhée des *dysenteries* rentre dans le groupe des diarrhées aiguës contre lesquelles le bismuth est dangereux. Des médecins ont proposé de hautes doses : 30 à 70 grammes. Nous n'oserions y recourir, des accidents toxiques pouvant se produire. Du reste, la médication par le sérum antidysentérique rend toutes ces pratiques inutiles.

La diarrhée du début de la *fièvre typhoïde* est combattue par un léger laxatif salin ; au cours de la maladie, la diarrhée étant provoquée par des ulcérations intestinales, on recourra au bismuth, si le chiffre des garde-robes dépasse 4 ou 5 dans les vingt-quatre heures. Seulement, on veillera à ce que ce chiffre de garde-robes soit maintenu, rien ne pouvant devenir plus grave que la suppression des évacuations alvines.

Lorsque la diarrhée s'accompagne de vomissements acides, on associe la magnésie au bismuth :

Hydrate de magnésie . . . . . .)
Sous-nitrate de bismuth. . . . .) 4 grammes.
Sirop diacode.   30   —
Eau   120   —
Par cuillerées à potages toutes les deux heures (A. Robin).

Dans d'autres diarrhées, telles que celles des tuberculeux, diarrhées urémiques, etc., d'autres médications sont supérieures au bismuth. Nous en avons parlé ailleurs [1].

1. HUCHARD et CH. FIESSINGER. *Clin. thérapeutique du Pratic.*, 2ᵉ partie, 1900, p. 139.

Fait bizarre : le bismuth, si universellement adopté contre les diarrhées, est susceptible de combattre la *constipation*. Il suffit de l'ordonner à hautes doses (20 grammes à jeun). Hayem, qui conseille cette méthode dans la constipation ancienne, recommande préalablement de vider l'intestin à l'aide de grands lavages d'eau salée chaude (25 à 30 grammes de sel par litre).

Personnellement, nous avouons n'avoir retiré aucun avantage de cette méthode. Le bismuth à hautes doses ne constipe pas toujours. C'est tout ce que notre expérience nous permet de conclure. Aussi n'oserions-nous recommander ce traitement contre la constipation habituelle. Nous l'avons tenté sans succès contre la constipation de l'entérite muco-membraneuse ; la belladone, l'huile de ricin, les lavements d'huile d'olive chauds, 50 à 100 grammes le soir et gardés la nuit, sont autrement efficaces.

3° *Usage externe*. — Aucun inconvénient ne signale l'emploi du sous-nitrate de bismuth dans le *coryza*, sous forme de poudre à priser :

> Sous-nitrate de bismuth. . . . . . . 5 grammes.
> Poudre de café torréfié 10   —
> Menthol 0gr,10
> Usage externe.

Ou encore dans les *prurits* :

> Sous-nitrate de bismuth. . . . . . . 10 grammes.
> Poudre de talc 40   —
> Usage externe ; pour poudrer.

Dès qu'il s'agit de surfaces suintantes étendues, il

faut se montrer circonspect. Des *accidents toxiques* sont à craindre. On a même signalé des cas de mort [1]. Hahne traitait une femme atteinte de brûlures étendues par une pommade au bismuth à 10 p. 100 ; l'application était renouvelée matin et soir. La femme ressentit bientôt un mauvais goût dans la bouche ; un liseré noirâtre envahit ses gencives, des taches noires se montrèrent sur la langue. De la diarrhée, de la fièvre et de l'albuminurie précédèrent la mort, qui ne tarda pas.

A remarquer que les empoisonnements ont fréquemment suivi le pansement des brûlures. L'apparition d'un liseré gingival noirâtre annonce les premiers signes de l'intoxication, qui peut demeurer bénigne ; à un degré plus accusé, une stomatite se montre avec plaques noires sur la muqueuse buccale. Lorsque ces plaques s'ulcèrent, des phénomènes généraux apparaissent : hoquet, fièvre, diarrhée, albuminurie, et une haute gravité assombrit le pronostic.

De tels accidents doivent rendre le praticien très réservé.

Depuis 1908, on vante les effets thérapeutiques de l'injection dans les trajets fistuleux d'une pâte bismuthée.

Beck, de Chicago, inventeur de la méthode, emploie des pâtes de consistance variable.

Sous-nitrate de bismuth.	30 grammes
Vaseline	20 —
Cire blanche.	5 —
Paraffine à 49°	5 —

L'auteur emploie encore trois formules de composi-

1. Hahne. *Berlin. klin. woch.*, 27 fév. 1905.

tion voisine et injecte de 20 à 80 grammes de cette pâte tiédie d'abord deux fois à six jours d'intervalle, et ensuite toutes les semaines.

Que la méthode puisse réussir dans les *fistules d'origine osseuse* (mal de Pott avec fistule, coxalgie avec fistule, tuberculose du fémur, etc.), nous y consentons volontiers. Seulement, qui garantira contre les risques toxiques ? Beck, sur 192 cas, signale deux cas d'intoxication. Ce n'est pas mortel, annonce-t-il, mais quand les malades seront morts, ce n'est pas le chirurgien de Chicago qui leur rendra la vie.

Nous persistons à croire cette méthode infiniment dangereuse et la déconseillons formellement.

Même ingéré par voie stomacale, le sous-nitrate de bismuth a provoqué des désordres graves. Toutefois, c'est moins à titre thérapeutique que comme agent permettant après son ingestion l'exploration radioscopique du tube gastro-intestinal, que les accidents ont été relatés. Bensaude et Agasse-Lafont ont fait prendre 30 grammes, puis 45 grammes à une femme de vingt ans atteinte de sténose intestinale, qui devait se faire radioscoper. De l'angoisse, des convulsions survinrent qui mirent les jours en danger. Il y eut de l'hypothermie et de la cyanose. Finalement, la guérison se produisit[1].

Ces doses de 30 à 45 grammes, nécessaires pour la radiologie, sont dangereuses. Les doses de 15 à 20 grammes ne réservent point pareils déboires. Hayem a prescrit le remède à un millier de malades sans le

1. BENSAUDE et AGASSE-LAFONT. Intoxication grave par le sous-nitrate de bismuth (*Soc. médic. hôpit.*, in *Journal des Praticiens*, n° 5, 1909).

moindre accident. Nous-mêmes l'avons ordonné plusieurs centaines de fois à ces doses de 15 à 20 grammes.
Les malades n'ont jamais accusé le moindre signe
toxique. Il convient sans doute d'être prudent dans les
cas de sténose qui, en retenant le médicament, empêchent son évacuation et transforment le nitratre insoluble en nitrate toxique. Mais nous avons vu que les
sténoses ne réclament guère le traitement par le sous-
nitrate de bismuth. Pratiquement, l'hyperchlorhydrie
et l'ulcère demeurent les indications de choix. Dans ces
maladies les intoxications n'apparaissent pas.

Les radiologistes, également, devront se souvenir
des intoxications possibles. Mais l'emploi du bismuth
ne répond pas chez eux à la nécessité d'un usage thérapeutique. Bensaude et Agasse-Lafont conseillent, en
plus, de n'administrer le remède ni aux nourrissons ni
par voie rectale. Pour éviter les accidents, des substitu-
tions ont été proposées. Böhme vanté l'oxyde hydraté
de bismuth, qui ne se transforme pas en nitrite [1] ;
Apert opine pour le sous-gallate de bismuth. D'autres
préfèrent l'azotate polybasique (Lyon et Tulasne) [2]. Barié recommande la poudre de talc ou la craie préparée.

Nous préférons le sous-nitrate de bismuth. A hautes
doses, il constipe moins que ces dernières préparations,
et toutes précautions prises en vue de restreindre l'u-
sage du médicament bien pur aux applications conve-
nues, aucun risque n'est à redouter.

---

1. BÖHME. *Journ. de pharm. et de Chimie*, 1908, n° 5. — APERT.
Soc. *médic. des hôpit.*, in *Journal des Praticiens*, n° 5, 1909. —
BARIÉ. Soc. *médic. des hôpit.*, 19 juin 1908.

2. LION et TULASNE. Carbonate et sous-nitrate de bismuth (Soc.
médic. des hôpit., 18 mars 1910).

IX

THÉOBROMINE

Isolée en 1842 des semences du cacao par Woskressenski, la théobromine fut utilisée l'année suivante par Boutigny à titre de médicament tonique, puis par Gubler qui lui attribuait une « grande puissance dynamophore », enfin par Schrœder, Gram, G. Sée, qui firent connaître et appliquèrent son action diurétique. Depuis quatorze ans que l'un de nous la recommande et en a vulgarisé les applications après avoir précisé sa posologie, peu de renseignements nouveaux sont venus s'ajouter à la connaissance de ce merveilleux remède. Il reste toujours le « plus fidèle, le plus constant, le plus inoffensif des diurétiques[1] ».

Pour produire cette diurèse, il agit directement sur l'épithélium rénal (H. Huchard) sans augmentation de la tension artérielle, sans l'intervention du système nerveux, puisque le rein énervé continue toujours à sécréter d'après les expériences, et il est intéressant de noter que la théobromine (une diméthylxan-

---

1. HUCHARD. *Journal des Praticiens* 1895, 1896, p. 166 ; 1897, p. 682. *Consultations médicales*, 1906, 4e édit.

thine) possède une action très atténuée sur les systèmes musculaire et nerveux, contrairement à la caféine (triméthylxanthine), celle-ci étant réellement peu diurétique. « La diurèse théobromique est rapide, elle se produit dès le premier jour de son administration, ce qui est un avantage sur la digitale ; elle persiste pendant plusieurs jours après la dernière dose prescrite. Comparée aux diurèses digitalique et caféinique, elle est plus rapide, aussi abondante et plus sûre que la première, plus rapide encore, plus abondante et plus persistante que la seconde. Le médicament n'a pas d'effets accumulatifs, il est peu toxique, beaucoup moins que la caféine, et détermine seulement chez quelques sujets, à une dose dépassant souvent 2 à 3 grammes, de la céphalalgie, quelques nausées et des vomissements, très rarement de l'excitation cérébrale[1]. »

Les travaux sur la chloruration et les œdèmes nous ont appris que ce diurétique est un agent déchlorurant de premier ordre (F. Widal)[2] ; il amène une dilatation considérable des capillaires du rein en même temps qu'il augmente légèrement la contractilité du myocarde[3].

Telles sont les notions importantes que ces dernières années ont ajoutées à celles que nous possédions déjà.

Au rebours de la digitale qui est un tonique car-

1. H. Huchard. Loc. cit., 1895. Thérapeutique appliquée de Robin, 1896. Traité clinique des maladies du cœur et de l'aorte, 1899-1905.

2. F. Widal et Javal. La cure de déchloruration, J.-B. Baillière, nov. 1904. Les actualités médicales, 1906, p. 83.

3. Vaclar de Planec. Mécanisme de l'action diurétique de la théobromine. Arch. de pharmaco-dynamie et de thérap., 1903.

diaque fort et un diurétique faible, la théobromine
n'exerce qu'une action cardiaque faible et une action
diurétique forte. Il en résulte que si la digitale est le
médicament spécifique de la défaillance cardiaque, la
théobromine est le remède de l'imperméabilité rénale.
Seulement, cette imperméabilité n'est pas combattue
d'une manière aussi absolue par la théobromine que
l'affaiblissement du cœur l'est par la digitale. Certaines
anuries, telles que l'anurie calculeuse, ne sont nullement réduites et ce serait une grosse faute de compter
sur la théobromine pour en venir à bout.

La théobromine exerce surtout son action curative
quand l'organisme est encombré de chlorures; dans
ces conditions elle est susceptible d'exonérer l'organisme et de produire la diurèse libératrice. Ses effets
sont particulièrement évidents dans les maladies du
rein et du cœur. Chaque fois que les rétentions chlorurées sont liées à des affections d'un autre ordre, comme
il arrive dans les épanchements ascitiques, pleuraux,
les œdèmes des phlébites, l'action est beaucoup moins
assurée.

Nous étudierons tour à tour les conditions où les
effets de la médication sont incertains et ceux où ils
produisent au contraire des cures réelles.

I. — EFFETS INCERTAINS

On a essayé la cure de déchloruration dans bien des
maladies. La théobromine en pareil cas est le médicament requis. L'alimentation ne fournit plus de sel

nouveau ; la théobromine aide à éliminer celui qui est dissous dans les liquides d'épanchement et les œdèmes. La pratique ne répond pas toujours à la théorie. Dans les *ascites*, l'utilisation du régime déchloruré, si elle est indiquée, n'est pas forcément suivie d'une disparition du liquide épanché. « Il paraît plus facile pour le sel ingéré de pénétrer dans l'épanchement que d'en sortir (Widal et Javal). » Dans la cirrhose alcoolique, on prescrit :

Théobromine 1ᵉʳ,50
Phosphate acide de soude 0ᵉʳ,50

En 3 cachets ; à prendre chacun à une heure d'intervalle, pendant trois jours (A. Robin) [1].

Chauffard a noté une action peu marquée sur l'ascite, mais efficace sur les œdèmes. Il semble que la théobromine avec la cure de déchloruration soit surtout indiquée après la ponction. Une crise polyurique et hyperchlorurique peut s'organiser à ce moment par suite de la décompression des vaisseaux (P. Courmont). La théobromine la favorise.

Dans l'épanchement de la *péritonite tuberculeuse*, en dépit d'un demi-succès, une diminution du liquide obtenue par Nobécourt et Vitry, le régime déchloruré et la théobromine ne nous ont jamais donné de résultats.

Mêmes insuccès dans les *épanchements pleurétiques* où l'inflammation est primitive, en sorte que le chlo-

---

1. Cité in HUCHARD et FIESSINGER. *La clinique thérap. du Pratic.*, 2ᵉ édit., t. I, p. 142.

rure de sodium n'y est attiré que secondairement, et dans les *phlébites* où néanmoins la méthode a réussi à Chantemesse[1]. Le *glaucome* a paru se bien trouver du régime déchloruré uni à la théobromine chez les sujets atteints de rétention rénale.

II. — EFFETS CURATIFS

Les maladies du cœur et des reins ont réservé dès les premiers essais une place d'honneur aux effets de la théobromine. *Néphrites aiguës, chroniques, affections valvulaires du cœur à la période d'hyposystolie, myocardites, surcharge graisseuse du cœur*, en particulier *cardiopathies artérielles*, composent la gamme des affections où la théobromine rend chaque jour les plus signalés services.

Dans la *néphrite aiguë*, le remède est le moins indispensable. On n'administrera jamais la théobromine le premier jour, crainte que l'imperméabilité rénale n'augmente du fait de l'excitation trop vive portée par le remède sur un organe en état d'inflammation aiguë. Le régime lacté, le repos, les ventouses scarifiées sur les reins constituent la médication initiale. A partir du cinquième ou sixième jour, si la diurèse ne s'opère pas convenablement, on peut recourir à la théobromine (cachets de 0gr,25, 2 à 3 par jour). Il est inutile d'atteindre les hautes doses qui sont surtout nécessaires dans

---

1. CHANTEMESSE. La phlegmatia alba dolens et le régime hypochlorurique (*Bulletin Acad. Méd.*, 1903, p. 98).

les formes chroniques (cachets de 0^{gr},50, 2 à 3 par jour). Le médicament est continué une huitaine en tout, le malade demeurant condamné au régime lacté exclusif.

Les *néphrites chroniques* s'accompagnent souvent d'hypertension artérielle permanente et celle-ci est surtout fonction de la lésion rénale. Mais la rétention des chlorures qui fait suite à la néphrite, augmente de son côté le degré de l'hypertension (Ambard) ; en sorte qu'en combattant la déchloruration des tissus par la théobromine unie au régime déchloruré, un abaissement léger de la tension artérielle peut être obtenu. Au lieu de mesurer par exemple 22 ou 21 à l'appareil de Lagrange ou de Pachon elle pourra descendre à 20 ou au-dessous. Ajoutons l'action dilatatrice exercée sur les capillaires du rein ; cette seconde cause, qui du reste permet l'élimination chlorurée plus active, agira de son côté comme facteur d'hypertension moindre. Dans la *présclérose* qui correspondrait selon quelques-uns à de petits îlots irrégulièrement disséminés de néphrite interstitielle, le retour à la normale peut se produire, ce qui justifie ce terme présclérose, appellation clinique qui signifie guérison fonctionnelle possible. L'hypertension artérielle ne devient irréductible qu'au cours de la *sclérose rénale atrophique* confirmée. En pareil cas, on doit instituer le traitement par la théobromine une dizaine de jours par mois (2 cachets de 50 centigrammes par jour), les dix ou quinze jours suivants étant occupés par la prescription matinale d'un léger laxatif (sulfate de soude ou sel de Seignette ; une cuillerée à café à jeun).

Dans le cas où la déchloruration est difficile, la digitale, disent F. Widal et Javal, ajoutée à petites doses
à la théobromine, en corse l'action. Nous n'avons vu
pareille association produire ces résultats qu'à cette
période des néphrites chroniques où un bruit de galop
cardiaque surajouté indique l'affaiblissement commen-
çant des contractions du myocarde. A ce moment l'emploi simultané de la théobromine (0gr,50 midi et soir) et
de la digitaline (V gouttes de la solution de digitaline
cristallisée à dix heures du matin, dix jours ; interrompre cinq jours, reprendre dix jours) assure les meilleurs résultats. Les malades, en plus, se soumettront de
temps à autre au régime de réduction (500 grammes de
lait et 1.000 grammes d'eau, ou 750 grammes de lait et
750 grammes d'eau, par verres à bordeaux, 15 verres
à bordeaux dans les vingt-quatre heures) deux à trois
jours de suite, pendant lesquels le repos complet au lit
sera observé.

La prescription simultanée de la théobromine et de
la digitaline, associée au régime de réduction, trouve
encore son emploi dans les *états hyposystoliques* du
cœur, qu'ils soient consécutifs à des affections valvulaires du cœur ou à des myocardites sans concomitance
de lésions rénales. Combien de temps convient-il, en
pareil cas, d'ordonner de la théobromine ? Nous continuons toujours un minimum de *six semaines*, terme
nécessaire, semble-t-il, pour l'élimination complète des
chlorures retenus dans les tissus. Le malade, pendant
ce temps, aura maigri de nombreux kilos, la rétention
chlorurée dans les affections cardiaques s'accompagnant de liquides épanchés sous les téguments et dans

les tissus interstitiels et le bilan de ces liquides équi-
valant à un poids considérable. Quand l'élimination
s'opère sous l'influence de la diététique requise et de
la théobromine, le poids baisse, souvent de quantités
considérables (12 à 15 kilos). Les chiffres de 8 à
10 kilos en une semaine rentrent dans des moyennes
fréquemment observées.

Au bout de six semaines, nous tâtons la susceptibilité
du malade. Deux éléments nous renseignent : le poids
du sujet et son oppression. Si le poids est immobilisé
depuis quelques jours, si l'oppression a complètement
cédé, on peut interrompre la théobromine pour huit ou
quinze jours. Au bout de ce temps, il sera prudent d'y
revenir pour quelques jours.

Dans les *cardiopathies artérielles*, la suspension du
remède n'est jamais tolérée longtemps. En insistant sur
le traitement rénal des cardiopathies artérielles [1], l'un
de nous a mis le praticien en garde. Ce qui importe, et
cela est surtout vrai des cardiopathies artérielles à
forme arythmique qui ont si longtemps induit en
erreur, c'est beaucoup moins le traitement toni-cardiaque que la médication rénale. La digitaline pourra
être ordonnée de temps à autre, à très petites doses.
Le plus souvent, elle ne réduira pas l'arythmie ; associée à la théobromine, elle calmera l'oppression ; son
usage, toutefois, n'est point indispensable.

Tant que le cœur n'a pas fléchi, que des signes d'insuffisance cardiaque (œdème des bases, gros foie, etc.)

---

1. H. Huchard. *Traité clinique des maladies du cœur et de
l'aorte*, Paris, 1899-1905. — Bergouignan, Thèse de Paris, 1902.

ne sont pas en jeu, la théobromine seule fera l'affaire.
Chez ces malades, le plus souvent, la théobromine,
après les premières semaines d'administration continue, pourra être suspendue trois ou quatre jours de·
suite ; reprendre autant et interrompre à nouveau. Non
seulement l'oppression cède, mais les malades se remet-
tent à dormir. Gallavardin et Péhu ont cru voir dans
ces effets une action hypnagogue[1]. Ce n'est pas tout à
fait exact, comme le fait a été démontré[2]. Si la théobro=
mine assure le repos, dans les cardiopathies artérielles
mieux que dans les cardiopathies valvulaires, c'est que
les premières sont doublées d'une insuffisance rénale
qui n'existe pas dans les secondes. Il y a rétention
chlorurée, dans ces insuffisances rénales, et œdèmes
interstitiels. La théobromine réduit ces œdèmes pro-·
fonds : le sommeil redevient possible.

Lorsqu'après l'emploi de la théobromine associée à
la digitale, on est arrivé à avoir raison de l'hyposystolie et des œdèmes, on se trouvera bien, pour maintenir
le taux urinaire à son chiffre normal et continuer à
tonifier le cœur toujours en imminence de dilatation
dans les cardiopathies artérielles, d'associer le sulfate
de spartéine à la théobromine, comme dans cette formule :

Théobromine. 0ᵍʳ,25
Sulfaté de spartéine 0ᵍʳ,05

Pour 1 cachet ; prendre 2 cachets par jour pendant quinze à
vingt jours.

1. GALLAVARDIN et PÉHU. Action hypnagogue de la théobromine
(Lyon Médic., nov. 1903).
2. H. HUCHARD. Journal des Praticiens, 1903.

Dans l'*angine de poitrine organique*, alors même qu'il n'existe pas d'hypertension artérielle, la théobromine exerce une action sédative manifeste (Huchard, Marcchiafava)[1]. Est-ce en raison de l'action légère que le médicament exerce sur la contractilité du myocarde ou bien encore en réduisant la crise hypertensive qui précède souvent l'accès angineux? Nous serions portés à croire à la double action. Ajoutons qu'on peut encore admettre une action diurétique et par conséquent antitoxique.

La *surchage graisseuse* réclame l'institution du régime d'amaigrissement avec viandes non grasses et légumes verts. Nous y adjoignons toujours l'emploi de la théobromine qui favorise l'élimination de chlorures contenus dans l'infiltration des tissus adipeux. Le malade absorbe la théobromine tant que dure le régime d'amaigrissement (deux cachets de $0^{gr},50$ par jour).

La théobromine a été associée à de nombreux remèdes. Comme elle est insoluble, on a cherché tout d'abord à la solubiliser à l'aide de l'adjonction d'un sel sodique : benzoate, acétate, salicylate de soude. Faisons toutes nos réserves pour cette dernière combinaison. Le salicylate de soude est un irritant rénal dangereux. La théobromine trouvant son emploi dans nombre de maladies rénales, il convient de ne pas l'associer à un produit nocif. Donc, pas de salicylate de théobromine et de soude (diurétine). On a, du reste, absolument tort

1. E. MARCHIAFAVA. Intorno l'angina pectorio e specialmente in rapporto alla sua cura (*Policlino*. Roma, 1909).

de chercher trop souvent à solubiliser les médicaments :
car leur insolubilité est presque toujours pour eux un
moyen de renforcement et de prolongation de leur
action thérapeutique.

On a encore employé l'acétate de soude (agurine), le
benzoate de soude. L'adjonction de ce dernier remède
est courante. C'est un oxydant des déchets organiques,
en même temps qu'un agent inoffensif pour le rein.

> Théobromine. 0ᵍʳ,50
> Benzoate de soude 0ᵍʳ,25
> Pour 1 cachet ; 2 par jour.

La *lithine*, depuis les travaux de Haig, a bien perdu
de sa vogue. Il semble, du reste, que l'acide urique
n'existe pas dans le sang à l'état d'acide urique, mais
d'urate soluble de soude (quadriurate) qu'il s'agit d'éliminer au plus vite pour empêcher sa transformation en
urate insoluble (biurate) (A. Luff). Il paraît démontré
que les sels de lithine sont plutôt des précipitants de
l'acide urique, d'où leur inutilité dans l'uricémie. On
prescrit plus couramment la *pipérazine*, le *sidonal*,
(quinate de pipérazine) à la dose de 30 centigrammes
par jour, et encore l'*acide thyminique*, qui a pour
résultat d'empêcher la précipitation de l'acide urique
et de favoriser son élimination, surtout par son association avec la théobromine.

> Théobromine. 0ᵍʳ,50
> Acide thyminique. 0ᵍʳ,15
> Pour 1 cachet ; 2 par jour.

L'*acide quinique*, d'après J. Weiss, provoquerait une
diminution manifeste de la formation d'acide urique.

La certitude n'est pas absolue à cet endroit, mais on peut ordonner l'association de quinate de lithine ou mieux de pipérazine (0^{gr},25) à 0^{gr},50 de théobromine, deux à trois fois par jour, qui produit souvent de bons effets.

Dans les cas d'insuffisance cardio-rénale, quand la théobromine et la digitaline ne sont pas prescrites concurremment, on peut ordonner dix jours de digitaline (V gouttes de la solution à 1/1000) et dix jours de ces cachets, ou encore les cachets de théobromine spartéinée avec addition d'un à deux centigrammes de caféine.

La théobromine entraîne parfois des accidents toxiques. Au médecin de prescrire une substance exempte d'impuretés. La bonne préparation du remède éloigne les risques d'intolérance. La céphalée en casque est le trouble le plus fréquemment accusé. Quand elle se produit, il faut diminuer les doses, descendre de 0^{gr},50 à 0^{gr},25, interrompre, reprendre pour débuter à des doses plus faibles encore. Des vertiges, des nausées, des vomissements suivaient dans les débuts l'administration des hautes doses[1]. Tous ces ennuis n'entourent plus l'administration du remède, depuis qu'on se contente des doses de 0^{gr},50 deux à trois par jour pour l'adulte, et de 0^{gr},15 à 0^{gr},25 trois fois par jour chez l'enfant. Cependant, il faut savoir que chez certains sujets, en vertu d'une idiosyncrasie particulière et peu explicable, la théobromine est mal supportée, et que même

1. Huchard. Accidents toxiques produits par la théobromine (*Journal des Praticiens*, 1899, p. 68²).

à doses faibles (0^{gr},25 à 0^{gr},30) elle détermine une céphalée opiniâtre et intolérable. Alors, il faut prescrire le médicament par doses de 0^{gr},15 à 0^{gr},20.

On a cru un moment éviter ces accidents en ayant recours à la *théocine* ou *théophylline* (une diméthylxan-thine comme la théobromine) isolée du thé en 1884 par Kossel, ou encore à l'*acétate de théocine* (en cachets de 0^{gr},20 à 0^{gr},25 deux à trois fois par jour). Malheureusement il est démontré par Pouchet que ce médicament produit une forte irritation du rein, et qu'il peut donner lieu à des vomissements très abondants et répétés[1].

Mais il n'y a pas que des troubles d'ordre toxique. Par son action diurétique seule, susceptible d'éliminer des masses considérables de liquide, la théobromine a ouvert la porte à des complications bizarres. On les a rangées sous le nom de troubles de résorption des œdèmes. La disparition rapide d'un œdème peut, en effet, entraîner des accidents nerveux : convulsions, délire, coma, respiration de Cheyne-Stokes, œdème pulmonaire. On a vu du délire survenir à la suite d'un simple déplacement d'œdème sous l'effet de la compression des membres inférieurs (Huchard). Merklen et Heitz, Hirtz et Lemaire, Bouveret, ont récemment insisté sur ces troubles, assez rares d'ailleurs[2]. Ils peuvent

---

1. H. HUCHARD. *Journal des Praticiens*, 1903, et *Traité clinique des maladies du cœur et de l'aorte*, Paris, 1899-1905.

2. HUCHARD. Note sur les accidents de la résorption des œdèmes chez les cardiaques (*Bullet. et Mém. de la Soc. médic. des hôpit.*, 1904, p. 99). — P. MERKLEN et HEITZ. *Soc. médic. hôpit*, 1904. — E. HIRTZ et LEMAIRE. Résorption rapide des œdèmes. Polyurie et

dépendre d'une double cause : 1° une infiltration des centres nerveux par les chlorures des œdèmes qui, avant d'être éliminés par les reins, rentrent passagèrement dans la circulation. Un œdème cérébral ferait suite (Merklen et Heitz, Barié) ; 2° une déshydratation brusque des centres nerveux (Hirtz et Lemaire). Suivant les observations, l'une ou l'autre cause peut être invoquée.

Le médecin en tirera une notion pratique. Chaque fois que la diurèse s'établissant soudaine et rapide, le malade accusera quelque trouble du côté des centres nerveux, il sera sage de réduire ou supprimer la quantité de théobromine. C'est là une éventualité qui n'adviendra que d'une manière exceptionnelle. Il convient toutefois d'en être averti.

Quelques auteurs, s'appuyant sur des observations incomplètes, ont accusé la théobromine de produire ou d'augmenter à la longue l'albuminurie. Rien n'est moins démontré, et ce qui a pu faire commettre cette erreur, c'est l'administration du médicament dans les maladies rénales, où l'albumine apparaît en raison même des lésions du rein et nullement par le fait de l'action médicamenteuse. Mais, dans tous les cas de *vessie irritable* caractérisée par la fréquence et la douleur des mictions, on devra n'avoir recours qu'à de faibles doses de théobromine, ou même la supprimer pendant quelque temps.

En résumé, la théobromine est un grand médicament

accidents cérébraux (*Soc. médic. hôpit.*, 1904). — Bouveret. Néphrite aiguë. Rapide résorption des œdèmes avec éclampsie (*Lyon Médical*, 21 février 1904).

qui, avec des applications différentes, a sa place marquée à côté de la digitale dans le traitement d'un assez
grand nombre de maladies, surtout des affections
rénales et cardiaques, en particulier des cardiopathies
artérielles.

XII

BICARBONATE DE SOUDE

Le bicarbonate de soude est un des médicaments universellement adoptés. Les cures de Vichy ont recruté de tout temps de fervents enthousiastes. Quant à l'explication des guérisons, elle varie avec les époques, empruntant ses arguments au ton des doctrines médicales régnantes. Aujourd'hui encore, l'accord est loin d'être fait. Les travaux en cours sur les ferments leucocytaires nous préparent de singulières surprises. Demain nous apprendrons sans doute que les solutions alcalines exercent une double action sur les leucocytes. 1° Elles favorisent la dissolution et partant l'action des ferments leucocytaires; 2° elles dissolvent les nucléoprotéides des déchets.

Laissons la théorie et venons aux faits.

Les grandes applications du bicarbonate de soude se rattachent au traitement des maladies de l'estomac, du foie et de la nutrition (diabète, goutte, uricémie). Des emplois secondaires sont dévolus au remède dans les maladies infectieuses, les bronchites, les albuminuries, et aussi à titre d'argent topique dans les affections externes.

Comme tous les grands médicaments, comme la digi-

tale par exemple, le bicarbonate de soude doit être
manié en connaissance de cause et avec prudence, suivant une posologie différente d'après l'effet que l'on
veut et que l'on doit obtenir. Comme toutes les grandes
médications, la médication alcaline mal comprise a eu
ses détracteurs. Trousseau a imaginé la légende de la
« cachexie alcaline ». D'autres auteurs accusent le
remède de produire des gastrites atrophiques, en donnant lieu à des altérations cellulaires des glandes gastriques, analogues à celles du phosphore. Cette dernière assertion est exacte, mais nous savons que tous
les médicaments très actifs employés à doses exagérées
et sans souci des indications thérapeutiques sont susceptibles de produire des accidents.

I. — ACTIONS ESSENTIELLES

Tout d'abord, occupons-nous des *maladies de l'estomac.*

De grosses discussions ont entouré les effets du bicarbonate de soude sur la sécrétion gastrique. Les travaux
de Linossier et Lemoine ont éclairé le problème d'une
manière particulièrement nette[1]. Depuis 1893, ils ont
établi que ce médicament agit à titre d'excitant et à
toutes doses. Seulement, cette excitation se manifeste
en raison inverse de la richesse de la sécrétion gastrique
en HCl. Très accentuée chez les hypochlorhydriques,
elle est à peu près inappréciable chez les hyperchlorhydriques, en sorte que la quantité prescrite devra être

[1]. LINOSSIER et LEMOINE. L'action du bicarbonate de soude sur
la sécrétion gastrique (*Académie de médecine*, 14 avril 1909, et
LINOSSIER, *Hygiène du dyspeptique*, 2ᵉ édit., 1908.

d'autant plus réduite que l'*hypochlorhydrie* est plus accentuée. Du reste, en pareil cas, on ne doit jamais prolonger la médication plus de deux à trois semaines. L'excitation produite à ce moment est durable. Une dose de 0^{gr},25 à 0^{gr},50 de bicarbonate avant les repas réalise l'effet désiré. Un verre à bordeaux d'une eau de Vichy renferme environ 0^{gr},50 de bicarbonate de soude ; elle produit des résultats similaires. Voici d'abord une formule réalisant la loi émise, dès 1859, par Blondlot et Cl. Bernard : à petite dose, le bicarbonate de soude excite la sécrétion gastrique.

> Phosphate neutre de soude. . . . . ⎱ 10 grammes.
> Bicarbonate de soude . . . . ⎰

En 60 cachets ; 1 cachet un quart d'heure ou une demi-heure avant les repas (Huchard).

Avec l'*hyperchlorhydrie*, les divergences s'accusent davantage ; bien que l'action excitante du bicarbonate soit moindre que dans l'hypochlorhydrie, nombre de médecins hésitent. On observe néanmoins de fréquentes guérisons à Vichy et chez les malades soumis à la médication bicarbonatée (Mathieu, Soupault, Huchard)[1]. L'association du remède à la craie préparée, à la magnésie hydratée, au sous-nitrate de bismuth, à la codéine, ou à la belladone est excellente.

> Bicarbonate de soude . . . . ⎱ 1 gramme.
> Magnésie hydratée. . . . . ⎰
> Craie préparée . . . . 0^{gr},80
> Sous-nitrate de bismuth . . . . . . 0^{gr},60
> Codéine . . . . 0^{gr},005

Pour 1 paquet ; 1 paquet à la première manifestation douloureuse. Un second paquet vingt minutes plus tard, si la douleur persiste (A. Robin).

---

1. H. HUCHARD. *Consultations médicales*, 4e édit., 1906.

Dans ces poudres, la magnésie et la craie préparée continuent l'action neutralisante du bicarbonate. Celui-ci, en effet, en raison de sa rapide absorption, a une action peu durable. On y remédie encore par la formule suivante :

Bicarbonate de soude . . . . 40 grammes.
Magnésie hydratée . . . . ⎱ 20 —
Craie préparée . . . . ⎰
Codéine. 0ᵍʳ.10

Une cuillerée à café dans un peu d'eau au moment des douleurs.

Ces formules sont efficaces. Nous avons vu que dans l'hyperchlorhydrie et l'ulcère de l'estomac, nous commencions par la médication du sous-nitrate de bismuth à hautes doses (15 à 20 grammes à jeun, dix à quinze jours), pour continuer par les paquets ci-dessus.

L'un de nous a recommandé de procéder ainsi, surtout dans les cas d'hyperchlorhydrie intense :

Une heure ou deux après chaque repas, c'est-à-dire à une période voisine de l'évacuation stomacale, faire prendre méthodiquement (et une autre fois pendant la nuit si cela est nécessaire en raison des douleurs), une demi-cuillerée à une cuillerée à café de l'une des deux poudres suivantes dans un peu d'eau, ou de préférence dans une infusion chaude. La première prescription s'adresse surtout aux hyperchlorhydriques constipés ; la seconde est plus sédative[1] :

1. A. ROBIN. *Les maladies de l'estomac*, 1900, p. 299. — H. HUCHARD. *Journal des Praticiens*, 1889. La pseudo-gastralgie hyperchlorhydrique. La dyspepsie hyperchlorhydrique et son traitement ; abus de l'antisepsie intestinale. La médication alcaline intensive (*Société de Thérapeutique*, 1890, 1892, 1893). La

```
1° Bicarbonate de soude . . . . . . .   60 grammes.
   Magnésie calcinée . . . . . . . . .   30    —
   Sous-nitrate de bismuth . . . . . .   15    —

2° Bicarbonate de soude . . . . . . .   60 grammes.
   Phosphate neutre de soude . . . .    30    —
   Craie préparée . . . . . . . . . .   15    —
```

Pour neutraliser l'acide chlorhydrique en excès, il est utile d'avoir recours aux alcalino-terreux, à la *magnésie calcinée*, non à la magnésie blanche ou hydro-carbonate de magnésie, qui donne lieu à un dégagement d'acide carbonique dans l'estomac. La magnésie sature d'abord l'acidité du contenu stomacal et forme du chlorure de magnésium, un excitant des fibres musculaires, capable ainsi de combattre la constipation due à l'atonie intestinale. Mais il ne faut jamais oublier que si la magnésie calcinée jouit d'un pouvoir de saturation assez considérable, elle est à peine excito-motrice et très peu anesthésique, en raison du faible dégagement de l'acide carbonique ; que la *craie préparée*, ou carbonate de chaux, calme peu les douleurs pour la même cause ; que le *bicarbonate de soude*, en raison de ses propriétés analgésiques [1], excito-motrices et excito-sécrétoires, est le meilleur des alcalins à employer avec ses correctifs, la magnésie et la craie

---

thérapeutique pathogénique (*Journal des Praticiens*, 1891). Traitement médicamenteux, alimentaire et hydrominéral des dyspepsies (*Consultations médicales*, 1901 à 1906, et *Thérapeutique clinique*, Paris 1909).

1. LINOSSIER. Action analgésique du bicarbonate de soude dans les affections digestives (*Bulletin médical*, 1895). Comment doit-on prescrire le bicarbonate de soude dans les dyspepsies ? (*Journal des Praticiens*, 1896).

préparée [1]. Voici encore une excellente préparation.

Magnésie calcinée ou hydratée 1ᵍʳ,50
Bicarbonate de soude . . . . 1 gramme.
Sous-nitrate de bismuth. 0ᵍʳ,50
Craie préparée 0ᵍʳ,50
Chlorhydrate de morphine 0ᵍʳ,001
Sucre de vanille 0ᵍʳ,50

Pour 1 paquet ou 2 cachets, à prendre en une seule fois (A. Robin).

Dans la formule suivante, on trouve les éléments d'une action d'antisepsie stomacale et d'excito-motricité intestinale, par la formation d'oxygène à l'état naissant et de chlorure de magnésium. Elle est à recommander de temps en temps, non pour remplacer la médication alcaline, mais pour en seconder les effets :

Peroxyde de magnésium 0ᵍʳ,30
Magnésie hydratée 0ᵍʳ,20
Bioxyde de manganèse 0ᵍʳ,10

Pour 1 cachet; prendre 1 cachet un quart d'heure avant, ou deux ou trois heures après les repas (H. Huchard).

En place de ces associations pulvérulentes, on peut recommander le remède en solution [2] :

---

1. BINET. Les alcalins, leur rôle sur les fonctions de l'estomac, leur emploi dans la thérapeutique gastrique (Thèse de Paris, 1905). — ANTONIO CURCI (de Catane). Importance physiologique et thérapeutique des alcalins et des alcalins terreux (*Congrès de Budapest*, 1909).

2. HAYEM. *Journal des Praticiens*, 1904, p. 578.

> Bicarbonate de soude. . . . . $2^{gr},50$
> Sulfate de soude . . . . 3 grammee.
> Chlorure de sodium. . . . . 1 —

Pour 1 paquet; faire dissoudre dans 1 litre d'eau distillée (Hayem).

Cette eau minérale artificielle est prise chaude. par verre à bordeaux, de 20 minutes en 20 minutes, à jeun. On commence par un total de 250 grammes (le verre a bordeaux renferme environ 100 grammes) pour monter peu à peu jusqu'à 4 et 500 grammes. Continuer un mois. Le sulfate de soude dans cette combinaison offre la propriété de diminuer la sécrétion chlorhydrique. Le phosphate de soude agirait de même.

La solution n'est point toujours consommée dans la matinée. On la peut diviser dans le courant du jour, et augmenter les quantités de substances dissoutes.

> Bicarbonate de soude. . . . . 6 grammes.
> Phosphate de soude . . . . 4 —
> Sulfate de soude. . . . . 2 —

Pour 1 paquet; faire dissoudre dans 1 litre d'eau distillée.

Un verre à bordeaux chauffé à jeun, à 11 heures et demie du matin, à 6 heures et 9 heures du soir. Continuer un mois. Interrompre un à deux mois. Reprendre si nécessaire.

Dans les cas de douleurs vives, le praticien commencera par le sous-nitrate de bismuth. Le régime lacté sera, comme nous l'avons vu précédemment, intégralement observé huit ou dix jours. Puis on ajoutera au lait des farineux, des pâtes, des purées. Le sous-nitrate de bismuth sera continué pendant une quinzaine par les poudres associées, dites « poudres de saturation », d'après Robin.

Les solutions seront prescrites par la suite.

Utile dans les troubles de sécrétion de l'estomac, le bicarbonate l'est encore dans les *troubles moteurs (dys-*

pepsie motrice). Le bicarbonate de soude et les alcalins hâtent l'évacuation gastrique. Qu'il agisse, comme le pensent Mathieu et Laboulais, en excitant directement la motricité, ou comme l'admet Linossier, en saturant l'acidité, cause du spasme pylorique, il nous importe peu. On ordonne le remède soit aux doses de 2 à 3 grammes par repas, soit en le formulant par petites doses et en cachets pris toutes les deux ou trois heures.

> Bicarbonate de soude. . . . . ⎫
> Craie préparée . . . . ⎬ ââ 0gr,25
> Magnésie hydratée. . . . . ⎭
>
> Pour 1 cachet ; de 5 à 10 par jour.

D'ordinaire nous commençons par 5 cachets, pour descendre très rapidement au bout de trois à quatre jours, à 3 cachets : 1 après les trois repas.

Dans les *sténoses pyloriques*, le bicarbonate de soude (4 à 8 grammes par jour) calme mieux les douleurs que de hautes doses de morphine (Soupault).

En cas d'*anorexie*, à l'exemple de Robin, on prescrit le bicarbonate associé à une petite quantité d'ipéca, sous forme de poudre de Dower :

> Poudre de Dower 0gr,05
> Bicarbonate de soude. 0gr,25
>
> Pour 1 cachet; 1 cachet dix minutes avant les repas, avec un verre à bordeaux de macération de quassia.

Dans la médecine infantile, la médication alcaline (eau de Vichy, de Vals, bicarbonate de soude) est journellement employée à titre de *stimulant des voies digestives*. La diète hydrique peut être réalisée par une eau alcaline (Vals ou Vichy) dédoublée d'eau bouillie ; dans les *vomissements périodiques avec acétonémie,* on met d'abord l'enfant à la diète absolue, pour éviter le retour des vomissements. Puis on autorise des eaux alcalines glacées. Marfan conseille, dans l'hypothèse d'une intoxication acide, le bicarbonate de soude à haute dose, $0^{gr},10$ toutes les deux ou trois heures [1].

Surtout, dans toutes les dyspepsies, agir sur le système nerveux, remonter le moral du malade, favoriser ses conditions d'adaptation au milieu, stimuler les impressions psychiques par la confiance rendue, les impressions visuelles par des voyages, et les impressions cutanées par les douches (tièdes en cas de dépression, froides si le système nerveux est résistant).

Des malades ont pris des doses énormes de bicarbonate sans en être autrement incommodés, comme l'un de nous l'a démontré en 1889, et comme l'ont prouvé après lui, Bouveret, Hotellier et Tournier (de Lyon) [2].

Toutefois, l'usage excessif du bicarbonate de soude n'est pas toujours sans inconvénient. Quand l'hyperchlorhydrie n'est pas manifeste, de gros risques sont à redouter. On n'excite pas fortement un organe pendant des mois sans avoir à craindre une dépression consécutive, et les doses jadis prescrites de 20 à 40 grammes par jour peuvent épuiser la puissance sécrétoire de l'estomac en conduisant à la gastrite chronique. La distension immodérée de l'estomac sous l'effet du gaz acide

---

1. HUTINEL. *Les maladies des Enfants,* 1909, t. III, p. 291.

2. H. HUCHARD. *Journal des Praticiens,* 1889. — BOUVERET. *Traité des maladies de l'estomac,* 1893. — HOTELLIER. Thèse de Lyon, 1896. — TOURNIER. *Province médicale,* 1896.

carbonique dégagé conduit à ce résultat. Notre expérience personnelle confirme la réalité de ce risque. C'est pourquoi on doit associer le bicarbonate à d'autres substances, qui, en exerçant une action dans le même sens, permettent de réduire la dose du premier. Les formules que nous venons de donner ne répondent pas à un autre but.

Les *maladies du foie* trouvent dans la *congestion hépatique*, d'origine arthritique ou alimentaire, une indication journalière. Nous associons le remède au sulfate de soude ou au sel de Seignette (tartrate double de soude et de potasse).

Sulfate de soude ou sel de Seignette. 80 grammes.
Bicarbonate de soude. . . . . 20 —

Une cuillerée à café tous les matins dans un verre d'eau. Continuer un mois. Aux prédisposés nous recommandons de reprendre cette médication quatre à six fois par an.

Voici encore une autre formule, utile chez les constipés atteints en même temps de congestion hépatique.

Sulfate de soude . . . .)
Citrate de soude . . . . } ââ 20 grammes.
Bicarbonate de soude. . . . . .)

Une cuillerée à café tous les matins dans une infusion chaude, pendant dix jours du mois.

Non seulement aux congestionnés du foie, mais aux *migraineux*, aux *goutteux*, aux *eczémateux*, nous ordonnons la même médication. Parfois même, nous poursuivons deux à trois mois de suite. Et les accidents combattus en même temps par un régime alimentaire où les alcooliques, les plats épicés et les albuminoïdes sont supprimés tout à fait et en forte réduction, elle produit les résultats les plus heureux.

Les *cirrhotiques* garderont en même temps le lit et prendront 2 litres de lait par jour ; le même remède leur sera ordonné, à plus faible dose, pour ne pas entraîner de diarrhée. La formule suivante est à recommander.

Bicarbonate de soude.	3 grammes.	
Phosphate de soude	4	—
Sulfate de soude.	3	—
Iodure de potassium.	1	—

Dissoudre dans 1 litre d'eau bouillie ; décanter ; 1 verre à bordeaux tiédi à jeun, à 11 heures du matin, 5 heures et 10 heures du soir. Continuer trois semaines (A. Robin) [1].

Dans la *lithiase biliaire*, si le bicarbonate de soude sous forme de cure thermale à Vichy (Grande Grille, Hôpital) fait souvent apparaître une crise de colique hépatique, franche ou ébauchée, vers le huitième ou dixième jour, par contre, les résultats consécutifs sont des plus avantageux. Il n'est guère de médecin qui, à la suite d'une saison à Vichy, n'ait vu les crises hépatiques s'espacer et devenir infiniment moins intenses chez ses malades.

Nous consentons que le médicament favorise l'alcalinité de la bile, condition de la dissolution de la cholestérine, laquelle constitue le principe des calculs biliaires. Mais une autre action entre certainement en jeu. On sait aujourd'hui que la lithiase biliaire est sur-

---

1. A. ROBIN. Le traitement des cirrhoses (*Journal des Praticiens*, 1908, p. 792).

tout d'origine infectieuse. Ce sont les conditions défavorables à cette infection que semblent surtout réaliser les cures de Vichy, bien supérieures à celles de Carlsbad.

Toutefois ici une réserve. N'ordonnons jamais de remède au *calculeux fébriles* ou à *crises subintrantes*. En pareil cas, le repos au lit avec glace sur le ventre est la meilleure médication. Et puis, si un mieux rapide ne se produit pas, si un mouvement subfébrile persiste, confions le malade au chirurgien. La cholécystite calculeuse une fois installée risque d'entraîner des désastres. L'ablation de la vésicule est une intervention peu grave (95 p. 100 de succès), et en une quinzaine, les malades sont remis sur pied.

Une fois opérés et au bout de quelques mois, ils feront une saison de quinze jours à Vichy et boiront tous les mois pendant une dizaine de jours un verre à bordeaux d'eau de Vichy avant les repas.

La vésicule n'étant plus là, il importe de ne pas laisser ralentir le courant biliaire.

Ce sont également les eaux chaudes qui réussissent le mieux dans le *diabète*. (Lecorché). La raison du succès qui recommande les alcalins dans cette dernière maladie, tient-elle à l'explication qu'en fournit A. Robin [1] : action restrictive sur les oxydations, modération dans le travail de transformation glycogénique, ralentissement de l'activité générale, diminution dans la formation de l'urée et de l'acide urique ? C'est possible, bien que d'autres facteurs encore inconnus inter-

---

1. A. ROBIN. Le diabète (*Thérapeutique appliquée*, 1895).

viennent peut-être de leur côté. Pour les malades qui ne peuvent aller à Vichy, le remède est ordonné aux doses de 4 à 6 grammes pendant quinze à trente jours, trois à quatre fois par an. Si les quantités de sucre sont abondantes, on commence d'ordinaire, et sauf contre indications, par prescrire le bicarbonate de soude uni à l'antipyrine[1].

> Antipyrine. 0gr,50
> Bicarbonate de soude. 0gr,25
> Pour 1 paquet; 1 paquet avant le repas de midi et du soir. sept jours de suite.

Inutile de rappeler le danger des cures de Vichy chez les diabétiques affaiblis. Soit que l'exitation médicamenteuse soit trop intense et entraîne un épuisement dont l'organisme ne peut plus faire les frais, soit plutôt que la fatigue du déplacement ait ouvert la porte aux phénomènes acétonémiques, toujours est-il que des accidents comateux peuvent suivre. Tous deux, nous en avons observé plusieurs exemples.

Cependant, dans certains cas, le bicarbonate de soude à doses élevées (10 à 15 grammes au moins) est à recommander à titre de médicament préventif contre le *coma diabétique* caractérisé par l'intoxication acide du sang, véritable acidémie, et c'est ainsi que l'un de nous a vu disparaître en quelques semaines les symptômes avant-coureurs d'une mort prochaine[2]. On a

---

1. H. Huchard. Recherches thérapeutiques sur l'antipyrine (1884). Emploi de l'antipyrine dans la polyurie, le diabète et le goitre exophtalmique (*Société de thérapeutique*, 1888).

2. H. Huchard. *Thérapeutique clinique* (*Consultations médicales*, (t. 1er, 5e édition 1909.

proposé contre cette grave complication (Stadelman, Lépine) des injections intra-veineuses de chlorure de sodium et de bicarbonate de soude qui ont trop souvent abouti à des insuccès.

Longtemps, le bicarbonate de soude a été considéré comme le traitement de choix dans *l'uricémie* et la goutte. Empiriquement, le fait demeure exact ; bien que les recherches expérimentales semblent, au premier abord, contredire cette efficacité. En effet, Fauvel[1] a démontré que la prescription du bicarbonate de soude, même aux doses de 6 grammes par jour, n'exerce aucun effet sur l'excrétion de l'acide urique chez l'homme ; Luff pense même que le pouvoir dissolvant du sang sur les urates en serait diminué[2]. Quant à l'hyperacidité des humeurs que le bicarbonate devrait combattre, une raison majeure s'oppose à cette action : l'alcalinité du sang n'est nullement inférieure à la normale (Klemperer, Lévy). Et cependant les goutteux sont améliorés par les alcalins et les cures de Vichy. Le bicarbonate de soude agit sans doute par action directe sur le foie et peut-être aussi par une action sur les ferments leucocytaires. Ce double effet diminuerait l'abondance des composés uratiques.

Dans la *gravelle,* le bicarbonate de soude ne sera prescrit qu'à petites doses et avec précaution. Il ne

1. Fauvel. Le bicarbonate de soude et l'excrétion urique (*Soc. Biol.*, 5 avril 1909).

2. Luff. *La goutte*, trad. par Françon, d'Aix, 1908.

s'agit point, par l'alcalinisation des urines, de précipiter des concrétions phosphatiques autour des calculs
uriques primitifs.

II. — ACTIONS DE SECOND ORDRE

Le bicarbonate de soude est ordonné dans maintes
affections où son action demeure douteuse. C'est ainsi
qu'il a été recommandé jadis dans le *rhumatisme articulaire aigu* où le salicylate de soude a pris sa place ;
dans la *pneumonie* où toutes les médications réussissent, puisque, chez les trois quarts des sujets, la
maladie marche d'elle-même vers la guérison ; dans la
fièvre bilieuse hémoglobinurique ou Hearsey associe
le remède au sublimé (XXX gouttes de liqueur de Van
Swieten toutes les deux heures). Auerbach va plus
loin. Toutes les affections fébriles, assure-t-il, bénéfi-
cieraient de la médication dont les avantages lui
auraient été révélés expérimentalement [1]. Nous ne
demandons pas mieux. Nombre de malades fébriles
utilisent le lait mêlé d'eau de Vichy, les sources légères
de Vals, comme boisson. La médication rentre dans la
diététique courante.

Dans la *bronchite chronique,* les alcalins ont pour
effet de fluidifier les sécrétions. On les ordonne même
dans les *bronchites aiguës* de l'enfance, à raison d'une
cuillerée à soupe d'eau de Vichy (Hôpital) toutes les
deux heures, à l'effet de favoriser l'expectoration [2].

1. AUERBACH. *Allg. medic. cent. Zeitung,* 1905, n° 2.
2. CRIADO Y AGUILAR. *Traité des maladies de l'enfance,* 1905.

Les *anémiques* s'en trouveraient également bien. Alors que Trousseau estimait que les abus des alcalins avaient fait plus de mal que ceux de l'iode et du mercure, on sait aujourd'hui que le bicarbonate de soude entraîne une augmentation dans le chiffre des globules rouges. L'action du bicarbonate de soude sur les fonctions digestives n'est pas étrangère à cet heureux résultat. Lorsque les malades digèrent bien, aucune modification n'est constatée.

Dans les *vomissements incoercibles de la grossesse,* l'association du bicarbonate de soude et de la teinture de noix vomique produirait de bons effets.

Teinture de noix vomique à 1/10. . .   3 grammes.
Bicarbonate de soude   8   —
Sirop de cannelle, ...   30   —
Eau distillée.   150   —

Une cuillerée à soupe toutes les deux ou trois heures (OElschæger).

Dans le traitement des *albuminuries,* le bicarbonate de soude rend des services certains. Est-ce en favorisant la digestion des albumines alimentaires, en activant les fonctions du foie, en diminuant l'acidité urinaire ? C'est cette dernière raison qu'invoque von Haesselin [1]. D'après lui, les albuminuries liées à l'acidité urinaire seraient très vite amendées par l'emploi du bicarbonate à doses suffisantes (8 à 9 grammes par jour). On a du reste coutume de prescrire de l'eau de Vichy aux albuminuriques. Les doses seraient insuffisantes : Soit ; doublons-les.

1. VON HAESSELIN. *Münch. med. wochens.,* 17 août 1909.

L'emploi du sulfate de soude à jeun (une cuillerée à café) nous a donné, pur ou associée au bicarbonate, des résultats encourageants.

III. — USAGE EXTERNE

Comme emploi externe, le médicament offre un avantage immédiat : il est bon marché. On l'utilise en poudre ou en solution. D'après Levassort, il faut préférer la poudre stérilisée ou non à 120° (à cette dernière température, le bicarbonate se transforme en carbonate neutre). On saupoudre les anfractuosités des plaies, les cavités suppurantes qu'on tamponne ensuite à la gaze stérilisée. Le pansement est laissé en place quinze à vingt jours; tous les deux jours, une partie de la gaze est tirée au dehors et sectionnée aux ciseaux. Le seul inconvénient de cette méthode est l'odeur parfois fétide du pansement; elle n'empêche pas le bourgeonnement heureux et rapide des plaies [1].

Plus fréquemment le bicarbonate est employé en solution à 2 p. 100, à 5 p. 100. Dans certaines plaies atones, comme les *ulcères de jambes,* il rendrait de grands services (Tedradzé) : nettoyage de la région avec une solution à 2 p. 100. Recouvrir de compresses imbibées à 3 ou 4 p. 100. Maintenir la jambe dans une position élevée. D'abord changé plusieurs fois par jour, puis une fois par jour, le pansement amène une diminution rapide du pus. Il favorise la cicatrisation en respectant l'intégrité des granulations.

1. LEVASSORT. *Soc. de méd. et chirurg. pratiques*, 1903.

On recommande encore le remède en injections pour détacher des sécrétions visqueuses et adhérentes. Dans les *rhinites infectieuses,* on peut utiliser le mélange :

Eau oxygénée . . . . 500 grammes.
Eau distillée. . . . . 500 —
Bicarbonate de soude . . . . 10 —

Pour une injection intra-nasale matin et soir. Dans cette formule, le bicarbonate corrige l'acidité de l'eau oxygénée.

On utilise encore le médicament dans les *affections cutanées* et dilué dans les bains : 500 grammes de bicarbonate par bain. C'est un agent thérapeutique qui calme à la fois le prurit et dégraisse la peau recouverte de sécrétions grasses. Le carbonate de soude (100 à 150 grammes par bain) est plus fréquemment utilisé que le bicarbonate. Il est prescrit pour nettoyer la peau avant le traitement par la gale et décape, dans le psoriasis, les squames épaisses qui recouvrent les parties malades [1].

Au sujet des *affections cutanées*, rappelons que le traitement de l'état diathésique occupait une place prépondérante, d'après Bazin, qui administrait le bicarbonate de soude dans les dermatoses de nature et d'origine arthritique. On y a peut-être un peu trop renoncé, comme on a eu tort autrefois de fonder de trop grandes espérances sur cette médication alcaline des maladies cutanées chez les arthritiques où l'on aurait observé une diminution de l'alcalinité du sang, une tendance à l'acidité des humeurs qui avait fait dire plaisamment à Marchal de Calvi, que « l'humanité tourne à l'aigre ». Mais un excès n'en autorise pas un autre.

1. Leredde. *Thérapeutique des maladies de la peau,* 1904.

XIII

ARSENIC

Une double règle commande l'administration de l'arsenic ; son emploi dans certaines maladies infectieuses
exige l'usage des produits les plus toxiques, composés
minéraux (acide arsénieux, liqueur de Fowler). Lorsqu'il
ne s'agit que de tonifier l'organisme, les produits les
moins toxiques suffisent (composés organiques, cacodylate de soude, arrhénal ou monométhyl-arsinate de
soude).

La double action anti-infectieuse et reconstituante
comprend l'ensemble des propriétés thérapeutiques
dont dispose l'arsenic. Une action caustique est exercée
par certains composés (acide arsénieux) et utilisée dans
le traitement des cancroïdes. Anti-infectieux, c'est le
médicament spécifique, ce semble, de la trypanosomiase
(maladie du sommeil) ; l'atoxyl, ou anilarsinate de
soude, composé arsénical toxique, offre, dans l'espèce,
les garanties les plus sûres. Dans la leucémie, cette
maladie sans doute infectieuse, l'arsenic, sous forme
de liqueur de Fowler, amène des améliorations surprenantes, alors que le cacodylate de soude, le monométhylarsinate de soude (arrhénal) ne font absolument

rien. Au contraire, dans la tuberculose, la syphilis, le paludisme dont le spécifique, au moins pour les deux dernières, est connu, le cacodylate de soude, l'arséniate de soude produisent des effets reconstituants manifestes. Mais des substances plus toxiques y trouvent également emploi. Si le cacodylate de soude, l'arséniate de soude relèvent les forces, l'atoxyl et un autre composé arsenical, l'hectine exercent une action antiparasitaire sur le tréponème de la syphilis. En sorte que les deux propriétés : anti-infectieuse et réparatrice, assemblent leurs effets. Une autre maladie infectieuse : la chorée, s'est vu également opposer la médication arsenicale ; mais il faut atteindre des doses toxiques et le remède peut devenir pire que le mal.

L'action tonique et anti-infectieuse de l'arsenic semble emprunter sa raison d'activité à sa répercussion sur les organes hématopoiétiques[1]. L'arsenic détruirait les globules sanguins blancs et rouges ; il agirait à la façon des rayons X. Or, la destruction des globules blancs met en liberté les ferments leucocytaires qui sont des agents microbicides et, de plus, le processus réparateur qui fait suite explique l'action favorable sur la nutrition. La destruction globulaire est sans doute plus active avec les substances arsenicales toxiques ; de là leurs effets supérieurs. Avec les substances arsenicales moins toxiques, on cherche moins la destruction globulaire intense et, partant, la mise en liberté des ferments leucocytaires, que la réparation, laquelle peut suivre des destructions globulaires modérées. C'est là une

1. BLOCH. Action de l'arsenic sur le sang (Thèse de Paris, 1908).

hypothèse. Les recherches récentes semblent l'auto-
riser.

Quoi qu'il en soit, sous l'effet de la réparation sanguine, toutes les fonctions sont stimulées. L'appétit est
meilleur, le poids augmente, la circulation est plus
énergique, l'hématose plus parfaite. Mais il reste bien
des divergences sur le mécanisme d'action. Pour beaucoup, l'arsenic est considéré comme un modérateur des
échanges organiques. C'est une opinion inverse de la
première. Peut-être l'entente serait-elle possible si l'on
adoptait la formule de A. Robin, à savoir que les
échanges organiques sont diminués à faibles doses
(moins de 5 milligrammes d'arséniate de soude par
vingt-quatre heures) et accélérés à doses plus élevées
(plus de 5 milligrammes d'arséniate de soude par vingt-
quatre heures). Nombre de médicaments possèdent à
doses élevées des actions opposées à celles qu'ils réali-
saient à doses minimes. Il en serait de même pour l'arsenic. Il conviendrait de connaître les effets que ces
doses différentes exercent sur les destructions globulaires et si la variabilité des oxydations ne dépend pas
de cette action profonde. Les documents suffisants
manquent qui autoriseraient une réponse décisive.

Nous inspirant de ces données, tour à tour nous étudierons : 1° l'action anti-infectieuse, 2° l'action réparatrice et sur la nutrition, 3° l'action sur la respiration,
4° l'action caustique.

1° *Action anti-infectieuse.* C'est surtout dans la *maladie du sommeil* (trypanosomiase) que l'arsenic montre
une surprenante efficacité. L'atoxyl ou anilarsinate de

soude, au contraire des autres composés arsenicaux organiques qui sont peu dangereux, possède de réelles propriétés toxiques. On l'emploie aux doses de 0^{gr},50 deux fois par semaine, en injection intra-musculaire. La solution employée est à 10 p. 100. Ne supportant pas l'ébullition, elle ne se conserve que quelques jours. La cure dure trois mois et est reprise trois mois après, même sans rechute apparente. Des lésions optiques sont à craindre avec des doses supérieures à 50 centigrammes. Une troisième et une quatrième cure sont utiles l'année suivante. La disparition des trypanosomes circulant s'opère dans les six à douze heures qui suivent l'injection. De la fièvre s'observe souvent à ce moment, peut-être due à la destruction du parasite[1].

. Dans la *syphilis*, Hallopeau a obtenu des résultats satisfaisants, mais au prix de dangers réels[2]. Après une dose quotidienne, voire biquotidienne, de 0^{gr},50 d'atoxyl, il a eu à déplorer une proportion considérable d'intoxications (17 p. 100) : douleurs abdominales, nausées, vomissements, diarrhée, refroidissement des extrémités, lipothymies. Aux doses inférieures à 0^{gr},50, le remède n'agit pas : ou il est inefficace ou il expose à des accidents. Revenons au mercure, plus maniable et qui a fait ses preuves. En tout état de cause, il faut y recourir, même avec le traitement par l'atoxyl (3 injections à quarante-huit heures d'intervalle, de 0^{gr},75, de 0^{gr},60, 0^{gr},50). Hallopeau conseille concurremment un traitement mercuriel de deux mois. Alors, pourquoi l'atoxyl?

1. Van Campenhout. La maladie du sommeil (*Congrès Méd. Alién. et Neurol.*, Bruxelles, août 1910.

2. Hallopeau. Les dangers de l'atoxyl dans le traitement de la syphilis (*Journal des Praticiens*, 1907, p. 446).

L'*hectine*[1] (benzosulfone paramino-phénylarsinate de soude) aux doses de 0gr,10 à 0gr,20 semble de tous les composés arsenicaux celui qui associe les meilleurs résultats aux moindres risques. Il réussit souvent dans les formes malignes et ulcéreuses, mais il faut l'adjonction du mercure dans les syphilides papuleuses cutanées ou muqueuses, de la période secondaire. Il a donné de bons résultats dans la *syphilis gommeuse du foie*! (Milian); injection de 10 à 20 centigrammes, 15 jours; suspendre 8 jours, reprendre 15 jours. C'est l'hectine que Hallopeau a pronée dans le traitement abortif de la syphilis comme nous avons vu dans le chapitre sur le mercure; l'atoxyl produirait une action abortive tout aussi manifeste[2]. Avant de conclure à une action aussi remarquable, attendons d'autres résultats.

Le *paludisme* se voit opposer l'arsenic à titre de reconstituant et d'antiparasitaire. La seconde indication est délaissée. Sans doute, jadis Boudin était arrivé à quelques résultats avec ses hautes doses d'acide arsénieux (0gr,10), aidées de vomitifs et du régime alimentaire; mais des accidents gastro-intestinaux survenaient qui faisaient interrompre la médication. Plus récemment, A. Gautier a tenté vainement de représenter le cacodylate de soude et l'arrhénal comme des succédanés de la quinine. Ces médicaments ne possèdent aucune action sur l'évolution de l'hématozoaire. Ce sont des reconstituants, et c'est tout.

1. MARTINET. Arsenic et mercure dans la syphilis. *Presse médicale,* 9 juillet 1910.

2. HALLOPEAU. Le traitement abortif de la syphilis (*Acad. Méd.,* 12 juillet 1910.

En vue du même but, dans la cachexie paludéenne, on prescrira des granules d'*acide arsénieux* (4 à 6 granules de 1 milligramme chaque, par jour), ou bien la *liqueur de Fowler* (X à XX gouttes par jour dans de l'eau ou du vin). Chez les enfants au-dessus de deux ans, commencer par II gouttes de liqueur de Fowler au milieu du repas et augmenter peu à peu jusqu'à X gouttes). On peut encore ordonner la *liqueur de Boudin* (solution d'acide arsénieux à 1 p. 1.000) ; une à deux cuillerées à café par jour. Le *cacodylate de soude* (5 centigrammes) en injections sous-cutanées, peut être utilisé. Une injection cinq jours de suite, interrompre cinq jours pour permettre l'élimination de l'arsenic ; reprendre cinq jours. Quarante jours en tout, soit vingt jours de traitement. La médication doit être continuée longtemps, mais à petites doses et avec des interruptions[1]. En général, au bout de vingt jours, il est prudent de s'interrompre pour reprendre au bout de vingt jours à un mois, pendant un laps de temps de quinze à vingt jours. Le *monométhylarsinate de soude* ou arrhénal, s'emploie par voie stomacale ou hypodermique : 4 à 5 centigrammes par jour et le même temps que le cacodylate.

Les *leucémies* voient encore l'ombre régner sur leur pathogénie réelle. Qu'elles soient d'origine infectieuse, la chose est présumable. En tous cas et sauf dans les variétés aiguës, l'arsenic sous forme d'acide arsénieux produit de véritables résurrections. Avant les rayons X, c'était la seule médication. Malheureusement, ses effets

1. LAVERAN. *Traité du paludisme*, 2e édition, 1907.

sont passagers comme ceux des rayons X. La médication doit être employée à haute dose. On est est allé jusqu'à C gouttes de liqueur de Fowler par jour[1]. C'est un gros chiffre et qui peut être rarement atteint. On commence par X à XII gouttes de liqueur de Fowler : à partager en trois doses avant chaque repas. Augmenter de III gouttes par jour jusqu'à XXV et XXX, XL gouttes par jour. Ajouter I à II gouttes de laudanum à chaque dose pour favoriser la tolérance. Continuer deux à trois mois. Deux fois par semaine à jeun, une cuillerée à café de sulfate de soude ou de sel de Seignette dans un verre d'eau pour agir à titre de léger laxatif. Pas de vin, mais du lait ou de l'eau comme boisson. A ces conditions nous avons pu continuer la médication et amener la guérison passagère de deux leucémies myéloïdes (deux ans et demi et deux ans). Les deux malades, des jeunes gens, se remirent tout à fait. L'un deux, après avoir eu une grosse rate qui lui remplissait le ventre, dut faire son service militaire. Les médecins militaires ne crurent pas au diagnostic. Ce jeune homme succomba, comme l'autre, à une récidive. Particularité curieuse : dans les récidives, l'arsenic n'agit plus. Les sujets ne s'améliorent plus. Au contraire, ils s'intoxiquent très aisément alors qu'ils résistaient lors de la première atteinte. Impuissant à atteindre lors de rechutes la cause de la maladie, le médicament s'attaque aux cellules de nos tissus. Gare aux intoxications arsenicales dans les récidives des leucémies. Un âge avancé exagère encore la gravité des risques (Pouchet).

1. Drew. *Société clinique de Londres*, 27 mai 1892.

Le remède peut s'absorber par la voie stomacale, rectale, hypodermique. Par la *voie rectale* on prescrit :

Liqueur de Fowler . . . . . . X à XX gouttes.
Eau distillée. . . . .   60 grammes.
Laudanum de Sydenham. . . .   III gouttes.
Injecter avec une poire en caoutchouc.

Par la *voie sous-cutanée*, remplacer l'alcoolat de mélisse que renferme la liqueur de Fowler par l'eau de laurier-cerise et injecter X à XX gouttes, ou :

Arsenite de potasse . . . . . .   0^{gr},10
Eau distillée. . . . .   100 grammes.
Injecter X gouttes par jour (Chauffard)[1].

Même traitement dans les *anémies pernicieuses*, dont certains types évoluent vers les leucémies[2] et dont d'autres font suite à des maladies infectieuses, toxiques, ou même simplement à des pertes sanguines abondantes. Rechercher toujours la cause possible de ces anémies (syphilis, parasites intestinaux), et organiser le traitement en conséquence. Se rappeler que les *anémies pseudo-leucémiques* des nourrissons avec gros foie et grosse rate reconnaissent presque toujours une origine syphilitique (Hutinel).

L'opothérapie médullaire (50 à 100 grammes par jour de moelle rouge de veau ou poudre de moelle osseuse, 2 cuillerées à café à 2 cuillerées à soupe) constitue un bon adjuvant de la médication arsenicale.

C'est comme agent anti-infectieux que l'arsenic est

1. CHAUFFARD. *Société médicale des hôpitaux*, 29 juin 1906.
2. KELLING. *Munch. med. Wochens.*, 25 septembre 1906.

prescrit dans la *chorée*[1]. La liqueur de Boudin est ordonnée jusqu'aux limites de la tolérance ; à un enfant de huit à dix ans, commencer par 4 grammes et augmenter tous les jours de 2 grammes. Au-dessus de cet âge, commencer par 6 grammes et progresser par doses de 3 grammes. On arrive ainsi à 35 et 40 grammes par jour. La *liqueur de Fowler* peut être employée (de X à XX gouttes par jour). Il est exact que des chorées sont heureusement influencées par cette médication. Il est tout aussi vrai qu'elle est suivie d'accidents toxiques. Nombreux sont les enfants qui, à la suite de ce traitement, font des polynévrites arsenicales. Renonçons plutôt à un pareil remède dans une maladie où l'antipyrine agit d'ordinaire mieux et à moins de risques.

Dans la *tuberculose,* comme dans le paludisme, l'arsenic est moins un agent infectieux qu'un tonique général. Trois contre-indications s'opposent à son emploi : 1° la diarrhée ; 2° les hémoptysies ; 3° la fièvre[2]. Il sera prudent de ne pas dépasser des doses moyennes et de ne pas continuer plus de quinze jours. A. Robin recommande soit les injections sous-cutanées de cacodylate de soude à 5 centigrammes, soit les injections rectales[3].

> Liqueur de Fowler . . . . 7 grammes.
> Eau distillée . . . . 93 —

Injecter 5 centimètres cubes tous les matins dans le rectum, avec une poire en caoutchouc.

1. LANNOIS. *Traitement des chorées* in *Traité de thérapeutique appliquée* d'Albert Robin. 1898, p. 294.

2. DAREMBERG. *La tuberculose pulmonaire*, 1905.

3. A. ROBIN. Le traitement général de la tuberculose pulmonaire (*Journal des Praticiens*, 1903, p. 360).

Rénon pratique une injection de cacodylate de
5 centigrammes tous les deux jours : 8 en seize jours ;
puis il suspend [1].

L'arsenic est si couramment employé dans la tuberculose pulmonaire, qu'on ne saurait trop insister sur
les inconvénients qu'il présente. Plus d'une fois nous
avons vu des injections intempestives de cacodylate
précipiter la marche aiguë de l'affection et provoquer
des hémoptysies. Chez les *pleurétiques* après la disparition de l'épanchement, dans les *tuberculoses ganglionnaires, osseuses,* aucun risque n'est à craindre.
L'acide arsénieux ou l'arséniate de soude sont couramment employés.

> Liqueur de Pearson (solution
> d'arséniate de soude à 5 milli-
> grammes pour 3 grammes). XX à LX gouttes.

Ou :

> Arséniate de soude. 0gr,05
> Eau distillée. . . . .   200 grammes.

Une cuillerée à dessert avant le repas du midi et du soir, soit
2 milligrammes et demi de principe actif chaque fois.

La dose ne doit en général pas être dépassée ; sinon
l'excitation médicamenteuse est trop vive. On peut
encore recourir à l'eau de la *Bourboule,* qui renferme
28 milligrammes d'arséniate de soude par litre. Un
verre à bordeaux au repas de midi et du soir.

---

1. L. Rénon. *Le traitement de la tuberculose pulmonaire,* Mas-
son et Cⁱᵒ, 1908, p. 114.

II. — ACTION RÉPARATRICE ET ACTION
SUR LA NUTRITION

Nous avons déjà vu, dans le paludisme et la tuberculose, l'arsenic figurer plutôt à titre d'agent tonique
que microbicide. Il joue un rôle analogue dans certaines
formes de *chlorose*. Alors que le fer est en général
supérieur, l'arsenic lui est préférable dans la chlorose
tuberculeuse ou dans les chloroses qui se rapprochent
de l'anémie pernicieuse.

Dans le *diabète*, l'arsenic continue de jouir d'une
faveur méritée — diabète arthritique ou goutteux s'entend, car dans le diabète pancréatique le remède ne
produit rien. Agit-il en réduisant les oxydations générales ou les mutations azotées, comme le pense A. Robin [1]? Dans la pratique, il réduit fortement les quantités de sucre. Si la quantité de glycose dépasse 30 à
40 grammes par litre, il faut prescrire tout d'abord
l'antipyrine unie au bicarbonate de soude pendant six
ou huit jours.

Antipyrine . . . . 0gr,25 à 0gr,50
Bicarbonate de soude. 0gr,50
Pour 1 cachet n° 15; 1 cachet avant le repas du midi et du
soir.

Puis quinze à vingt jours *d'arséniate de soude* aux
doses de 3 à 5 milligrammes par jour. Lorsque le sujet

1. A. Robin. Traitement du diabète in *Traité de thérapeutique
appliquée*, fasc. I, 1895.

est néphro-scléreux et cardiaque et que, pour une raison ou une autre, on redoute l'antipyrine, l'arsenic seul — uni au régime alimentaire, peut amener des améliorations notables. Le diabète des vieillards se trouve particulièrement amendé par cette médication.

Notons encore l'action sur l'*embonpoint*. L'arsenic fait engraisser, c'est vrai. Mais avant de le prescrire à des personnes qui se trouvent trop minces, recherchons la cause de l'amaigrissement et ne donnons pas, comme on fait trop souvent, de l'arsenic pour engraisser un dyspeptique. Guérissons la dyspepsie, cela vaudra mieux.

Est-ce par l'intermédiaire de la nutrition que l'arsenic réussit dans nombre d'*affections cutanées?* Sans doute. Mais quel abus on a fait de la méthode ! Tout d'abord les *eczémas* sont bien mieux amendés par les laxatifs quotidiens (une cuillerée à café de sulfate de soude dans un verre d'eau de Vichy deux à trois mois de suite) et la rigueur du régime alimentaire que par l'emploi des arsenicaux trop souvent administrés à tort et à travers. Le praticien se souviendra tout d'abord que le médicament est contre-indiqué dans toutes les formes aiguës.

Dans le *lichen plan*, en dehors des poussées aiguës ou subaiguës, on pourra ordonner de 5 à 15 milligrammes d'arséniate de soude par jour par voie stomacale, ou 5 à 15 milligrammes d'arsénite de potasse par voie sous-cutanée [1]. A la période aiguë, le médicament

1. DARIER. Le lichen plan, *Journal des Praticiens*, 1909, p. 39.

risque de favoriser l'apparition de complications, telles
que les bulles de pemphigus. Dans le *psoriasis* le
remède exerce des effets incertains[1] ; d'autres toutefois
le conseillent dans les formes torpides et limitées (Gaucher) ou lors des poussées éruptives. Jeanselme recommande la liqueur de Fowler (VI gouttes pour commencer en augmentant d'une goutte par jour jusqu'à XXX et
XL gouttes)[2].

On a employé le remède dans les *urticaires chroniques*, les *herpès récidivants*, les *prurigos diathésiques*.
La même règle reparaît ici que nous avons déjà formulée pour l'eczéma : avant de recourir à l'arsenic, soigner
le tube digestif et répéter les laxatifs quotidiens. Dans
la *sarcomatose* cutanée, la liqueur de Fowler à hautes
doses semble retarder l'évolution du mal. Mais ici, il
s'agit non plus d'une affection cutanée, mais d'une véritable maladie infectieuse dont le germe ne nous est pas
connu.

III. — ACTION EUPNÉIQUE

Déjà Dioscoride conseillait aux asthmatiques l'usage
de la sandaraque (sulfure rouge d'arsenic). Dans le
Tyrol, les habitants absorbent de l'arsenic avant de
satisfaire à une longue course. Dans l'asthme, Trousseau en usait pendant l'accès en faisant respirer les
fumées d'un papier arsenical. Le plus souvent, le remède est réservé à la période intercalaire des accès.

1. Du Castel. Le psoriasis, *Journal des Praticiens*, 1903, p. 102.
2. Jeanselme. Le psoriasis, *ibid*,. 1905, p. 614.

Arséniate de soude, liqueur de Fowler, acide arsénieux sont indifféremment prescrits. En général, l'action est très inférieure à celle des iodures. De plus, ne prescrivons pas d'arsenic aux asthmatiques obèses. Leur embonpoint ne fera que s'accroître. Les asthmatiques maigres, les enfants malingres s'en trouveront au contraire bien. Hutinel [1] conseille une saison au *Mont-Dore* (1 milligramme d'arseniate de soude par litre) aux asthmatiques à réactions vives, une saison à la Bourboule pour les enfants lymphatiques [1]. Les *emphysémateux* reçoivent également la médication arsenicale. Comme pour les asthmatiques, avant d'instituer le traitement, recherchons la cause ; car l'emphysème est une lésion secondaire « qui traduit une hypertrophie du tissu pulmonaire sain en rapport avec son augmentation de fonction [2] » et c'est la bronchite, la pneumonie chronique, la tuberculose causale qu'il conviendra de viser.

Dans les *bronchites infantiles* torpides des lymphatiques et des scrofuleux, Saint-Philippe s'est bien trouvé de l'iodure d'arsenic [3] :

Iodure d'arsenic . . . . 30 centigrammes.
Eau distillée . . . . 30 grammes.
I goutte matin et soir.

Arriver progressivement à XV ou XX gouttes aux repas. Rester à la dose maxima pendant un mois.

1: Hutinel. L'asthme infantile, *Journal des Praticiens.* 1909.

2. Tripier. Études anatomo-cliniques, 1909, p. 247.

3. Saint-Philippe. L'iodure d'arsenic dans les bronchites infantiles. *Revue des maladies de l'enfance*, juillet 1901.

Redescendre en sens inverse jusqu'à V gouttes. Se reposer dix jours. Et reprendre. La dose nous semble forte et il faut bien de la surveillance.

Dans les *cancroïdes* cutanés, l'arsenic s'emploie à l'intérieur et à l'extérieur. Par voie stomacale, Lassar a fait régresser les cancroïdes de la face en employant la liqueur de Fowler[1]; Hallopeau et Eck ont réussi dans une affection voisine (sarcoïde de Boeck) avec un traitement du même ordre[2].

Le traitement externe des cancroïdes cutanés se fait surtout par l'intermédiaire des pâtes arsenicales. Nombre de guérisseurs des campagnes, renommés pour leur habileté, emploient des pâtes de cet ordre; aussi les médecins agiront-ils sagement en ne recommandant l'opération qu'après avoir parlé du traitement possible par les pâtes, plus long, diront-ils et plus douloureux. Dans les petits épithéliomas consécutifs aux croûtes séniles, les épithéliomas végétants et fongueux, le traitement arsenical demeure néanmoins un traitement de choix et il procure alors des améliorations qu'il eût été difficile d'atteindre par la radiothérapie[3]. Le remède par contre devient dangereux dans les épithéliomas atrophiques où l'arsenic produit des nécroses et un délabrement plus considérable que l'opération elle-même. On peut employer :

---

1. Lassar. *Soc. Médic.*, Berlin, 11 juillet 1906.

2. Hallopeau et Eck. *Soc. franç. dermat. et syphilis*, 3 mars 1903.

3. Dubreuilh (de Bordeaux). Traitement arsenical des épithéliomas de la peau. *X⁰ Cong. internat. dermat.*, Berlin, 12-17 septembre 1903.

Acide arsénieux . . . . 1 gramme.
Sulfure rouge de Hg. 3   —
Cold-cream 15   —

A badigeonner tous les jours le cancroïde jusqu'à disparition des parties dures. Ou laisser la pâte à demeure et renouveler tous les matins. Il faut en moyenne dix à quinze jours. Nombre de campagnards préfèrent cette méthode à celle de l'intervention chirurgicale ou même des rayons X, laquelle offre l'inconvénient d'être plus onéreuse.

On peut encore utiliser l'arsenic dissous dans l'alcool. Cerny et Trunecek recommandent la mixture [1] :

Acide arsénieux . . . . 1 gramme.
Alcool. . . . . ⎫
Eau . . . . ⎬ 75 —
Pour badigeonnages quotidiens.

Quand l'eschare devient épaisse, on emploie seulement 50 grammes d'alcool et 50 grammes d'eau et plus tard 40 grammes de chaque.

Cette dernière médication permet même de guérir des cancers de la lèvre inférieure, alors qu'il n'existe pas encore d'engorgement ganglionnaire.

Lorsqu'il survient des nodules cancéreux sous-cutanés, on excise un petit lambeau cutané à l'aide de ciseaux et on badigeonne en laissant comme d'ordinaire la plaie sans pansement. On répète ce badigeonnage tous les jours. L'un de nous a jadis une dizaine

.1. CERNY et TRUNECEK. Des formes de cancer justiciables des applications arsenicales (*Semaine médicale*, 1899, p. 97).

de fois employé cette méthode et en a tiré des résultats avantageux.

Nous ne faisons que signaler les *bains arsenicaux* que prônait Guéneau de Mussy dans les rhumatismes chroniques : 2 à 8 grammes d'arséniate de soude et 150 grammes de carbonate de soude par bain. Bain à 36°, un tous les deux jours. La supériorité, voire les avantages de l'arsenic pour calmer les douleurs sont loin d'être établies.

Un mot sur les *intoxications* arsenicales. D'origine médicamenteuse, elles se traduisent par des allures chroniques avec troubles digestifs, céphalées, engourdissements douloureux dans les membres inférieurs. Des polynévrites se dessinent, et aussi des pigmentations cutanées (pigmentations truitées), des mélanodermies simulant la maladie d'Addison, des ulcérations cutanées[1] et parfois des cancers à la suite de ces ulcérations.

Grâce aux précautions indiquées et aux réserves émises, pareils ennuis pourront être évités.

On sait le tapage que la presse politique a mené autour d'un composé arsenical : *Le 606* d'Ehrlich, ou déchlorhydrate de diamidoarsenobenzol.

Le remède s'emploie aux doses de 0^{gr},50 à 0^{gr},60 pour les hommes, de 0^{gr},45 à 0^{gr},40 pour les femmes, 0^{gr},05 pour un enfant de deux ans ; on peut répéter l'injection au bout de quinze jours si l'effet obtenu n'est pas suffisant[2].

1. Jay F. Schombert. *The journal of cutaneous diseases*, 1907.
2. Noel Fiessinger. *Journ. des Pratic.*, 1910, n° 37.

Le remède agit rapidement sur les manifestations syphilitiques en évolution, qu'elles soient primaires, secondaires ou tertiaires. Dans la syphilis héréditaire, les résultats sont moins brillants. On a même constaté des cas de mort (Wechselbaum) ; d'autres fois apparaissent des signes toxiques : rétention d'urine, albuminurie, ténesme rectal, abolition des réflexes patellaires, cécité. Des récidives peuvent apparaître.

En sorte que le mercure n'est nullement détrôné par ce nouveau produit qui réclame de la prudence dans son maniement.

XIV

OPIUM

On ne peut dire que la thérapeutique d'autrefois fût impuissante, puisque nos pères possédaient l'opium. Il procure le sommeil, disait Sydenham, calme les douleurs, arrête la diarrhée, est un excellent cordial. Avant la digitale, l'opium avait trouvé son emploi dans les affections du cœur. Au bout de trois siècles, le cadre arrêté par Sydenham n'a subi que d'insignifiantes déformations, à peine un léger agrandissement pour y faire entrer les maladies de nutrition.

Nous étudierons tour à tour : 1° l'action somnifère ; 2° l'action sédative ; 3° l'action analgésique ; 4° l'action sur les sécrétions; 5° l'action toni-cardiaque ; 6° l'action sur la nutrition.

I. — ACTION SOMNIFÈRE

C'est une règle de ne jamais administrer d'hypnotique avant d'avoir de son mieux agi sur la cause de l'insomnie. Un *dyspeptique,* un *neurasthénique* dorment mal : rétablissez leurs digestions, maintenez la régularité des garde-robes, fournissez la somme de repos nécessaire. Ordonnez de l'opium; les nuits seront meilleures, mais les journées plus mauvaises. Tous les symptômes qui créaient l'insomnie apparaîtront renforcés. Le médicament combat l'effet en aggravant la cause; médication détestable. De même l'insomnie des cardiaques et surtout des *cardio-artériels* est d'origine dyspnéique, et le meilleur moyen de les faire dormir, c'est de les faire mieux respirer par le régime lacté.

Dans les *délires des maladies infectieuses*, les bains frais ou tièdes assurent un repos paisible bien mieux que toutes les préparations opiacées. Le *délire alcoolique simple ou fébrile* sera également combattu par les bains tièdes. Si l'agitation persiste, on peut prescrire une potion opiacée.

>   Extrait thébaïque. 0ᵍʳ,10
>   Hydrolat de valériane . . . . 120 grammes.
>   Sirop d'éther. 30   —
>   A prendre par cuillerées à soupe toutes les heures.

Le malade refuse-t-il d'avaler? une injection de 1/2 à 1 centigramme de morphine fera l'affaire.

L'opium est très employé en médecine mentale, en particulier par A. Voisin[1]. Les aliénistes le recommandent dans la *mélancolie* : X à XL gouttes de laudanum

---

1. Auguste Voisin. Traitement curatif de la folie par le chlorhydrate de morphine. Nouvelles observations du traitement curatif de la folie par la morphine (*Bulletin de thérapeutique*, 1874 et 1876).

de Sydenham ou de teinture d'opium en trois fois dans le jour[1]. C'est un bon remède contre l'*anxiété* qui est une façon de douleur morale. C'est aussi le médicament par excellence de la douleur physique, soit sous forme d'extrait thébaïque (5 centigrammes) au coucher par voie stomacale, soit en injection sous-cutanée de morphine (1/2 à 1 centigramme). Alors que l'insomnie simple ne réclame pas l'opium, l'*insomnie douloureuse* s'en accommode fort bien. En détruisant l'épine qui fait souffrir, l'opium favorise le retour du sommeil. Toutefois, même en pareil cas, ce produit n'est pas toujours sans inconvénient.

Comme nous le verrons tout à l'heure, l'opium a encore sa place marquée dans le traitement des affections cardiaques, mais à titre de tonique ou de sédatif, c'est-à-dire à doses faibles, et non comme agent hypnagogue, ordonné à hautes doses. Chez le cardiaque asystolique, l'insomnie est une réaction de défense. La puissance de contractilité du cœur est diminuée pendant le sommeil ; le cardiaque ne dort pas pour ne pas réduire l'impulsion systolique de son myocarde. Donnez-lui de l'opium à hautes doses ; il dormira bien, mais quels réveils pénibles ! L'oppression est très forte dans la matinée et ne cède que peu à peu avec l'excitation reprise des impressions sensorielles. Répétez l'opium les nuits suivantes ; une dilatation irréductible aura vite fait d'anéantir le myocarde. Dans les affections cardiaques, les doses de 1 à 2 centigrammes d'extrait thébaïque, de 2 à 3 milligrammes de morphine sont largement suffisantes.

1. KRAEPELIN. *Psychiatrie clin.*, Paris, trad. Devaux et Merklen, 1907.

Dans les excitations qui accompagnent les lésions cérébrales, comme le *ramollissement*, un 1/4 lavement avec V à VIII gouttes de laudanum amène souvent un calme remarquable. Le sujet cesse de s'agiter et de répéter les mêmes mots. Des retours à la lucidité s'observent.

II. — ACTION SÉDATIVE

C'est moins à titre de tonicardiaque que comme *agent sédatif* et peut-être modérateur des œdèmes interstitiels, que l'opium agit dans la *dypsnée urémique*. Une saignée, l'application de ventouses scarifiées sur le dos et les reins (8 à 10), le régime hydrique (Rénon), ou hydrolacté, compléteront la médication. Si le cœur est touché, se montrer prudent. Pas plus de 2 à 3 milligrammes de morphine en injection. La dose en général est suffisante. On la renouvellera au bout de deux heures si nécessaire ; dans les cas graves, une injection d'huile camphrée (1/10), éthéro-camphrée, de caféine ($0^{gr},25$) sera pratiquée en même temps.

L'action sédative exercée sur les *voies respiratoires* calme la toux, facilite la respiration. Or, comme la toux est l'une des grandes causes de l'extension de l'inflammation le long de la muqueuse bronchique (Renaut), il convient, dans les bronchites aiguës, de prescrire l'opium dès le début [1] : deux à trois pilules de un centi-

1. RENAUT. Traitement des bronchites aiguës (*Traité de thérapeutique appliquée*, 1896).

gramme d'extrait d'opium au coucher et trois à quatre pilules le jour espacées dans l'intervalle des repas. On peut associer l'opium au datura ou à la belladone (dose moitié moindre d'extrait de l'un ou de l'autre) pour renforcer l'action anti-sécrétoire du remède.

Toutes les *toux quinteuses* trouvent un soulagement dans la médication opiacée. Le médecin aura toutefois soin de ne jamais ordonner le médicament trop longtemps ni dans les infections à haute température. Une durée trop longue fatigue les voies digestives, c'est un inconvénient à considérer dans les affections tuberculeuses. D'autre part, les réactions défensives sont paralysées par les opiacés à haute dose.

Autant que possible, dans les maladies fébriles, il faut s'attaquer à la cause. Dans l'espèce, c'est l'infection microbienne. Le collargol, les sérums spécifiques, les bains tièdes répondent à ce but. L'opium calme la toux, paralyse les réactions de défense. Quand on l'emploie, on usera de petites doses, comme celles qui sont contenues dans la poudre de Dower où l'opium est associé à de faibles doses d'ipéca (5 centigrammes de poudre de Dower par année d'âge et par vingt-quatre heures).

Les *hémoptysies* croisent dans les injections de morphine à 1/2 et 1 centigramme un de leurs meilleurs antagonistes [1]. La morphine arrête la toux, diminue la force de propulsion de l'afflux sanguin. C'est un excellent remède. On a même voulu, à hautes doses, en faire un spécifique de toutes les hémorragies. Lutaud con-

---

1. H. HUCHARD. *Journal des Praticiens*, 1889.

seille la morphine dans les métrorrhagies [1]. Il monte à plusieurs centigrammes par jour. En pareil cas, le remède est pire que le mal, puisqu'il transforme les femmes en morphinomanes. — Dans les *névralgies congestives*, dans certaines métrorrhagies « qui n'aiment pas l'ergot de seigle », où l'élément douleur, cause des congestions utérines, doit être combattu, l'opium et la morphine en injections sous-cutanées produisent de bons effets [2].

Dans les affections spasmodiques de l'enfance, la morphine en injection sous-cutanée a été recommandée pour combattre le *spasme glottique* idiopathique ou *du croup* (Ausset) et les quintes de la *coqueluche* (Gillet) (injection sous-cutanée de morphine 1/4 de centigramme au-dessous de un an, 1/3 de centigramme au-dessus de un an). Dans le croup, l'action thérapeutique se prolonge six à huit heures. L'enfant respire plus librement, on évite le tubage ; l'injection de sérum a le temps d'exercer son action. Les *convulsions*, l'*asthme infantile*, se sont vu opposer la même médication.

Pendant que nous y sommes, réglons cette posologie des opiacés dans l'enfance. Des auteurs récents recommandent avec raison de se baser pour la dose sur le poids de l'enfant (Lust, Liotard). Pratiquement, il n'est point toujours possible d'avoir ce dernier renseignement. Aussi l'âge de l'enfant demeurera-t-il la base

1. Lutaud. L'action hémostatique de la morphine (*Bulletin Soc. médec. prat.*, mars 1907).

2. Axenfeld et Huchard. *Traité des névroses*, 1883. — Florès Ortéaga. Thèse de Paris, 1885.

d'appréciation générale : par année d'âge et en vingt-quatre heures, on peut prescrire[1] :

Extrait thébaïque.	1,2 centigramme.
Poudre de Dower.	5 —
Laudanum de Sydenham	I goutte.
Elixir parégorique	XX gouttes.
Sirop diacode	2 grammes.
Sirop de morphine.	1 —
Chlorhydrate de morphine . . .	1/2 milligramme.

Nous avons vu ces doses dépassées dans le cas d'affections spasmodiques. La toxicité de l'opium varierait-elle au gré des maladies ? On sait que les affections douloureuses en supportent souvent de hautes doses et l'on a pu dire que la douleur est souvent le meilleur contre-poison de l'opium. En serait-il de même des affections spasmodiques ? A côté des spasmes des voies respiratoires, ceux des *voies digestives*. Dans le spasme avec hypertrophie du pylore des jeunes enfants, avant de songer à une intervention, il faut prescrire les opiacés. On a conseillé :

Teinture d'opium.	$0^{gr},06$
Eau distillée	300 grammes.

Une cuillerée à café vingt minutes avant les tétées (nourrisson de six semaines). Cela fait environ 1 centigramme de teinture d'opium par jour (Neild)[2].

En tout état de cause, nous conseillons la prudence. Il n'y a pas longtemps, Pouchet nous montrait encore la toxicité de l'opium chez les enfants. Un nourrisson

---

1. GILLET. Les opiacés dans la coqueluche (*Journal des Praticiens*, 1908). — L'opium chez les jeunes enfants (*Journal des Praticiens*, 1906).

2. NEILD. *Lancet*, 25 nov. 1905.

de six semaines a succombé à la suite d'un lavement
contenant quelques cuillerées d'une décoction de pavots.
Un enfant de quatre mois est mort après une dose de
5 centigrammes de poudre de Dower ; un enfant de cinq
ans et demi est mort après une dose de 20 centigrammes
de la même poudre. On a beau dire : la morphine est
mieux supportée par les enfants que l'opium. Nous
entendons bien. Mais si un décès survient, ce n'est pas
celui qui se sera porté garant de l'innocuité que l'opinion publique accusera.

Revenons à l'adulte. Une maladie spasmodique où
l'opium ou la morphine sont journellement employés
est la crise d'*asthme essentiel*[1]. Le remède atteint à la
fois la cause et l'effet : d'une part l'irritation des centres
nerveux et des nerfs respiratoires, de l'autre, le spasme
musculaire des bronchioles et des muscles respiratoires.
On peut encore utiliser l'*héroïne* (diacétylmorphine),
2 à 5 milligrammes, ou la *dionine* (éthylmorphine),
1,5 à 3 centigrammes.

Le spasme n'atteint pas que les voies respiratoires.
Il se montre encore dans les coliques néphrétiques,
dans les coliques hépatiques, dans les douleurs de cys-
tite. Dans la *colique néphrétique* : une injection de
morphine (demi-centigramme) sera administrée pour
être renouvelée au bout d'une heure, si nécessaire.

---

1. H.-A. RENAULT. *Union médicale*, 1874. — HUCHARD. Action
eupnéique de la morphine. Guérison rapide des accès d'asthme
par les injections hypodermiques de morphine (*Journal de thérapeutique*, 1876. *Société clinique de Paris et Union médicale*, 1878).
— LATIL. *Société clinique*, 1878.

Même conduite dans la *colique hépatique*. Mais n'oublions jamais le danger des hautes doses.

Chauffard a eu à déplorer un cas de mort à la suite d'une injection de un centigramme de morphine chez un sujet atteint de coliques hépatiques anciennes. Surtout chez les épuisés par de longues souffrances, commençons par des doses faibles (demi-centigramme au plus). On peut encore prescrire la morphine à l'inté rieur :

> Chlorhydrate de morphine 0ᵍʳ,03
> Eau distillée . . . . 6 grammes.
> XV gouttes toutes les demi-heures jusqu'à soulagement.

ou :

> Bromure de potassium . . . . . 10 grammes.
> Chlorhydrate de morphine. . . . 5 centigrammes.
> Extrait de belladone. . . . . . . 5 —
> Eau de laurier-cerise . . . . . . 10 grammes.
> Sirop d'éther . . . . 30 —
> Hydrolat de valériane. . . . . . 110 —
> (A. Robin.)

Une cuillerée à soupe toutes les demi-heures; 2 à 4 cuillerées suffisent.

Mieux vaut la morphine à l'intérieur quand la douleur n'est pas trop aiguë. Le danger qu'on a objecté à l'injection d'arrêter parfois le cheminement du calcul, ce danger ne nous paraît nullement illusoire. N'abusons pas des injections de morphine.

Le *ténesme vésical des cystites* sera calmé par les quarts de lavements laudanisés : X à XX gouttes de laudanum à prendre dans un quart de lavement qui sera gardé toute la nuit.

C'est encore à titre de sédatif que l'opium exerce des effets *antidyspnéiques*. Nous avons vu qu'il réduit les spasmes et calme les douleurs ; mais il fait mieux. Que ce soit, comme on le pense, en combattant l'anémie cérébrale et bulbo-protubérantielle ou par l'intermédiaire d'un autre mécanisme, toujours est-il que l'opium semble exercer une action directe sur les centres respiratoires à titre d'agent antidyspnéique. C'est à ce titre qu'il agit également dans la dyspnée urémique et dans les crises d'asthme dont nous avons déjà parlé, dans la dyspnée du pneumo-thorax, et en général dans toutes les affections dyspnéisantes. Mais pas d'imprudence ; restons aux faibles doses (2 à 3 milligrammes de morphine), à répéter au bout de deux heures si nécessaire et rappelons-nous les dangers de la médication chez les sujets affaiblis, cyanosés, en état d'asphyxie.

III. — ACTION ANALGÉSIQUE

Cette action, si elle s'exerce dans toutes les maladies douloureuses, ne doit guère être utilisée que par intervalles. Même dans ces conditions, la série des analgésiques habituels (antipyrine, pyramidon, phénacétine), lui demeure supérieur, en raison du soulagement plus aisé que n'accompagne aucune lourdeur de tête ni aucun trouble digestif. Du temps de Sydenham, on s'adressait à l'opium faute de mieux. Aujourd'hui une injection de morphine de temps à autre, mais en veillant à ne point la répéter. Les risques de la morphinomanie ne doivent jamais quitter l'esprit du praticien. Et puis dans les affections fébriles douloureuses, il y a toujours le danger d'entraver les réactions de défense.

Dans les *pneumonies*, les *pleurésies* au début, un point de côté violent, si quelques ventouses scarifiées ne suffisent pas, pourra être calmé par une injection sous-cutanée de 2 à 3 milligrammes de morphine. Pas de plus hautes doses. Celle-ci est largement suffisante. Peut-être parfois le remède exerce-t-il des effets favorables sur l'issue de la maladie. Contre tout espoir nous avons vu guérir une pneumonie suite d'une crise urémique chez une dame de 76 ans. Depuis longtemps il existait une aortite chronique avec périaortite très douloureuse. Le pouls était rapide et mou (130), la langue sèche, la température basse (37,8 à 38,2), indiquait l'absence d'une réaction possible, alors qu'une hépatisation occupait tout le poumon droit. Une injection de morphine de 3 milligrammes matin et soir, des injections d'huile éthéro-camphrée, de faibles doses d'adrénaline (5 gouttes matin et soir) remirent les choses en état. Chez les *tuberculeux*, mêmes précautions ; quand ils sont affaiblis, adjoindre à l'injection de 2 à 3 milligrammes une injection d'huile camphrée ou étéro-camphrée. Faute de quoi, des désastres sont survenus. Il n'est guère qu'une maladie chronique où l'on puisse ordonner les opiacés sans risques : le *cancer*. Jusqu'à ce qu'un remède soit trouvé, calmons au moins les douleurs de ces malheureux. Qu'importe qu'ils deviennent morphinomanes, pourvu qu'ils ne souffrent pas.

Dans les *affections des voies digestives*, il en est plusieurs où l'on utilise l'action analgésique des opiacés. Dans l'*hyperchlorhydrie* et l'*ulcère de l'estomac*, le remède prescrit seul réussit assez mal. Souvent même il provoque une exagération des douleurs [1].

On utilise les opiacés sous forme de codéine ou de chlorhydrate de morphine, unis aux poudres absorbantes :

Magnésie hydratée 1gr,25
Craie préparée . . . . }
Bicarbonate de soude. . . . . } 1 gramme.
Sous-nitrate de bismuth 0gr,60
Codéine 0gr,005
Ou   *Chlorhydrate de morphine* 0gr,002

Pour 1 'paquet ; 1 paquet à la moindre sensation de douleur (A. Robin).

Si vives soient les douleurs dans l'ulcère de l'estomac, ces paquets associés au repos du malade et au régime lacté agissent mieux même qu'une injection de morphine.

Dans les *vomissements de la grossesse*, la morphine unie à l'atropine arrête souvent des vomissements opiniâtres :

Chlorhydrate de morphine. 0gr,10
Sulfate d'atropine 0gr,01
Eau distillée . . . . 10 grammes.

III à IV gouttes par voie buccale répétées toutes les trois heures, dans 1 cuillerée à café d'eau.

L'*appendicite*, après les multiples controverses qu'elle

1. Lépine. *Semaine Médic.*, 1901, p. 58.

a suscitées, a aujourd'hui son histoire thérapeutique définitivement assise. Les lavements et les purgatifs y sont dangereux. Le repos, les applications de glace, le régime hydrique qui se borne à quelques cuillerées d'eau, voilà pour les premiers jours. En même temps, on prescrit l'opium : soit des pilules d'extrait thébaïque à un centigramme toutes les deux ou trois heures, soit une injection de 3 à 4 milligrammes de chlorhydrate de morphine. L'opium offre l'avantage de soulager le malade, et par le repos intestinal qu'il procure, de favoriser la formation des adhérences. En sorte qu'il sert d'adjuvant utile à la pratique possible d'une inter-vention ultérieure[1]. Le risque jadis invoqué de dissi-muler au médecin la gravité du malade n'est pas sé-rieux. Il suffit d'un examen attentif, de prendre le pouls pour se renseigner. Quant à la constipation, elle sera toujours combattue aisément par de petits lavements d'huile ou glycérinés au bout de sept à huit jours. Le malade ne buvant que de l'eau a bien droit à une consti-pation plus prolongée sans que cette dernière soit le moins du monde inquiétante. — Même traitement dans les *péritonites :* une pilule d'extrait thébaïque à 1 cen-tigramme toutes les heures et demie ou toutes les deux heures. — Dans l'*hématocèle rétro-utérine*, même mé-dication si des signes infectieux ne se montrent pas. — Dans les *hernies étranglées,* les applications locales d'éther prolongées une demi-heure à une heure aident d'ordinaire à la rentrée de l'intestin. Une injection hypo-dermique de 4 à 5 milligrammes de morphine dans le voisinage, si la douleur est très vive.

1. Krafft. L'appendicite et l'opium (*Revue de chirurgie,* 1903).

Dans l'*occlusion intestinale,* une injection de morphine peut être pratiquée les premières heures, mais on s'adressera ensuite à la belladone à haute dose, comme Ch. Fiessinger père l'avait recommandé dès 1855 ($0^{gr},15$ à $0^{gr},20$ d'extrait) par pilules de 5 centigrammes, et aux lavements électriques. Recourir à l'intervention chirurgicale si la guérison n'est pas obtenue au bout de quarante-huit heures.

Les *coliques simples* se calment journellement avec l'emploi du laudanum (V gouttes toutes les deux ou trois heures) ou l'élixir parégorique (une cuillerée à café dans un peu d'eau). Dans les *coliques de plomb,* on emploie plutôt l'huile d'olive, la belladone, les lavements électriques. En cas de doute sur le diagnostic et crainte d'une appendicite, on se contentera le premier jour d'une injection de morphine. La confusion de l'appendicite et de la colique de plomb a été, en effet, maintes fois opérée dans ces dernières années.

IV. — ACTION SUR LES SÉCRÉTIONS

Cette propriété est surtout utilisée dans les diarrhées. L'opium arrête les flux intestinaux. Dans l'espèce, l'effet est complexe. Il s'agit, il est vrai, d'une action antisécrétoire, mais également d'une action antispasmodique et analgésique, et c'est en combattant le spasme et la douleur que l'opium — au moins en partie — se rend maître de la diarrhée.

Livré à lui seul, souvent il n'assure que des résultats incertains. Nombreuses sont les diarrhées, et ici nous n'avons en vue que les diarrhées infectieuses légères, où l'opium, sous forme d'élixir parégorique ou de laudanum, ne réussit pas. Il faut l'unir au sous-nitrate de bismuth. Chacun connaît l'association de ce vieux produit opiacé qu'on appelle diascordium et du bismuth :

> Sous-nitrate de bismuth. . . . . . . ⎫
> Diascordium . . . . ⎬ 4 grammes.
>
> Pour 16 bols ; 2 avant chaque repas.

Ou la potion classique :

> Sous-nitrate de bismuth . . . . . .   5 grammes.
> Elixir parégorique. 15   —
> Sirop de coings 40   —
> Eau distillée 100   —
>
> Par cuillerées à soupe toutes les heures.

Une règle générale est de ne pas arrêter une diarrhée dès le début. S'il y a de la fièvre et des selles fétides, mieux vaut soumettre le malade au régime hydrique, et parfois même lui donner une cuillerée à soupe de sulfate de soude à jeun pour balayer l'intestin. La diarrhée est maintes fois guérie par les laxatifs.

L'opium est administré au début de la diarrhée du *choléra*, dans les *diarrhées cholériformes estivales*. Le malade soumis au régime hydrique peut avaler :

> Eau . . . . 1000 grammes.
> Acide lactique . . . .   5 à 10   —
> Elixir parégorique . . . .   5 à 10   —
>
> A boire par verres dans le jour.

Dans ces maladies, la diarrhée dès le début est telle-
ment abondante qu'on peut — sans crainte de tarir la
sécrétion — formuler l'opium. L'évacuation des produits toxiques sera toujours suffisante. Sydenham, du
reste, recommandait le médicament dans les cholé-
rines. Il ordonnait, en même temps, du petit-lait ou du
bouillon de poulet en abondance.

Ce qui demeure sans inconvénient dans les cholé-
rines peut devenir très dangereux dans les *dysenteries*.
Jadis l'un de nous eut à combattre une épidémie de
dysenterie. Tous les malades qui prenaient de l'opium
dès le début succombaient. Résistaient seuls ceux qui
absorbaient du sulfate de soude : 1 cuillerée à soupe,
puis à dessert quelques matins de suite dans un verre
d'eau. Aujourd'hui, avec le sérum anty-dysentérique
par injections sous-cutanées, le traitement des dysenteries est entré dans une voie autrement rapide et
sûre.

Certaines diarrhées réclament un traitement opiacé
spécial. Dans les *diarrhées chroniques palustres*, on
prescrit l'opium et la quinine :

Poudre de Dower 0gr,05
Chlorhydrate de quinine 0gr,05
Pour 1 pilule ; 5 pilules par jour. Avant les trois repas et en
plus à 10 et à 4 heures.

Chez les *sujets nerveux*, sujets aux diarrhées habituelles qui suivent les repas, il arrive parfois que *deux
gouttes de laudanum* administrées avant les repas
amènent une guérison rapide.

C'est dire qu'il est toujours nécessaire, avant d'instituer le traitement, de remonter à la cause. Dans les diarrhées chroniques et qui résistent à la médication, une double maladie doit entrer dans l'esprit du médecin, à seule fin qu'il s'assure de sa non-existence : c'est la diarrhée du cancer du rectum et la diarrhée de l'urémie commençante. Un toucher rectal, l'examen du cœur et des urines lèveront les doutes. Trop de fois, nous avons vu l'erreur commise pour ne pas la signaler à l'attention.

Nous ne pouvons entrer dans toutes les considérations qui signalent le traitement des diarrhées. Le sujet a été développé ailleurs [2]. Disons seulement que l'opium dans les diarrhées fébriles ne doit jamais être ordonné au début et qu'il ne trouve son emploi que tout à la fin, quand l'infection a disparu et qu'il ne persiste qu'un peu d'irritation locale.

La morphine a été conseillée dans les *gastro-entérites aiguës de l'enfance*. Le remède est dangereux. Les opiacés seront en général, interdits chez les nourrissons. Dans la seconde enfance, quand il y a des coliques ou une diarrhée abondante, on a recours, *au besoin*, à l'opium (laudanum de Sydenham, I goutte par année d'âge ; élixir parégorique, XX gouttes par année d'âge, Codex 1908 [2]).

L'action antisécrétoire de l'opium a été également

---

1. H. Huchard et Ch. Fiessinger. *Clinique thérapeutique du Praticien*, t. II, 1909.

2. Hutinel. *Les Maladies des Enfants*, 1909, t. III.

utilisée dans les *bronchites*. Là encore, l'action analgésique du remède produit des effets concomitants. Cette
action antisécrétoire avait fait rejeter l'opium du traitement des bronchites à leur début. Nous avons vu que
le grand risque d'extension bronchitique venait surtout
de la toux. L'action favorable sur la toux prime de
beaucoup l'action empêchante sur les sécrétions. Voilà
pourquoi l'opium demeure un bon remède des bronchites bénignes, comme les vieux médecins l'avaient du
reste parfaitement vu.

V. — ACTION TONI-CARDIAQUE

Sydenham, nous l'avons dit, appréciait beaucoup les
vertus cordiales de l'opium. L'un de nous a insisté
depuis longtemps sur ce sujet, et Pécholier (de Montpellier) a ensuite mis en valeur l'action du médicament
sur la circulation en rappelant l'opinion ancienne de
Hufeland[1]. Dans les affections cardiaques, l'opium est re-
cherché en plus à titre de sédatif et de vaso-dilatateur.

Outre les conditions requises de repos et de silence,
une précaution indispensable entoure l'administration
du remède dans les affections cardiaques, l'emploi des
petites doses. Ne pas dépasser 2 centigrammes d'extrait
d'opium à l'intérieur, 2 à 3 milligrammes de morphine.

---

1. H. HUCHARD. Médication opiacée dans l'anémie cérébrale due
aux affections du cœur (*Journal de thérapeutique*, 1876). — Consultations médicales, 5° édition, t. I, Paris, 1909. — *Thérapeutique clinique*, 1909. — G. PÉCHOLIER. Quelle est la vertu de
l'opium? *Montpellier médical.* 1880). — G. HUFELAND. *Manuel de
médecine pratique* (Trad. de Jourdan, 1848, page 598).

Les morts subites ne se comptent plus, suite de la pratique d'une injection de morphine de 1 centigramme. Quand la mort n'est pas rapide, elle peut survenir après un sommeil de trente-six heures, comme l'un de nous en a vu un exemple l'an dernier. Un mitral asystolique devait recevoir une injection de 3 milligrammes de morphine. L'infirmier de garde injecta 1 centigramme. Résultat : sommeil immédiat qui dure un jour et demi. Le malade se réveille ensuite, prononce quelques mots et meurt.

La *myocardite* des vieillards se trouve parfois bien de la médication [1]. Elle est même considérée par quelques-uns comme supérieure aux toniques cardiaques habituels et un particulier à la strychnine.
Une bonne formule est la suivante :

Eau bouillie. . . . . 10 grammes.
Chlorhydrate de morphine . . . . 0^{gr},10
Sulfate de spartéine. . . . . . . 0^{gr},50

Injecter un tiers de seringue de Pravaz une fois par jour de temps en temps (H. Huchard).

Dans *l'angine de poitrine organique,* alors que le cœur est résistant, on peut du coup injecter 4 à 5 milligrammes, lorsque la trinitine (4 à 5 gouttes de la solution à 1/1000), l'inhalation de nitrite d'amyle n'ont pas réussi. C'est dire que la morphine ne trouve ses indications que dans les accès angineux subintrants et qui se prolongent. Nous nous trouvons bien en pareil cas de

1. Mussen (de Philadelphie). La valeur thérapeutique de l'opium dans les myocardites (*Association Méd. Améric.*, 16 et 17 mai 1905).

l'usage des injections à doses faibles, à répéter (2 milligrammes toutes les 2 ou 3 heures) et appliquons en même temps une vessie de glace sur le cœur. Ajoutons que les accès subintrants deviendront de plus en plus rares, à mesure que la maladie sera mieux diagnostiquée, qu'on ne. la confondra pas, comme nous l'avons vu, avec des accès gastralgiques ou des crises de coliques hépatiques, et aussi que les malades seront condamnés, avec le régime lacto-végétarien, au repos absolu au lit pendant un ou deux mois.

Dans la dyspnée de l'*insuffisance aortique artérielle* : II gouttes de laudanum avant les repas, alors même que le cœur ne fléchit pas, rendent des services évidents. Dans toutes les *affections cardiaques* dyspnéisantes, mitrales ou aortiques, le remède est utilisable. Seulement, attention dès que le cœur se dilate et ne dépassons pas les doses de 2 à 3 milligrammes de morphine en injections sous-cutanées.

Dans la *dyspnée de Cheyne-Stokes*, l'injection de morphine peut presque être considérée comme un remède spécifique, malgré l'opinion contraire de Filehne[1]. « A la dose de 2 à 3 milligrammes, elle est sans danger, calme le malade, régularise la respiration. Il est rare qu'il faille y recourir plus d'une fois dans les vingt-quatre heures. Ajoutons que la morphine ne réduit pas seulement la dyspnée, elle apaise l'excitabilité extrême du malade. Un inconvénient est attaché à

. 1. Huchard et Ch. Fiessinger. *Clin. thérap. du Pratic.*, 1909, .t. II, p. 369.

la prescription du remède, la diminution de la sécrétion urinaire. Le malade devra être surveillé à ce point de vue. — L'*héroïne* (1 à 2 milligrammes) produit des effets analogues. » Le régime hydrique, la théobromine, les doses infinitésimales de digitaline (V gouttes de la solution alcool à 1/1000) seront adjoints au gré de la maladie causale. On sait que la dyspnée de Cheyne-Stokes est fonction d'un œdème cérébral. L'opium aurait-il pouvoir de réduire cet œdème ou agirait-il à titre de sédatif sur les centres nerveux troublés du fait de l'œdème ? Nous n'aimons pas beaucoup les interprétations en thérapeutique. La constatation de l'action utile nous suffit. Ajoutons que le régime hydrique (1 litre à 1 litre 1/2 d'eau) sera maintenu pendant quelques jours avant qu'on recoure au régime hydrolacté et lacté.

Un autre effet de la morphine est son action possible sur la production d'une albuminurie passagère. Rien de grave dans ces faits sur lesquels l'un de nous a insisté dès 1890[1]. Au cours des affections cardio-rénales, il convient toutefois d'être averti de cette particularité. Elle empêchera un traitement d'être poursuivi trop longtemps.

VI. — ACTION SUR LA NUTRITION

L'opium est connu comme un bon médicament du diabète. Rapidement il réduit la polyurie et la glyco-

---

1. H. Huchard. L'albuminurie des morphinomanes et l'action de la morphine sur la tension artérielle (*Soc. méd. des hôpitaux*, 1890). La médication par la morphine (*Thérapeutique clinique*, 1909).

surie et les malades vont mieux. Seulement, des précautions sont nécessaires. Tout d'abord, il ne doit
pas être administré aux malades déprimés, menacés
d'acétonémie ou qui digèrent mal. En second lieu, il
ne sera jamais prescrit que par intervalle, selon la
sage recommandation de A. Robin [1]. Nous l'associons
volontiers à l'arséniate de soude, lorsque la quantité de
sucre est abondante et que les digestions sont bonnes.
Le remède suit d'ordinaire les prises d'antipyrine poursuivies pendant six à huit jours ($0^{gr},25$ à $0^{gr},75$ d'antipyrine avant les repas de midi et du soir) et l'on continue de quinze à vingt jours :

> Arséniate de soude. . . . .   1 milligramme.
> Codélne . . . .   1/2 à 1 milligramme.
> ou Extrait thébaïque. . . .   1/2 centigramme.

De 1 à 2 pilules avant les repas ; ne pas dépasser le chiffre de 5
par jour.

Dans le *diabète infantile,* des auteurs lui reprochent
de favoriser le coma diabétique, au même titre que
l'antypirine et l'arsenic (Hutinel).

Nous ne nous arrêterons pas à l'énumération des
diverses préparations opiacés ni de leurs dérivés. En
cours de ce chapitre, nous avons fourni en même temps
l'usage et la dose des principales d'entre elles. Disons
toutefois, à propos du choix entre les diverses substances, que l'opium vaut mieux dans les affections du
tube digestif où il s'agit de réduire des troubles diarrhéiques ; mais que dès qu'on songe à exercer une

---

1. A. Robin. Traitement du diabète (*Traité de Thérapeutique
appliquée*).

action analgésique, sédative ou cardiotonique, c'est en général à la morphine qu'on accorde la préférence.

En terminant, il est utile de faire cette remarque : Beaucoup de morts sont attribuées à la morphine ou à l'opium, alors qu'elles sont réellement dues aux maladies que le médicament est destiné à combattre. C'est ainsi que Brouardel, parmi d'autres faits, raconte le suivant : Un médecin de nuit est appelé auprès d'un malade qui étouffe ; il pratique une injection de morphine et le malade meurt dans le coma. On engage des poursuites contre le médecin. Or, l'autopsie démontre que le malade atteint d'atrophie rénale a réellement succombé au coma urémique [1]. Défions-nous des coïncidences lorsque le fléchissement du myocarde ne fournit pas la raison de l'issue fatale. N'empêche que ce médecin eût mieux fait de n'injecter que trois milligrammes au lieu de un centigramme. Cette dernière dose comme début est toujours trop élevée.

---

1. P. BROUARDEL. Opium, morphine et cocaïne (*Cours de médecine légale*, 1906).

XV

LA BELLADONE

Dans les affections douloureuses de l'estomac, la belladone occupe depuis longtemps une place incontestée. Trousseau[1] la recommandait contre la constipation. Son alcaloïde, l'atropine, est utilisée dans les mêmes circonstances : de plus, c'est un produit auquel les ophtalmologistes ont journellement recours.

Ces propriétés thérapeutiques découlent de l'action physiologique. La belladone réduit la plupart des sécrétions (sécrétion gastrique, sudorale, salivaire) ; par contre, elle active indirectement la sécrétion rénale du fait de la pression artérielle qu'elle augmente par vaso-constriction périphérique, car le remède produit une excitation des fibres lisses. Cette dernière action interdit la belladone dans les affections cardio-vasculaires à hypertension artérielle. A côté de ces effets antisécrétoires et hypertenseurs, il faut encore compter avec une action sédative sur le système nerveux. La belladone calme la douleur, rompt les spasmes du pylore ou de l'intestin. De là sans doute une partie des effets

---

1. TROUSSEAU. *Clin. médic. de l'Hôtel-Dieu*, 1873. t. III, p. 198.

favorables qu'elle produit dans certaines constipations nerveuses, lesquelles sont souvent. de nature spasmodique. Dans les constipations atoniques, mêmes succès. Seulement l'effet est inverse. Si la belladone réduit les spasmes existants, elle contracte, c'est-à-dire produit des spasmes méthodiques et réglés dans les cas d'atonie.

Au point de vue oculaire, l'atropine conduit à un triple résultat. Elle dilate la pupille, anesthésie la rétine, augmente la tension intra-oculaire. Donc, pas d'atropine dans les affections oculaires hypertensives, telles que les états glaucomateux.

Abordons les détails pratiques. La belladone a conquis ses titres d'efficacité : 1° dans les maladies de l'estomac et de l'intestin ; 2° dans les troubles sécrétoires ; 3° dans les affections spasmodiques ; 4° dans les affections cardio-vasculaires ; 5° dans les affections oculaires.

I. — MALADIES DE L'ESTOMAC
ET DE L'INTESTIN

Dans les *gastralgies* liées ou non à une hyperchlorhydrie, la belladone et l'atropine sont prescrits par chacun. Quand il existe une *hypersécrétion* concomitante, la raison est double de recourir au médicament, puisqu'il calme à la fois les douleurs et diminue la sécrétion. En effet, la belladone abaisse qualitativement le taux de la sécrétion gastrique, la diminution portant surtout sur l'acide chlorhydrique libre[1]; l'abaissement du taux de

1. SOUPAULT. *Traité des Maladies de l'Estomac*, Paris, 1906, p. 313.

l'acidité se joint à l'action sédative directe pour amener
un soulagement très appréciable. Une contraction musculaire fait suite à l'effet chimique. En asséchant la
cavité gastrique, la belladone diminue l'intensité et la
durée du travail mécanique d'évacuation et permet une
rétraction des tuniques musculeuses de l'estomac[1]. Si
l'action n'est point rapide, elle est par contre prolongée.
On prescrit des pilules de 1 centigramme d'extrait de
belladone et 4 centigrammes de poudre de feuilles pendant une dizaine de jours.

On peut aussi utiliser l'atropine :

<blockquote>
Sulfate d'atropine. 0gr,02
Eau distillée . . . . 20 grammes.
V gouttes au début des deux principaux repas (Huchard)[2].
</blockquote>

Ou pratiquer des injections sous-cutanées d'un quart
de milligramme d'atropine.

Robin[3] insiste sur la nécessité de donner le médicament plutôt avant que pendant le repas. De plus, il ne
sera pas administré d'une façon continue.

Nous avons vu que la belladone par ingestion agit
lentement; aussi l'associe-t-on souvent au bicarbonate
de soude et aux poudres alcalines, pour obtenir un effet
plus rapide.

<blockquote>
Bicarbonate de soude. 0gr,50
Magnésie calcinée 0gr,25
Belladone pulvérisée 0gr,01
Pour 1 cachet; en donner 1 toutes les trois heures.
</blockquote>

1. PRON (d'Alger). Action de la belladone sur les dimensions et
l'évacuation de l'estomac ectasié (*Bulletin Soc. Thérap.*, 1909).

2. HUCHARD. *Thérapeutique clinique*. Paris, 1909, p. 164.

3. A. ROBIN. *Les maladies de l'estomac*, 1909. p. 272.

Mêmes succès dans l'*ulcère de l'estomac*. Seulement, d'après Mathieu il faut des doses assez élevées[1]. Von Tabora (de Strasbourg) recommande les injections de *sulfate d'atropine* (1 milligramme matin et soir) pendant des semaines. La douleur disparaît très vite, le suc gastrique diminue, sa teneur en acide chlorhydrique s'abaisse. De hautes doses sont nécessaires. Von Tabora est allé jusqu'à 3 milligrammes par jour. C'est le reproche qu'on peut opposer à la médication. Elle expose à des accidents toxiques, et maintes fois le promoteur de la méthode a constaté chez ses malades un certain degré de sécheresse de la bouche, une diminution de l'accommodation visuelle, de la difficulté à lire.

Le *spasme de l'œsophage* se voit opposer la belladone : teinture, X gouttes 3 fois par jour avant les repas.

Dans les *sténoses pyloriques*, le bicarbonate de soude agit à la fois en neutralisant l'acidité gastrique, qui provoque ou aggrave la sténose, et aussi en stimulant la motricité. La belladone peut être jointe au bicarbonate comme dans les formules que nous venons d'indiquer ; seulement la dose de bicarbonate devra être augmentée et atteindre 80 centigrammes et 1 gramme par paquet. Avec 8 grammes de bicarbonate de soude, Soupault a obtenu un résultat meilleur qu'avec 10 centigrammes de morphine, dose que le malade prenait

---

1. Mathieu. Traitement de l'ulcère de l'estomac (*Journal des Praticiens*, 1909, n° 42 *bis*).

auparavant. On a encore employé la belladone contre le *méricysme ;* elle diminue les régurgitations et procure des guérisons complètes. Dans les *vomissements simples* ou les *vomissements incoercibles de la grossesse,* on ordonne :

Chlorhydrate de morphine	0ᵍʳ,05
Sulfate d'atropine. . . . :	0ᵍʳ,005
Eau de laurier-cerise	10 grammes.

IV gouttes, soit 1 milligramme de morphine et 1/10 de milligramme d'atropine, toutes les trois heures dans une cuillerée à café d'eau.

Les enfants supportent fort bien la belladone. On peut donner trois gouttes de *teinture de belladone* à un enfant de trois mois. Hutinel recommande la médication dans le *spasme pylorique des nourrissons*[1]. On peut monter la dose progressivement, jusqu'à X gouttes par année d'âge. Aux enfants l'atropine est moins ordonnée. On a parfois recouru à la solution à 1/1000 : une goutte par année d'âge répétée trois fois par jour. J. Simon a prescrit jusqu'à XL gouttes, soit 2 milligrammes, à un enfant de trois ans. Les praticiens n'atteindront pas ce chiffre. Bien que les enfants supportent bien la belladone, on se méfiera des intoxications toujours possibles.

Les maladies de l'intestin réservent d'utiles applications. Nous avons vu que les *constipations atonique et spasmodique* se trouvent toutes deux bien du remède. Trousseau était le grand partisan de la médi-

1. HUTINEL. Le spasme pylorique des nourrissons (*Journal des Praticiens*, 1909, n° 41).

cation. Il formulait des pilules contenant chacune un centigramme d'extrait et autant de poudre de belladone : une à jeun le matin, deux après cinq ou six jours ; inutile d'excéder la dose de quatre ou cinq. Toujours, quel qu'en soit le nombre, il convient de les prescrire à la fois. Cette dernière précaution a été abandonnée ; la belladone a été ordonnée à doses espacées; de là les insuccès. En particulier la constipation de l'*entérite muco-membraneuse,* si aggravée par les drastiques, se trouve bien de la méthode ; l'adjonction de temps à autre d'une cuillerée à dessert d'huile de ricin ou de lavements d'huile d'olives chaudes (50 à 150 grammes pris le soir et gardés la nuit) suffit pour procurer le résultat attendu.

Trousseau comparait l'action du tabac à celle de la belladone. Aussi les dames de la cour de Napoléon III fumaient toutes leur cigarette après le repas. La constipation régnait sous la majesté des crinolines.

Les *coliques de plomb* sont maintes fois amendées et les saturnins supportent fort bien le remède.

Puisque la belladone réussit bien contre la constipation, pourquoi ne pas y recourir dans l'*occlusion intestinale*? Ch. Fiessinger père, en 1855, s'en était bien trouvé : quatre pilules de 5 centigrammes d'extrait à six heures d'intervalle. Les occlusions tenant à une simple atonie ou peut-être même à de légères torsions ont cédé maintes fois à cette méthode. Un lavement électrique sera pratiqué en même temps. Intervention opératoire si la débâcle ne s'est point produite dans les trente-six heures.

Dans les *péritonites*, les *appendicites*, la belladone est associée à l'opium. Elle renforce l'action analgésique de l'opium et empêche la constipation d'être trop opiniâtre. On prescrit :

> Extrait thébaïque. . . . . 1 centigramme.
> Extrait de belladone . . . . 1/2   —
>
> Pour 1 pilule ; 1 pilule toutes les heures et demie le premier jour, toutes les deux heures les jours suivants.

Nous usons de la même médication dans une affection d'un tout autre ordre : l'*hémoptysie*. L'extrait thébaïque calme la toux, la belladone par ses propriétés vaso-constrictives contribue à arrêter le saignement.

II. — TROUBLES SÉCRÉTOIRES

Il n'est pas de médecin qui n'ait prescrit l'atropine dans les *sueurs des phtisiques* : 1/10 de milligramme de sulfate d'atropine pour commencer ; car des accidents toxiques se sont manifestés à la dose de 1/4 de milligramme. Très rapidement on élève la dose ; 2/10, 3/10 de milligramme : un quart d'heure environ avant la production des sueurs.

On continue le remède quatre à cinq jours de suite. Interrompre autant pour reprendre ensuite.

On n'oubliera pas toutefois que les sueurs fébriles sont maintes fois une réaction de défense. L'organisme se débarrasse par la peau des principes toxiques qui l'encombrent. Voyez les sueurs de la défervescence dans les maladies fébriles. Au cours des maladies infectieuses, les sueurs ne peuvent-elles être considérées comme une réaction défensive insuffisante et qui cherche en vain à atténuer la gravité de l'infection ? De même dans la tuberculose.

On réduira par l'atropine les sueurs épuisantes ; les sueurs habituelles seront simplement traitées par quelques lotions alcooliques ; on les respectera en général comme on respecte nombre de diarrhées qu'il serait dangereux d'arrêter prématurément.

Les *sueurs nerveuses* des épuisés sont arrêtées par le traitement général. Dans certaines formes de neurasthénie tenaces, qu'on pourrait presque appeler *sudorales*, tant les sueurs sont abondantes et se répandent jour et nuit, nous prescrivons quand les voies digestives sont en bon état :

> Sulfate d'atropine . . . . 1/10 milligramme.
> Ergotine Bonjean . . . . 3 centigrammes.
> Bromhydrate de quinine. . . . 1   — .

Pour 1 pilule ; 1 avant les repas de midi et du soir et une au coucher.

En plus des bains frais de 30° à 26° de trois minutes de durée, rendront les plus grands services, à condition d'être répétés chaque jour. Le degré thermique sera commandé par l'énergie du sujet : 32° à 30° s'il est très faible, 27° à 26° s'il est plus fort.

Dans la *sialorrhée*, les résultats sont favorables quand le remède est absorbé à doses suffisantes[1]. Déjà

---

[1]. KHOLMOGO. L'atropine contre le ptyalisme de la grossesse (*Vratch*, 13 sept. 1906).

jadis Gubler insistait sur ce fait que l'action utile
n'apparaissait souvent qu'aux limites de la tolérance
(dilatation pupillaire, sécheresse de la peau, de la
bouche). Des auteurs ont prescrit des pilules de un milligramme de sulfate d'atropine : 3 par jour. C'est beaucoup ; pour un phénomène peu inquiétant, nous n'oserions risquer une médication toxique.

La belladone a été également recommandée dans la
galactorrhée. Il est exceptionnel qu'on soit tenu d'y
avoir recours.

III. — AFFECTIONS SPASMODIQUES

Nous avons déjà croisé les affections spasmodiques
du tube digestif. Mais il en est une autre appartenant
à un autre appareil où à défaut de médication spécifique, la belladone est journellement employée : nous
voulons dire la *coqueluche.* On peut associer l'antipyrine à la belladone :

Antipyrine	1 gramme.
Sirop de belladone	20 grammes.
Sirop de fleurs d'oranger	140 —

Le sirop de belladone, très actif, renferme 2 grammes
de teinture par 20 grammes de sirop : deux cuillerées
à café par trois années d'âge. L'antipyrine s'ordonne
aux doses de $0^{gr},10$ à un an, de $0^{gr},25$ à deux ans, et
ensuite de $0^{gr},20$ à $0^{gr},25$ en plus par année d'âge. Soit
de ce sirop, à un enfant de quatre ans — 3 à 4 cuillerées à soupe par jour — augmenter progressivement.

Rappelons encore l'emploi contre les *toux quinteuses* et dans la *laryngite striduleuse* où l'association du bromure et de la belladone est fréquente :

Bromure de potassium . . . . 2 grammes.
Sirop de belladone 10   —
Sirop simple 90   —

Par cuillerées à café toutes les vingt minutes à un enfant de quatre ans.

Les *crises d'asthme* se voient opposer les cigarettes et poudres anti-asthmatiques où entre la belladone :

Poudre de feuilles de belladone . . ⎫
Poudre de datura . . . . ⎬ 30 grammes.
Nitrate de potasse. 5   —
Opium pulvérisé 1   —

Faire brûler une cuillerée à café pendant les crises et aspirer la fumée.

IV. — AFFECTIONS CARDIO-VASCULAIRES

Nous entrons ici dans des indications plus douteuses. L'action vaso-constrictive de la belladone en interdit l'emploi dans toutes les maladies hypertensives (artério-sclérose, angine de poitrine). Les effets dans les *palpitations*, quand celles-ci sont d'origine digestive, se dessinent assez favorables. De même dans les *névralgies cardiaques* (fausses angines de poitrine) ou les *arythmies extrasystoliques* quand le tube digestif fonctionne mal. En dehors de ces conditions bien déterminées, les effets apparaissent plutôt fâcheux. Une de nos malades atteinte d'arythmie extrasystolique a même fait de l'intoxication après l'ingestion de sulfate d'atropine

(1/2 milligramme matin et soir). Les extrasystoles n'ont point été modifiées et la malade a été prise d'agitation, s'est plainte de contraction à la gorge, a présenté de la dilatation pupillaire.

C'est pourquoi nous faisons toutes nos réserves au sujet de l'atropine proposée comme moyen diagnostique dans les ralentissements du pouls. On sait depuis Hering que, dans la maladie de Stokes-Adams, l'injection d'un demi-milligramme à 1 milligramme de sulfate d'atropine ne détermine aucune augmentation dans le chiffre des contractions ventriculaires. Les bradycardies d'origine nerveuse ou toxique se transforment, au contraire, en battements plus rapides, trente-cinq à quarante minutes après l'injection. Les praticiens n'auront recours à cet essai qu'avec les plus grosses réserves. D'autres signes permettent d'assurer le diagnostic. Pour se fournir un élément de probabilité en plus, il est inutile d'exposer un malade aux inconvénients d'une intoxication, si légère soit-elle. Or, il faut toujours se rappeler que les deux symptômes cardiovasculaires caractérisant l'intoxication belladonée, sont, l'accélération énorme des contractions cardiaques et l'ascension de la pression sanguine[1].

Ne signalons que pour le proscrire l'emploi du remède dans les *maladies infectieuses* : angines, scarlatines, fièvres puerpérales, etc. Les guérisons sont l'effet de coïncidences. Il n'y a pas lieu de s'y attacher.

---

1. H. NOTHNAGEL et M.-J. ROSSBACH. *Nouveaux éléments de matière médicale et de thérapeutique.* Trad. française, 1889.

V. — AFFECTIONS OCULAIRES ET EXTERNES

Tout praticien utilise l'atropine dans les *iritis;* le remède combat la douleur, immobilise la pupille et, en la dilatant, prévient la production des synéchies.

> Sulfate d'atropine. 0gr,10
> Eau distillée . . . . 10 grammes.
> III gouttes matin et soir dans le coin de l'œil.

Grâce aux instillations d'atropine, les sujets atteints de *cataracte* voient pénétrer une plus grande abondance de rayons lumineux. Après l'opération, elle empêche la formation des adhérences. Seulement, méfions-nous des cataractes chez les vieillards où l'hypertonie est fréquente; l'atropine y serait très dangereuse[1].

Le remède est à rejeter dans les inflammations de la conjonctive, en raison de son action irritante. Dans les maladies de la *cornée,* on y avait recours plus autrefois qu'aujourd'hui. L'atropine ne devient utile dans la *kératite phlycténulaire* ou la *kératite interstitielle* qu'autant que l'iris est touché en même temps.

Notons encore son efficacité dans le *strabisme* convergent (instiller plusieurs soirs de suite quelques gouttes de la solution à 1/100) et son usage comme moyen de diagnostic qui facilitera l'examen ophtalmoscopique; les ophtalmologistes ont renoncé à cette dernière pratique. Elle entrave les mouvements pupillaires, rend impossible l'emploi de l'accommodation et le choix des verres. Et puis, attention toujours aux

1. TRCC, VALUDE et FRENKEL. *Nouveaux éléments d'ophtalmologie,* 1908.

accidents glaucomateux où l'atropine devient très dangereuse par l'augmentation qu'elle provoque de la tension intra-oculaire et sachons la proscrire dans les ulcérations profondes de la cornée où une perforation est menaçante.

Un mot pour terminer sur la belladone dans les maladies externes. Chacun connaît le *baume tranquille* où entrent la belladone, la jusquiame et la stramoine. L'*onguent populeum*, contre les hémorroïdes, renferme de la belladone et la *pommade belladonée* calme les douleurs des excoriations ou fissures douloureuses. Se méfier des risques d'intoxication, quand la surface à recouvrir est étendue.

En cas de *douleurs épigastriques*, on prescrit encore l'application d'un emplâtre local à garder huit jours.

Emplâtre diachylon.	4 parties.
Extrait de ciguë. . . . . }	2 —
— belladone . . . . }	

En général, l'application d'un vésicatoire volant agit mieux.

Les accidents d'intoxication sont connus : mydriase, agitation, délire, sécheresse des muqueuses, accélération des battements cardiaques. Au médecin de veiller qu'ils ne se produisent pas.

Quant à l'antagonisme qu'on a voulu établir de la morphine et de la belladone, il est faux et incomplet[1]. Toutefois, de légères doses de morphine (4 à 5 milligrammes) ont maintes fois réussi. On ordonnera ensuite au malade des stimulants (café, thé).

1. POUCHET. *Memento de Pharmacologie et matière médic.*, 1940.

XVI

BROMURE DE POTASSIUM

Si l'iodure de potassium est administré trop souvent un peu à tort et à travers chez les sujets qui ont dépassé la cinquantaine, il en va de même pour le bromure. A cette différence, toutefois, que ce dernier médicament trouve son emploi chez les sujets jeunes. A toutes les femmes de moins de 40 ans qui se plaignent de palpitations, le bromure est recommandé, comme au-dessus de cet âge, c'est l'iodure qui reprend sa place. Une schématisation trop simpliste entre dans une semblable conception.

Le bromure demeure un des meilleurs médicaments de la thérapeutique; mais, en général, il convient beaucoup moins aux nerveux qu'aux épileptiques. C'est là une particularité, sur laquelle on ne saurait trop insister. Les nerveux déprimés surtout ne retirent du bromure qu'exagération de leur fatigue, de leurs angoisses et, quand ils souffrent de troubles digestifs, tous leurs malaises gastro-intestinaux en sont aggravés. L'insomnie des nerveux n'accepte le bromure qu'avec réserve. Pour une nuit un peu meilleure due au médicament, quels réveils pénibles, quelles matinées, désespérantes ! Dans d'autres maladies, le bromure est inférieur à tel médicament plus actif. Le bromure ne vaut pas l'antipyrine dans le diabète ou la chorée ; il n'atteint pas la valeur du chloral dans le tétanos.

Nous étudierons tour à tour son action : 1° dans l'épilepsie ; 2° dans les autres maladies nerveuses ; 3° dans les intoxications (alcoolisme), ou maladies de nutrition (diabète) ; 4° dans les maladies infectieuses (chorée, tétanos) ; 5° dans les maladies du cœur.

Un effet général suit l'administration du médicament. C'est un sédatif et un dépresseur du système neuro-musculaire. Son élimination partielle est rapide ; mais pour l'élimination totale, il faut parfois des semaines. Ces différentes propriétés délimitent son champ d'efficacité et son mode d'administration.

I. — ACTION DANS L'ÉPILEPSIE

Depuis cinquante ans, le bromure est prescrit dans l'épilepsie. Il y a quelques années, Richet et Toulouse ont démontré que l'activité du médicament était renforcée par la diminution des chlorures alimentaires. Dans un régime hypochloruré, l'élimination du bromure est moindre et sa rétention plus complète : d'où renforcement de l'activité médicamenteuse et même risques d'intoxication [1]. Il s'agit d'obtenir le premier effet, efficacité accrue, sans tom-

1. P. MERKLEN et HEITZ. Exagération du pouvoir toxique du bromure sous l'effet de la déchloruration (*Soc. médic. des hôpit.*, 2 février 1909).

ber dans le second, empoisonnement à redouter. Ce dernier danger est d'autant plus à craindre que le médecin se trouve en face de sujets qui supportaient mal les hautes doses, indispensables à l'arrêt de leurs accès.

Il est aisé de se mettre à l'abri des risques. La méthode que nous employons depuis plusieurs années est celle qui a été instituée par Voisin [1]. Elle divise le mois en trois périodes de dix jours. Dans les deux premières périodes, bromure à doses croissantes et sel dans l'alimentation. Dans la troisième période, pas de bromures et régime déchloruré.

Soit les dix premiers jours, 4 grammes de bromure ; du dixième au vingtième jour, 8 à 10 grammes de bromure.

Pendant tout ce temps, régime alimentaire normal, quant au sel et, naturellement, suppression des excitants, alcool, café. Dans les dix derniers jours, supprimer le sel alimentaire et suspension du bromure.

Si le malade a les digestions lentes, les doses seront partagées au moment des trois repas. Toutefois, si les crises reviennent à heures régulières, il faut administrer la dose le *plus près possible de l'attaque* [3] ; soit, dans l'épilepsie nocturne, 2 à 3 grammes à midi, et 2 à 6 grammes au coucher.

> Bromure de potassium. . . . . . . 40 grammes.
> Eau distillée. . . . . 200 —

---

1. J. Voisin, Roger Voisin et A. Rendu. Emploi du bromure de potassium dans l'épilepsie (*Archiv. de Neurol.*, sept. 1906).

2. Huchard. *Consultat. médic.*, 1906, 4ᵉ édit., p. 483.

3. Audibert. Bromure et Épilepsie (*Marseille médic.*, 15 octobre 1909).

Chaque cuillerée à dessert renferme 2 grammes. Une cuillerée à dessert au moment des repas, si possible, dans un peu d'eau (pour éviter l'action irritante sur l'estomac).

D'autres auteurs recommandent le médicament à jeun. Très vite, des pesanteurs et des tiraillements d'estomac surviennent, bien que la précaution ait été prise de diluer le bromure dans une grande quantité d'eau.

Les enfants supportent fort bien le médicament. Il s'ordonne à raison de 1 gramme par année d'âge (Comby). En moyenne, les doses de 2 à 4 grammes conviennent aux enfants jusqu'à 12 ans ; de 12 à 18 ans, on monte de 4 à 6 grammes.

Des médications sont parfois *associées* dans le but de favoriser l'élimination du remède. Voisin recommande la pilocarpine comme diurétique et sudorifique [1].

    Bromure de potassium . . . .   70 grammes.
    Nitrate de pilocarpine 0gr,035
    Sirop d'écorces d'oranges amères. . 400 grammes.
    Eau 690   —

Nous ne voyons pas beaucoup l'utilité de cette association. En tout cas, l'adjonction d'eau favorisant l'altération du liquide, nous préférons la formule suivante :

    Bromure de potassium . . . . . .   70 grammes.
    Nitrate de pilocarpine . . : . . .   0gr,035
    Sirop d'écorces d'oranges amères. 1.000 grammes.

Chaque cuillerée à soupe contient 1 gramme de bromure.

1. J. Voisin et R. Voisin. *Presse Médicale*, 25 août 1906.

La *digitale* a été recommandée ; elle n'est diurétique que lorsque coexistent des œdèmes d'origine cardiaque. Du reste son usage prolongé pendant les mois que dure la médication bromurée ne serait pas sans inconvénient. La *théobromine* vaut mieux. Elle agit comme diurétique et éliminateur. Seulement elle n'est pas indispensable, les dix jours de suspension dont nous entourons la médication suffisant à l'élimination.

On a encore recommandé les injections de *sérum artificiel* (Maurice de Fleury), d'*eau de mer*. Nous avons utilisé les uns et les autres à faibles doses (50 grammes par jour) sans le moindre résultat. Les hautes doses sont interdites du fait de leur abondance en chlorures qu'elles introduiraient dans la circulation.

Pour éviter la fréquence des accidents cutanés, on a conseillé l'emploi du *naphtol,* du *benzo-naphtol*, du *benzoate de soude*. Toutes ces associations nous semblent nuisibles, et c'est le cas des naphtols qui irritent le tube digestif, ou inutiles et c'est l'histoire du benzoate de soude.

On se contentera de veiller à la propreté de la peau et de recommander un bain chaud savonneux tous les quelques jours. A titre prophylactique cela vaut mieux que les drogues prises à l'intérieur. Flechsig conseille l'alternance de l'*opium* et des bromures. Il part de 1 à 2 centigrammes pour monter à 1 gramme d'opium. Puis il cesse l'opium brusquement et ordonne 5 à 8 grammes de bromure pendant deux mois. Ces hautes doses d'opium ne nous semblent pas sans inconvénient. Les épileptiques ont déjà assez de peine à supporter le bromure sans y adjoindre un médicament comme l'opium qui constipe et détraque si aisément les voies digestives.

Grasset préconise l'*arséniate de soude* à titre de tonique. Oui, mais comme le bromure est continué des mois, il n'est pas indifférent de lui adjoindre un reconstituant qui est toxique et détermine si rapidement des lésions du foie. Ces réserves faites, signalons cette formule :

<pre>
Arséniate de soude . . . . . .   15 centigrammes.
Bromure de potassium. . . . .   100 grammes.
Eau distillée . . . .   q. s. pour 1 litre.
</pre>

2 à 5 cuillerées à soupe par jour, en augmentant tour à tour et en diminuant d'une cuillerée tous les jours (Grasset).

Pour quinze jours ou trois semaines, aucun inconvénient n'est attaché à la méthode. Elle deviendrait dangereuse à la longue.

Les voies digestives seront surveillées. L'alcool sera banni de l'alimentation à titre d'agent excitant. Si la langue est blanche et que l'appétit se perde, nous ordonnons la dose la plus faible de bromure au repas du midi et du soir et faisons prendre à jeun, quelques jours de suite, une cuillerée à dessert de sulfate de soude. A l'occasion, on supprimera même le bromure tout à fait pour quelques jours.

Cette précaution — cessation du remède — devient indispensable chez les sujets en état de mal, qui ont déjà subi une bromuration prolongée. En pareil cas, l'effet dépressif du remède peut aggraver l'état du malade.

En général, la médication est également arrêtée au cours des maladies aiguës. A cet égard, J. et R. Voisin établissent des distinctions qui nous semblent quelque peu subtiles. Il y a, disent-ils, des maladies à rétention chlorurée marquée, telles que la pneumonie. Le bromure est inutile. Dans d'autres maladies au contraire, la scarlatine par exemple, la rétention chlorurée serait peu prononcée. Il faut du bromure. Nous croirions plutôt que dans toutes les maladies aiguës, quand elles sont graves, la rétention chlorurée s'impose à peu près la même. Nombre de scarlatines restent bénignes ; de là l'élimination plus abondante des chlorures. Pratiquement pas de bromures dans aucune maladie infectieuse. L'organisme a assez affaire à lutter contre l'infection. Inutile de diminuer ses réactions de défense par l'administration d'un agent qui déprime le système nerveux.

En dehors des maladies concomitantes, le bromure sera continué de longues années. Quand l'épileptique demeure un an sans crises, on ne peut encore parler de guérison ; il faut persévérer avec des doses de bromure (4 grammes), dix à quinze jours de suite ; on interrompt huit, quinze jours, un mois, en tâtant ainsi le terrain. Pendant trois à quatre ans, on continuera de la sorte.

Le bromure de potassium est maintes fois associé aux *bromures de sodium* et *d'ammonium*. Le second est moins toxique, le bromure d'ammonium agit comme stimulant diffusible et renforce les systoles cardiaques. D'autres ont préconisé le *bromure de strontium* qui serait sans action nocive sur l'estomac, la peau et les reins[1]. Ce dernier sel ne doit pas être associé avec les citrates, les sulfates, ni les alcaloïdes. Les doses sont celles du bromure de potassium. On prescrit :

Bromure de potassium. . . . . . 40 grammes.
— de sodium . . . . ⎫
— d'ammonium . . . . . . ⎬ 15 —
Eau distillée . . . . 1.000 —

Un gramme de polybromure par cuillerée à soupe.

Le *camphre monobromé* s'ordonne à doses bien plus faibles. Il diminue le nombre des battements de cœur et se montre parfois utile chez les nerveux. Dose 20 centigrammes en pilules de 5 ou 10 centigrammes.

Le praticien se souviendra des accidents du bromisme. C'est d'abord la disparition du réflexe pharyngien dix à quinze jours après le début de la médication ; puis ce sont des éruptions acnéiques sur la face, le front, le tronc. Des troubles digestifs apparaissent ; un érythème couvre le devant des tibias. La dépression est grande, la démarche devient ébrieuse. Parfois des accès d'excitation maniaque surviennent au cours de la bromuration et semblent sous sa dépendance. Cette dernière complication est rare.

En général l'amélioration de l'épileptique est immédiate. Les grandes attaques diminuent de fréquence et d'intensité, celles de nuit plutôt que celles de jour. Les absences et les vertiges sont les symptômes qui résistent avec le plus de ténacité. Quant aux troubles toxiques,

1. ROBINSON. *Journ. of the Americ. Associat.*, 18 janvier 1908.

on les évite en diminuant les dose et en ordonnant de fréquents laxatifs.

II. — MALADIES NERVEUSES

On a prescrit le bromure dans l'*hystérie* : c'est inutile. L'action psychique, le changement de milieu, l'hydrothérapie sont infiniment préférables. Dans la *neurasthénie*, tous les hypnotiques sont dangereux. « Ils provoquent le sommeil par intoxication et n'ont d'autre effet, que d'ajouter une intoxication artificielle aux intoxications naturelles, si nombreuses chez les asthéniques[1]. » Nous dirons plus : l'insomnie chez ces sujets est le résultat de la fatigue. Les hypnotiques exagèrent la fatigue. Ils combattent l'effet en aggravant la cause. Bien que moins dangereux que le chloral, le trional, le sulfonal, le véronal, l'opium, le bromure produit encore une action dépressive trop manifeste. Il est de règle générale, comme l'un de nous l'a formellement déclaré dès 1883, que dans la neurasthénie, il faut bien se garder d'abuser des drogues, qu'il faut porter toute son attention sur l'hygiène physique et morale en se rappelant ces paroles si sages de Tissot : « On peut se montrer grand médecin sans ordonner de médicaments ; le meilleur remède est souvent de n'en prescrire aucun. » Rien n'est plus vrai pour la neurasthénie, surtout pour la neurasthénie anxieuse[2]. Le bromure est donc nuisible le plus souvent dans cette

1. DESCHAMPS. *Les Maladies de l'énergie*, 1908.
2. H. HUCHARD. *Traité des névroses*, 1883, page 907.

maladie ; les préparations de valériane en général
inutiles ; rappelons à ce sujet, que la *teinture de cratégus
oxyacantha* (aubépine) aux doses de XX à LX gouttes
par jour, non toxique est un excellent sédatif des systèmes circulatoires et nerveux. Ce médicament peu
connu remplace très avantageusement dans certains
cas, le bromure et surtout la valériane[1].

Les *migraines*, la *migraine ophtalmique* tirent de
bons effets de la médication bromurée, qu'on peut associer à l'antipyrine.

> Bromure de potassium. . . . . 1 gramme.
> Antipyrine 0gr,50
> Valérianate de caféine. 0gr,05

Pour 1 cachet : 1 cachet au moment des accès. Répéter au bout
d'une heure si la douleur persiste.

Dans les *affections mentales,* le médicament n'agit
guère. La *mélancolie intermittente* se voit parfois opposer le bromure, avec ou sans opium ; il ne faut guère
compter sur leur action[2]. D'après deux exemples que
nous avons suivis, et où les hypnotiques étaient administrés malgré nous à de pauvres malades, nous croirions plutôt à une aggravation progressive des troubles
mentaux, du fait de la médication. Le réveil de ces
malheureux est bien plus pénible quand ils se sont
donné un sommeil factice, et leurs angoisses plus tor-
turantes.

1. H. Huchard. La thérapeutique végétale (*Journal des praticiens*, 1908).

2. Kræpelin. *Introduction à la Psychiatrie clinique* (Trad.
Devaux et Merklen), 1907, p. 28.

Dans certaines *maladies spasmodiques* (laryngite striduleuse, asthme), le bromure recrute encore des partisans. La morphine est supérieure dans l'asthme; quant à la laryngite striduleuse, après les applications chaudes sur le cou, l'emploi d'une potion bromurée est courante [1]. De même dans les *convulsions infantiles* et l'*éclampsie* où, le traitement causal étant mis en œuvre, une potion au bromure et au chloral amène la sédation :

Bromure de potassium.	0gr,50
Chloral hydraté	0gr,25
Sirop de fleurs d'oranger.	30 grammes.
Eau distillée	120 —

Une cuillerée à café toutes les vingt minutes à un enfant de six mois. Le tiers de la potion suffit d'ordinaire.

Richardière conseille le remède à titre préventif au cours de la dentition, mais cette méthode n'a point prévalu [2]. Trop de risques digestifs sont à craindre.

Dans les maladies organiques du système nerveux, les *méningites* par exemple, le bromure est un calmant apprécié. Il diminue la douleur et permet le sommeil. Tous les praticiens l'ordonnent.

III. — INTOXICATIONS ET MALADIES DE NUTRITION

Si c'est une erreur de traiter le delirium par l'alcool, comme on le faisait autrefois, si la strychnine vaut infi-

1. H. HUCHARD. Laryngite striduleuse grave des enfants (*Consultations médicales*, 4ᵉ édition 1906).

2. RICHARDIÈRE. *Thérap. appliq.*, t. XIV, p. 230.

niment mieux (6 milligrammes à 8 milligrammes par
jour) (Chauffard), quand même pourra-t-on encore s'a-
dresser de temps en temps au bromure. On commencera
par donner un bain tiède (35°, deux heures matin et
soir); si l'insomnie persiste, on ordonnera une potion
bromurée. Mais le bromure seul ne suffit pas. Il faut
l'associer au chloral :

> Bromure de potassium. . . . .   6 grammes.
> Chloral hydraté   4   —
> Sirop simple.   30   —
> Hydrolat de valériane. 120   —
> Une cuillerée à soupe toutes les heures jusqu'à effet calmant.

A côté du délire alcoolique, le médicament a encore
trouvé usage dans les maladies de nutrition. Le *diabète*
jadis était fréquemment traité par le bromure. Cette
maladie en particulier chez les femmes, fait souvent suite
à des émotions dépressives, de violents chocs moraux.
Le bromure peut rendre service, uni à la valériane :

> Bromure de potassium . . . . 10 grammes.
> Extrait de valériane 15   —
> Eau distillée 150   —
> Une cuillerée à soupe avant les trois repas.

Depuis la découverte de l'antipyrine, plus actif, le
bromure a singulièrement perdu de sa réputation.
Dans les diabètes nerveux, il sera prescrit avec quelque
avantage pendant des séries de huit à dix jours.

IV. — MALADIES INFECTIEUSES

De même que pour le diabète, la *chorée* est devenue
un tributaire moins fidèle du bromure depuis la décou-

verte de l'antipyrine. La *chorée de la grossesse* est la
seule où l'on administre le bromure. Encore convient-il
qu'il y ait des troubles hystériques concomitants [1]. En
somme, la valeur thérapeutique du médicament est des
plus médiocres [2]. Nous en dirons autant du *tétanos,* ou
c'est le *chloral* qui a conquis la première place. Comme
nous ne consacrons pas un chapitre spécial au chloral,
indiquons ici ses modes d'administration dans la
maladie où il rend le plus de services. De hautes doses
sont en moyenne nécessaires ; on commence par
8 grammes, pour monter rapidement à 10, 15,
20 grammes.

Chloral hydraté	20 grammes.
Eau distillée.	300 —

Une cuillerée à soupe contient 1 gramme à prendre toutes les
deux heures, toutes les heures dans un peu d'eau.

Des doses de 6 grammes sont parfois suffisantes [3].
D'autres fois, il faut monter à 20 grammes. Un malade
de Galliard, un homme de quarante-neuf ans, a pris
500 grammes de chloral, répartis sur une durée de
trente-cinq jours. Des inoculations quotidiennes de
100 centimètres cubes de sérum étaient concurremment pratiquées [4].

Dans le tétanos, le remède ne produit pas d'accidents toxiques. Mais il faut s'en méfier chez les ner-

1. Lannois. Traitement des chorées (*Thérapeut. appliquée,*
F. XV, p. 300.

2. Hutinel et Babonneix. *Les Maladies des enfants,* 1909, p. 779.

3. Belin. Le chloral dans le traitement du tétanos (*Soc. médic.
des hôpit.,* 26 oct. 1903).

4. Galliard. *Soc. médic. des hôpit.,* 23 oct. 1903.

veux. Très vite, ils prennent l'habitude de la drogue et déclarent ne plus pouvoir s'en passer. C'est là un autre inconvénient des hypnotiques. L'accoutumance est vite prise. Le sujet reste excitable, agité, anxieux. Il faut lui supprimer son médicament au plus vite.

Chez un malade qui absorbait 15 grammes de chloral par jour, Ballet et Delherm ont vu survenir des accidents qui simulaient la paralysie générale [1].

V. — MALADIES DE CŒUR

Le bromure est assez rarement utilisé dans les maladies de cœur. Quand les sujets ont des palpitations, on s'adresse à la cause qui est souvent d'origine stomacale. Il suffit de régulariser les digestions, de réduire la quantité de liquides pour voir les accidents s'amender. Dans les *arythmies palpitantes* du rétrécissement mitral, c'est la digitaline qui retient sa place.

Le bromure trouve surtout son application dans les palpitations ou arythmies indépendantes d'une lésion cardiaque et de tout trouble stomacal. C'est, par exemple, l'histoire des *extrasystoles d'origine psychique*. Certains malades sont obsédés par l'angoisse de ces contractions irrégulières qui surviennent par intervalles, le rythme fondamental du cœur n'étant point touché. Le bromure est à peu près le seul remède qui soulage passagèrement. On ordonne le bromure de potassium (2 grammes matin et soir) ou le camphre

1. BALLET et DELHERM. *Soc. médic. des hôpit.*, 16 mai 1902.

monobromé (20 centigrammes en pilules), lequel agit d'ordinaire moins bien. Les extrasystoles qui résultent d'une excitabilité accrue du myocarde, ici d'origine psychique, cèdent et le rythme normal reprend son cours.

Dans les états asystoliques, le remède est dangereux, car il affaiblit l'activité cardiaque [1].

1. POUCHET. *Précis de Pharmacol. et de Matière Médicale*, 1907, p. 491.

XVII

PURGATIFS

HUILE DE RICIN. — SULFATE DE SOUDE. — ALOÈS

On a beaucoup médit de la purgation ces derniers temps. Burlureaux[1] est allé jusqu'à l'appeler «un danger social ». Et nous nous remémorons la longévité de nos pères. Ils mangaient ferme et duraient jusqu'au delà de quatre-vingts ans. Une seule condition était imposée au maintien de leur bonne santé : la nécessité des purgatifs fréquents. Saignare, purgare, Molière a eu tort de rire des médecins du xviie siècle. Avec l'hygiène déplorable de leurs clients, c'était la seule manière de les faire vivre. Nous ne nions pas que la diète ne réalise maintes fois l'effet favorable, sur les voies digestives que produisent les purgatifs. Seulement les purgatifs agissent plus vite et ne nécessitent pas une diète aussi rigoureuse. Le danger est nul, l'action plus rapide, la diététique concomitante moins sévère. Voilà bien des avantages. Aujourd'hui encore les guérisons célébrées à la quatrième page des journaux à la suite de l'usage

1. BURLUREAUX. *La purgation, danger social.* Paris, 1908.

de telle pilule merveilleuse, ces guérisons se sont pas toujours des accrocs à la vérité. Les sujets se sont pas réellement remis de malaises infiniment pénibles entretenus par des constipations ignorées.

La purgation ne devient un danger que lorsqu'elle est administrée hors de propos. Au début d'une appendicite, au cours de la fièvre typhoïde, dans les spasmes douloureux de l'intestin, ordonner une purgation est toujours une imprudence. Mais quel médicament n'a point ses contre-indications ? Il faut les connaître voilà tout.

Nous n'étudierons que trois purgatifs : l'huile de ricin, le sulfate de soude, l'aloès. Purgatifs huileux, salins, drastiques, chacun de ces remèdes nous apparaissant comme un type de l'espèce nous suffira pour établir leurs indications respectives.

I. — HUILE DE RICIN

C'est le meilleur des purgatifs dans la plupart des maladies, sauf chez les sujets qui manifestent une répugnance invincible pour le goût du remède. Cette horreur est telle que même en capsules de gélatine (capsules de 5 à 10 grammes), nombre des personnes assurent ne pouvoir le tolérer, en raison des renvois qu'il provoque. Le remède s'ordonne dans du café, du vin de Malaga, du bouillon aromatisé avec quelques gouttes d'alcool de menthe ou d'anisette additionnée de trois parties de sucre, entre deux jus d'orange (jus d'orange sur les parois du verre qui contient l'huile, jus d'orange sur l'huile).

On peut encore recourir à l'une de ces trois formules :

1° Saccharine. . . . . 0^{gr},12
Essence de menthe poivrée. . . . V gouttes.
Alcool . . . . q. s. p. dissoudre.

Ajouter :

Huile de ricin . . . . 240 grammes.
Administrer aux mêmes doses que l'huile de ricin ordinaire.

2° Huile de ricin : 1 cuillerée battue avec un jaune d'œuf.

Ajouter :

Eau sucrée . . . . 80 grammes.
Eau de fleurs d'oranger. . . . . . 20 —

3° Huile de ricin . . . . 15 grammes.
Sirop de limons. . . . . 50 —

Formule pour les enfants : 1 cuillerée à café contient
1 gramme d'huile[1].

Dose purgative : 10 à 30 gammes ; dose laxative :
5 à 15 grammes, soit une cuillerée à café ou à soupe le
matin au lever une demi-heure à une heure avant le
premier déjeuner.

L'action purgative est utilisée dans tous les cas où il
convient de produire un minimum d'irritation. Dans
les *typhlites stercorales*, c'est le purgatif de choix.
Quand l'*appendicite* est terminée, au bout de huit à
douze jours, une cuillerée à dessert ou à bouche d'huile
de ricin ramène la régularité des garde-robes. En général c'est plutôt l'action laxative qui est recherchée. Les ·
constipations habituelles s'en accommodent fort bien :
une cuillerée à café ou à dessert, donnée au coucher.

1. Formules d'OBRASTZOV (*Sem. médic.*, 1906, p. 211), de COMBY
et de HUTINEL.

Dans l'*entérite muco-membraneuse*, c'est pour ainsi dire le seul agent qui ne soit pas nuisible. Il faut, en effet, se méfier des purgatifs irritants dans cette maladie où la constipation est surtout liée à un spasme, lequel est augmenté à la suite de la moindre intervention purgative.

L'huile de ricin, à faibles doses, arrive souvent à réduire des constipations opiniâtres, contre lesquelles échouaient les purgatifs les plus énergiques. Il y a quelque temps, nous traitions tous deux une dame fort nerveuse qui habitait à la campagne. Effrayée d'une constipation qui avait fait suite à la prescription du régime lacté, elle avala coup sur coup et sept matins de suite soit une bouteille de limonade purgative, soit de l'eau de Janos, soit 30 grammes de sulfate de magnésie, soit des décoctions de rhamnus (3 grammes à 4 grammes). Aucun résultat. La malheureuse s'affolait, se voyant déjà tous les signes d'une occlusion intestinale. Il suffit de prescrire une cuillerée à soupe d'huile d'olives avant les repas, une cuillerée à dessert d'huile de ricin au coucher, un lavement avec 100 grammes d'huile d'olives chauffée et pure, pour obtenir une débâcle intestinale immédiate. Ce que n'avaient pu réaliser les hautes doses, les doses minimes l'assurèrent tout de suite. Les hautes doses en effet augmentaient le spasme, cause de la constipation. Les faibles doses réduisirent ce spasme.

Aux enfants le remède s'ordonne à raison de 2 grammes par année d'âge. Dans les affections gastro-intestinales des nourrissons, quand la diarrhée n'est pas trop abondante, l'huile de ricin est d'un usage journalier.

Elle est proscrite dans le choléra infantile, au même titre que les autres laxatifs. Elle trouve souvent son emploi dans les formes aiguës légères, dans les formes à évolution prolongée, dans les constipations[1].

II. — SULFATE DE SOUDE

Alors que l'huile de ricin est un excellent médicament contre la constipation, le sulfate de soude réussit fort bien contre la *diarrhée*. Chez les enfants, dans les *entéro-colites aiguës dysentériformes*, il peut être employé dès la première année : 2 à 10 grammes le premier jour, et les huit ou dix jours suivants de 0^{gr},50 à 1 gramme. Raberty[2] conseille des doses fractionnées : 0^{gr},30 aux nourrissons, 0^{gr},60 à 1^{gr},50 aux enfants, 4 grammes aux adultes toutes les six heures. Aussitôt l'emploi, les selles deviennent moins odorantes, moins fréquentes, les vomissements cessent.

Chez l'adulte couramment on prescrit 20 grammes de sulfate de soude au début d'une *entérite dysentériforme* et 10 grammes les jours suivants, à jeun dans un demi-verre d'eau. Même règle dans la *dysenterie vraie*, où l'emploi du sérum antidysentérique abrège la durée de la médication, dans les *diarrhées toxiques* d'origine alimentaire.

Les *diarrhées chroniques* non tuberculeuses et non cancéreuses se trouvent souvent bien de l'association du

1. Hutinel. *Les maladies des Enfants*, 1909, t. III, p. 231.
2. Raberty. *Lancet*, 1906, n° 4341.

sulfate de soude et des tanniques ou encore des acides. Le matin à jeun : une demi à une cuillerée à café de sulfate de soude, et un cachet de tannalbine ou de tannigène (30 centigrammes à 1 gramme après les repas). Nous prescrivons les acides sous forme de sucs gastriques naturels (une cuillerée à soupe de dyspeptine ou de gastérine avant les repas dans un demi-verre d'eau). A continuer dix à quinze jours. Une autre méthode qui réussit également est de délayer dans la solution sulfatée du matin, la valeur de 1 à 2 grammes de sousnitrate de bismuth. A continuer dix à quinze jours.

Sans doute l'huile de ricin peut également réussir dans les diarrhées ; mais le sulfate de soude à cet égard lui est certainement supérieur et puis combien il est d'ingestion plus aisée. En dépit de toutes les préparations qui cherchent à dissimuler son goût, nombre de malades sont écœurés à l'idée d'absorber l'huile. Seulement, si le sulfate de soude est préférable dans ces diarrhées, l'huile de ricin ne peut être égalée par lui dans la constipation. Elle est le remède de choix dans la constipation tandis que le sulfate de soude, semblable en cela aux autres purgatifs salins, produit une irritation, laquelle après une débâcle passagère, augmente la constipation par la suite. Ajoutons que le sulfate de soude à hautes doses n'est point indifférent dans les maladies de l'estomac. Il irrite et après un mieux passager, les malades vont plus mal le lendemain. C'est une autre raison pour le faire rejeter à titre de purgatif habituel.

Les divers types de *dyspepsie* et surtout la *dyspep-*

sie hypersthénique se voient opposer des solutions sulfato-bicarbonatées, dont nous avons déjà parlé à l'occasion du bicarbonate de soude. A faible dose, le remède diminue l'acidité gastrique et perd ses qualités irritantes.

> Bicarbonate de soude . . . . 4 grammes.
> Sulfate de soude. 2   —
>
> Pour 1 paquet ; 1 paquet dans un litre d'eau bouillie. Un verre à Bordeaux chauffé à jeun, 11 heures et demie du matin, 5 heures et 9 heures du soir. Continuer un mois.

Dans l'*embarras gastrique*, dans la *fièvre typhoïde* au début une purgation au sulfate de soude est prescrite de temps immémorial. On peut encore ordonner un vomitif.

La vieille formule recrute encore des adhérents.

> Ipéca pulvérisé. 1ᵍʳ,50
> Tartre stibié. 0ᵍʳ,05
>
> On divise 3 paquets ; 1 paquet tous les quarts d'heure dans un peu d'eau tiède jusqu'à vomissements.

Depuis la diète hydrique, on use moins de vomitifs dans les embarras gastriques. Mais ils trouvent toujours leur emploi au cours de certaines affections d'un autre ordre, bronchites capillaires, etc.

Les *congestions* du foie, les *cirrhoses* à leur début seront améliorées par l'emploi matinal du sel : une cuillerée à café dans un verre d'eau, 15 à 20 matins de suite.

> Bicarbonate de soude. . . . . 20 grammes.
> Sulfate de soude 80   —

Aux lithiasiques (*lithiase biliaire*), nous prescrivons :

Sulfate de soude. . . . . 10 grammes.
Eau distillée. 300   —

Une cuillerée à soupe un quart d'heure avant les trois repas dans un verre à Bordeaux d'eau de Vichy (Célestins) 10 jours par mois.

Dans nombre de dyspepsies par atonie gastrique, on peut user de la même médication.

Dans les troubles de nutrition, le médicament sera poursuivi plus longtemps. Nombre d'*eczémas* rebelles guérissent par la continuation du mélange précédent pendant deux mois de suite. Interrompre un mois. Reprendre un mois. Aux *goutteux*, aux *obèses*, nous conseillons quatre fois par an pendant un mois cette médication du matin. Dans la goutte aiguë, après le régime hydrique et lacté des premiers jours, une purgation de sulfate de soude sera utile si l'appétit ne revient pas.

Le sulfate de soude exerce sur les fonctions hépatiques une action stimulante qui favorise la nutrition générale et en arrête les troubles. C'est à cet égard un des meilleurs agents de la thérapeutique. Il nous semble supérieur dans l'*uricémie* à tous les produits pharmaceutiques qui ont la prétention de dissoudre l'acide urique. Le sulfate de soude en empêche la formation exagérée. Il agit sur la cause.

Les médications causales sont toujours supérieures à celles qui atteignent les effets.

Dans les *albuminuries*, le sulfate de soude offre l'avantage de réussir, que ces albuminuries soient fonctionnelles et d'origine arthritique ou lésionales et liées à une atteinte sérieuse du rein. Dans les deux cas, elles permettent aux fonctions du foie de se rétablir et de livrer au rein des produits de désassimilation moins irritants. A jeun : une cuillerée à café de sulfate de soude dans un verre d'eau de Vichy-Célestins, quinze jours par mois. Entre tous les médicaments prônés contre l'albuminurie, c'est un de ceux qui rendent les services les moins incertains. Inutile d'ajouter qu'en cas d'insuffisance rénale et d'accidents urémiques, d'autres médications trouvent jour (régime hydrique, émissions sanguines, séjour au lit). Le sulfate de soude n'est pas le remède des albuminuries compliquées d'urémies ; on ne le prescrit que dans les albuminuries silencieuses.

Nombre d'eaux minérales purgatives doivent leurs propriétés au sulfate de soude. Ainsi les eaux de *Rubinat* : 96^{gr},3 de sulfate de soude par litre ; *Carabana* : 100 grammes de sulfate de soude par litre ; *Hunyadi Janos* : 16 grammes de sulfate de soude et 16 grammes de sulfate de magnésie ; *Pulna* : 15 grammes de sulfate de soude et 21 grammes de sulfate de magnésie. Les eaux de Rubinat et de Carabana s'ordonnent aux doses de un verre à Bordeaux à jeun, les autres de un à deux verres à boire. Signalons encore *Montmirail* : 5 grammes de sulfate de soude et 9^{gr},5 de sulfate de magnésie, dont nous prescrivons maintes fois un ou deux verres au lever.

Les *congestions cérébrales, états pléthoriques* sont

depuis des siècles, combattus par les laxatifs salins répétés huit à quinze jours.

III. — ALOÈS

On ne rend plus justice à l'aloès et le malheureux est rendu responsable d'accidents dont il est parfaitement innocent. On dit par exemple : l'aloès fait venir les hémorroïdes. Oui, quand elles existent déjà. Sinon, jamais l'aloès ne rendra hémorrhoïdaire quelqu'un qui ne l'est pas préalablement. Sans doute, en cas d'abus, il peut provoquer un peu de ténesme rectal. Sa proscription dans les menstruations abondantes au cours de la grossesse, dans les prostatites, cystites, affections utérines a sa raison d'être. Nous ne l'ordonnons pas dans ces maladies. Toutefois nombre de femmes enceintes avalent journellement des pilules laxatives à base d'aloès, et jamais ne s'en déclarent incommodées.

Dans les inflammations de l'intestin, surtout dans l'entérite muco-membraneuse, la médication est dangereuse. Nous avons vu qu'un des seuls médicaments à ordonner en pareil cas était l'huile de ricin, car l'aloès contracte et congestionne. Ses indications sont surtout requises dans les cas où cette double propriété musculaire et congestive trouve son emploi. On ne l'ordonne pas seul mais associé à d'autres substances. *Solus viscera laedit*, disait l'Ecole de Salerne.

Dans les *dyspepsies par atonie*, le remède a été prescrit de toute antiquité. Il figure à titre de stomachique dans nombre de préparations, dont les *pilules ante cibum* représentent le type le plus usité.

Aloès du Cap. . . . . 10 grammes.
Extrait de quinquina . . . . 5 —
Poudre de cannelle . . . . 2 —
Miel . . . . q. s.

Pour 100 pilules ; 1 à 2 par jour avant les repas.

La *dyspepsie hyperchlorhydrique* qui s'accompagne de *constipation* est fort bien combattue par les pilules :

Aloès du Cap . . . . 8 centigrammes.
Jalap . . . . ⎱ 2 —
Turbith végétal. . . . . ⎰
Extrait de jusquiame . . . . . ⎱ 1 —
— de belladone . . . . . . ⎰
Savon médicinal . . . . q. s.

1 à 2 au coucher (A. Robin).

L'aloès mettant plusieurs heures pour produire ses effets, la dose prise au coucher assurera une garde-robe le lendemain matin.

Nombre de dyspeptiques font de la coprostase sans s'en douter à telle enseigne qu'ils évacuent une garde-robe sèche et insuffisante tous les jours, mais que les parois de l'intestin restent tapissées d'une couche de matières, laquelle produit une intoxication chronique. Les sujets maigrissent, se cachectisent, tombent dans une dépression nerveuse qui leur enlève les forces et trouble leur sommeil. Le mot de cancer a été maintes fois prononcé. Les pilules aloétiques amènent d'abord des débâcles très fétides, puis l'odeur disparaît peu à peu et les forces reviennent. Pas d'erreur plus dangereuse que de croire à l'innocuité de toutes les constipations. Certaines d'entre elles, sans doute, ne sont suivies d'aucun accident. D'autres, au contraire, livrent passage à toutes les complications. Ne rions pas des guérisons célébrées en réclame à la quatrième page des journaux. Les sujets qui crient au miracle pour avoir absorbé telle ou telle pilule étaient simplement des intoxiqués par l'intestin. Si une purgation intempestivement prescrite constitue un danger, la constipation non combattue peut produire des complications non moins redoutables. L'expérience des siècles est sur ce point d'accord avec les constatations journalières.

Dans les *congestions hépatiques,* les *calculs biliaires,* toutes maladies où la constipation doit être évitée, l'emploi des aloétiques est d'ordre banal. On le prescrit pur ou associé à d'autres cholagogues :

Aloès pulvérisé . . . . 5 centigrammes.
Evonymin. . . . . ⎫
Podophyllin . . . . ⎬ 1   —
Extrait de belladone . . . . . . ⎭
Pour 1 pilule ; 1 au coucher.

Le remède est encore utilisé à titre de *vermifuge* :

Aloès du Cap . . . . 20 centigrammes.
Poudre de jalap 50   —
A prendre à jeun.

Des médecins le prescrivent en suppositoire contre les *oxyures* :

Aloès du Cap . . . . $0^{gr},20$
Extrait de belladone . . . . $0^{gr},01$
Beurre de cacao . . . . 3 grammes.
Pour un suppositoire (COMBY).

A titre de dérivatif dans les *congestions cérébrales,* on ordonne l'aloès : un cachet de 0^{gr},60 à jeun. Même traitement dans les *œdèmes brightiques* ou *cardiaques.* Disons toutefois que la réduction des liquides employée contre ces accidents réalise une spoliation séreuse au même titre qu'un drastique et à moins de risques. Ce n'est qu'en cas d'urgence qu'on est autorisé à associer l'action du drastique à celle du régime de réduction renforcé par la prescription simultanée de la théobromine (œdème d'origine rénale) et de la digitaline à faibles doses (œdème d'origine cardiaque). Dans l'urémie et l'asystolie, le rôle des purgatifs se réduisait à mesure que nos connaissances dans la diététique devenaient plus précises.

En résumé : purgatifs huileux tels que l'huile de ricin contre la constipation des entérites, purgatifs salins, tels que le sulfate de soude contre la diarrhée, les infections gastro-intestinales, purgatifs drastiques, tels que l'aloès, dans les dyspepsies atoniques et les constipations qui s'ensuivent. Telles sont les grandes indications de ces trois médicaments de la pratique courante.

XVIII

NITRITES

Comme pour la digitale, des notions neuves sont venues enrichir l'histoire thérapeutique des nitrites, On sait que ce sont des agents hypotenseurs. Mais l'hypotension qu'ils réalisent n'est que temporaire. Le grand remède de l'hypertension artérielle, c'est le régime alimentaire (Huchard) ; les nitrites n'interviennent qu'accessoirement. Dans certaines maladies à hypertension permanente, telle que la néphrite interstitielle atrophique, l'action hypotensive des nitrites est quantité négligeable. Ils agissent surtout à la période de présclérose — caractérisée peut-être anatomiquement par de petits îlots de sclérose irrégulièrement disséminés dans le rein, surtout dans ses régions corticales — mais cliniquement curable et permettant le retour à l'état normal [1].

De plus, et c'est là certes, l'action la plus importante des nitrites, ils s'imposent comme des sédatifs merveilleux de la douleur angineuse. Aucun médicament

1. HUCHARD. Traité des maladies du cœur et de l'aorte, 3 vol. *Consultat. médic.*, 4ᵉ édit., 1906. La médication hypotensive (*Journal des Praticiens*).

n'égale leur puissance d'action à cet égard. Les angineux en savent quelque chose. Comment agissent les
nitrites en semblable occurrence? Est-ce en abaissant la
tension ou en réduisant l'excitabilité douloureuse du
muscle cardiaque (Mackenzie) ou en favorisant l'énergie
des contractions cardiaques? Les trois effets ce semble,
se réalisent. L'angine de poitrine organique fait en
effet le plus souvent suite à une crise hypertensive.
Les nitrites arrêtent cette crise; de là une excitabilité
moins douloureuse du muscle et une reprise dans
l'énergie des contractions cardiaques.

Commençons par présenter les remèdes. Quatre
d'entre eux sont employés couramment : 1° le *nitrite
d'amyle*; 2° la *trinitrine*; 3° le *tétranitrol*; 4° le *nitrite
de soude*. Un autre produit, le *nitrite d'éthyle*, recommandé en Angleterre, ne possède que des propriétés
infidèles. Quant au *nitrate de mannitol*, expérimenté
par Mathew, il n'a point été utilisé en France [1].

I. — NITRITE D'AMYLE

Employé en inhalation, il offre une action très fugace.
Il produit à la fois un abaissement de tension et une
accélération des battements cardiaques, celle-ci due à
la vaso-dilatation périphérique (Lauder Brunton).
C'est un bon calmant de la *douleur angineuse* et aussi
un hémostatique, par diminution de la tension artérielle. On le recommande contre les *hémoptysies*[2]. Sur

1. EDWIN MATHEW. Les vaso-dilatateurs dans l'hypertension
artérielle (*The Quaterly Journ. of Med.*, avril 1905).

2. SOULIER, PIE et PETITJEAN. *Soc. méd. Hôpit.*, Lyon, 14 nov. 1905.

ce point, nous faisons nos réserves, comme au point de vue de l'action sur la *dyspnée*.

Une période de réaction fait suite à la diminution primitive de la tension (Leech) et cette réaction secondaire peut se traduire par une hypertension légère. Ce que l'on a gagné tout d'abord ne tarde pas à se perdre et l'hémorragie reparaît (Lisin)[1]. C'est pourquoi il est utile d'associer les inhalations de nitrite d'amyle à l'emploi de la morphine. Celle-ci (4 à 5 milligrammes) en injections sous-cutanées, continue l'action du nitrite, empêche la phase réactionnelle de se dessiner, arrête en même temps la toux, cause d'hypertension. Dans les *paralysies hystériques*, Hirtz recommande le même remède. Instantanément le malade peut recouvrer l'usage de ses mouvements.

D'autres ont préconisé la même substance dans les *convulsions urémiques* et l'*éclampsie puerpérale* où l'hypertension artérielle est également manifeste pendant la crise. Les faits publiés manquent de vertu probante; il y a autre chose à faire mais on peut toujours essayer. Le nitrite d'amyle se consomme en ampoules dont on brise les deux bouts de manière à vider le contenu sur un mouchoir. Le malade approche ce mouchoir des narines, pas trop près, de manière pour les premières inspirations, à éviter des accès de suffocation. La face rougit, il sent battre ses tempes. Il est soulagé. On peut recommencer plusieurs fois par jour. Dans les accès subintrants angineux, un de nos malades a aspiré jusqu'à

---

1. Lisin. *Arch. Intern. Pharmaco-dynamie*, 1907, p. 465. Crall-Calvert. Le traitement des hémoptysies par le nitrite d'amyle, Liverpool (*Médic. Institut.*, 3 février 1908).

7 à 8 ampoules par jour. C'est trop ; des accidents toxiques peuvent se produire avec glycosurie, céphalée,
constriction de la gorge, atteinte grave des globules
rouges qui ne fixent plus l'oxygène[1]. Mackenzie recommande en cas d'insuccès du nitrite d'amyle, de recourir
à la morphine ou au chloral. Il faut se montrer prudent ; car souvent, lorsque le nitrite d'amyle échoue, le
myocarde est très fatigué ; donnerait-on à ce moment
de la morphine ou du chloral, on ne pourrait le faire
qu'à dose très faible (2 à 3 milligrammes de morphine,
une cuillerée à café de sirop de chloral deux à trois fois
par jour) crainte d'un affaiblissement irrémédiable du
cœur. Sous ces conditions, morphine (par injections de
2 à 3 milligrammes toutes les quelques heures) et chloral (quelques cuillerées à café dans le jour) peuvent
rendre de grands services.

II. — TRINITRINE

La *trinitrine* ou nitroglycérine s'emploie par gouttes
(II à III gouttes à la fois, répétées six à huit fois par
jour) jusqu'à production de mal de tête intolérable. Cette
règle établie dès 1883 n'a point reçu de démenti[2]. On
formule :

Solution alcoolique de trinitrine à 1/100.   XL gouttes.
Eau distillée. . . . .   200 grammes.

Chaque cuillerée à dessert contient II gouttes, 2 à 4 cuillerées
à dessert par jour. Continuer dix jours. Interrompre dix jours.
Reprendre dix jours.

1. SLAVU. Influence du nitrite d'amyle sur les globules rouges
(*Acad. des Sc.*, 3 juillet 1908).

2. H. HUCHARD. Propriétés physiologiques et thérapeutiques
de la trinitrine (*Soc. de thérap.*, 1883).

Dans les dix jours d'intervalle, la théobromine (deux cachets de 50 centigrammes par jour) est maintes fois prescrite dans les *douleurs angineuses d'origine organique*.

Le soulagement semble produit par la réduction de la crise hypertensive qui cède à la vaso-dilatation périphérique qui se produit. D'où un moindre travail du cœur[1]. « On soulage le cœur pour le fortifier » (Huchard). La vasodilatation apparaît une minute après l'ingestion, réalise une baisse de 25 à 30 milligrammes de Hg, maximum d'effet manifesté en cinq minutes. Puis, au bout de deux minutes de cet effet maximum, le chiffre gagné rétrocède dans l'intervalle d'une demi-heure. La répétition et l'augmentation des doses ne prolongent et ne renforcent pas la durée de l'effet curateur. La douleur est calmée tout d'abord ; puis la pression artérielle remonte accompagnée de céphalée, d'insomnie, de dyspnée[2]. C'est pourquoi, dans l'état de mal angineux, la médication renouvelée à hautes doses peut tout à fait manquer son but. En l'associant à faibles doses (III gouttes 2 à 3 fois par jour) à des injections de deux milligrammes de morphine, les résultats obtenus sont bien meilleurs.

Contre les *hémoptysies*, le remède est employé comme le nitrite d'amyle. L'association de faibles doses de morphine renforce l'efficacité du remède.

Dans ces deux maladies, l'angine de poitrine et l'hé-

---

1. HUCHARD. *Thérap. clin.*, 1909, p. 466. — WILL MUC NIDER. De l'action des nitrites sur le cœur (*Americ. Journ. of med. Sciences*, janv. 1908).

2. EDWIN MATHEW. *Loc. cit.*

moptysie, la trinitrine est un médicament d'urgence.
C'est pourquoi il convient de l'employer en solution,
dont l'absorption est plus rapide que celle des comprimés. On peut prescrire dans les cas pressants la trinitrine en injections sous-cutanées.

> Solution alcoolique de trinitrine à 1/100. XL gouttes.
> Eau distillée . . . . 10 grammes.
> Injecter la moitié (II gouttes) ou la totalité (IV gouttes) de la
> seringue de Pravaz (un centimètre cube). .

Des auteurs recommandent ce remède dans l'*œdème
aigu* du poumon ; nous y avons eu recours et obtenu un
léger soulagement. Mais les ventouses scarifiées, le
régime hydrique, les injections d'huile camphrée ou de
caféine ($0^{gr},25$) compléteront toujours la médication.

Dans le *pouls lent permanent* avec hypertension
artérielle, la trinitrine associée à la théobromine, et
aussi avec grande précaution à des doses infinitésimales de digitaline (1/10 de milligramme, trois à quatre
jours de suite), la trinitrine est très appréciée des malades. L'ondée sanguine brusque recouvre une certaine
souplesse et les malades se sentent mieux à leur aise[1].

Dans la période de *présclérose,* alors que l'hypertension artérielle n'est point permanente et que la guérison
est encore possible, la trinitrine, a conquis sa place
définitive. Elle diminue sans doute le travail du
cœur par la vasodilatation périphérique et l'énergie
systolique qui s'ensuit a pour résultat de retarder

1. H. HUCHARD et CH. FIESSINGER. *Clin. Thérap. du Pratic.*,
2º édit., Malouin, édit., 1908, p. 618.

l'apparition du bruit de galop. Dix jours de trinitrine, dix jours de théobromine, le tout associé au régime lacté ou lacto-végétarien de rigueur, voilà une de ces médications dont chaque praticien a pu vérifier la valeur. Et la diurèse du malade est activée pendant les deux périodes thérapeutiques.

Comme doses, le mal de tête qui se montre indique que la limite de tolérance est atteinte. Celle-ci, pour certains sujets, apparaît dès les II premières gouttes. Il faut descendre à I goutte. En général, IV à V gouttes sont les doses utiles.

Dans les affections nerveuses avec anémie cérébrale, l'un de nous a utilisé le remède. Il s'en est bien trouvé dans les *migraines*[1], et les aliénistes l'ont recommandé dans les *aliénations mentales à forme dépressive*.

L'*asphyxie symétrique des extrémités*, par la vaso-dilatation périphérique que produit le remède, est maintes fois amendée. C'est même le meilleur médicament à prescrire dans l'espèce. Les *vertiges anémiques*, le *vertige* de Ménière se sont vus opposer la trinitrine avec succès ; mais d'autres médications (fer, quinine) lui sont infiniment supérieures.

L'action vaso-dilatatrice de la trinitrine explique quelques succès obtenus par plusieurs auteurs et en particulier par Weill au moyen d'injections sous-cutanées dans le stade de frisson de la *fièvre intermittente*[2]. Nous ne croyons à l'avenir de cette médication.

1. HUCHARD. *Thérap. Clin.*, 1909, p. 459.
2. WEILL. *Thérap. gaz.*, 1885.

III. — TÉTRANITRAL D'ÉRYTHROL

Le *tétranitrate* d'érythrol, d'abord employé par Brad-
bury, appelé *tétranitrol* par abréviation (Huchard) procure en général un soulagement moins évident que la
trinitrine. L'action commence un peu plus tard mais se
poursuit plus longtemps. Elle se dessine au bout de six
à huit minutes, amène une chute de la pression artérielle
de 34 millimètres qui atteint son maximum au bout de
vingt minutes[1]. Puis c'est le retour lent, en cinq ou six
heures, à l'état antérieur. Cette action plus lente et
plus prolongée du tétranitrol n'en fait plus un médica-
cament d'urgence. Nous l'employons surtout auprès
des angineux qui sont réveillés par des douleurs noc-
turnes. Dans les autres circonstances, la trinitrine
semble supérieure. Nous n'avons guère vu que trois ou
quatre angineux qui déclaraient dans le jour retirer
plus de bénéfice du tétranitrol que de la trinitrine.
Dans la *présclérose,* il trouve sa place : comprimés de
2 à 5 milligrammes, 2 à 5 par jour jusqu'à l'apparition d'une légère céphalalgie. On peut même dépasser
cette dose, atteindre 1 à 3 centigrammes.

Le tétranitrol est absolument insoluble, non seulement dans l'eau, mais dans l'alcool, l'éther, le chloroforme, etc. C'est pourquoi on ne peut l'employer qu'en
comprimés à 2 milligrammes ou à un centigramme. La
trinitrine est soluble dans l'alcool, et le nitrite de soude
très soluble dans l'eau.

---

1. EDWIN MATHEW. *Loc. cit.*

IV. — NITRITE DE SOUDE

Le *nitrite de soude,* dont Lauder Brunton avait signalé l'action hypotensive dès 1869, avait été abandonnée à la suite d'expériences où on avait constaté la toxicité grande du remède (poison du sang, transformation de l'hémoglobine en méthémoglobine). Mais, il a été par la suite utilisé par A. Robin et Huchard. Il agit aussi lentement que le tétranitrol, mais son action ne se prolonge pas le même terme. Elle ne dure pas plus de soixante minutes. De plus, le médicament est plus infidèle. Selon Mathew, des doses répétées permettent de maintenir pendant une quinzaine la diminution de la pression. Et l'effet cesse vingt-quatre heures après la suppression du remède. Nous n'avons point obtenu d'aussi bons résultats.

Le nitrite de soude nous a toujours donné moins de succès que la trinitrine ou le tétranitrol. On le prescrit aux doses de 15 à 20 centigrammes; au-dessous de 10 centigrammes, le médicament n'agit plus.

Diverses formules peuvent être utilisées :

Nitrite de soude . . . . $0^{gr},20$
Nitrate de potasse . . . . 1 gramme.
Bicarbonate de soude. . . . . 2 grammes.
Eau . . . . 60 —
A prendre en trois ou quatre fois dans le jour.

Nitrite de soude. . . . . 1 gramme.
Eau. . . . . 2 grammes.
Alcoolature de citron . . . . 3 —
Sirop simple . . . . 100 —

Chaque cuillerée à café renferme $0^{gr},05$ de nitrite, 3 à 4 cuillerées à café par jour (H. Huchard)[1].

1. H. Huchard. *Consult. Médic.,* 4e édit., 1906, p. 669.

Nitrite de soude . . . . 1 gramme.
Eau distillée. 10   —
Alcool. de citron. . . . . X gouttes.

X gouttes (0gr,05 de nitrite de soude) deux à quatre fois par jour dans un peu d'eau sucrée.

Mais, encore une fois, les malades qui souffrent de douleurs angineuses préfèrent les trois premières préparations. Ce n'est guère que dans la présclérose que le remède trouve son emploi.

Nous ne parlons pas de la posologie infantile, les maladies auxquelles sont opposés les nitrites appartenant en général à des adultes.

XIX

ERGOT DE SEIGLE

Ce chapitre pourrait presque être intitulé : Quand il ne faut pas prescrire l'ergot. En dehors des hémorragies utérines, c'est un médicament infidèle. Dans les métrorragies même, on l'emploie beaucoup moins. L'action vaso-constrictive qu'on lui accorde sur les fibres lisses, quand elle n'est pas intense, est mise en échec par l'augmentation générale de la tension vasculaire qui résulte de l'usage du remède. Ajoutons que cette tension vaso-constrictive n'est elle-même vraiment utile que dans les organes très riches en fibres lisses, tels que l'utérus et surtout l'utérus gravide.

De cette double action : vaso-constrictive et hypertensive, sortent les applications thérapeutiques de l'ergot. Il est couramment utilisé dans les hémorragies de diverse nature, dans certaines maladies où l'hypotension artérielle est manifeste, dans d'autres états morbides où il est indiqué de produire une vaso-constriction locale.

I. — HÉMORRAGIES

Tous les ouvrages classiques recommandent l'ergot dans les *hémoptysies*. C'est un remède déplorable. Il n'est du reste guère de praticien qui n'ait retiré des déboires de semblable pratique. On vous apprend que l'ergot agit dans les hémorragies bronchiques parce que le vaisseau rompu contient des fibres lisses, mais qu'il est dangereux dans les hémorragies pulmonaires parce qu'il augmente la tension dans le réseau à sang noir. Nous savons, par la pratique, qu'il n'arrête rien du tout. Ce qui suspend l'hémoptysie, c'est avant tout l'injection de morphine. Qu'on lui associe une injection d'ergot, c'est une méthode recommandée. Nous y avons renoncé. La morphine calme la toux, cause d'hypertension vasculaire ; ce n'est pas le moment d'entraver ses effets par l'adjonction d'un agent hypertenseur, tel que l'ergot.

Dans les *hématémèses* et hémorragies intestinales, il n'y a pas de toux. L'ergot est moins contre-indiqué. Nous n'en avons jamais retiré d'effets bien nets. Le repos stomacal, l'application locale de glace, les injections sous-cutanées de chlorhydrate d'hydrastinine (5 centigrammes), l'usage de morphine (2 à 3 milligrammes) en cas de nausées, si nécessaire le sérum gélatiné (dose 50 cc. à 1 p. 100), nous ont beaucoup mieux réussi que l'ergot. L'*epistaxis* est particulièrement rebelle au remède ; aussi ne s'y attarde-t-on pas. Le tamponnement est vite fait et arrête tout de suite. Quant à l'ergot dans l'*hémorragie cérébrale,* peu de praticiens y ont recours, et ils font bien. Les *hémorragies hémorrhoïdaires* s'arrêtent également par d'autres moyens ; néanmoins, on y a prescrit l'extrait aqueux d'ergot (0^{gr},20 à 0^{gr},80) en suppositoires. L'effet est douteux. En général, dans toutes les maladies, l'action hypertensive nuisible semble dominer de beaucoup les effets vaso-constricteurs utiles.

En dehors de la gravidité, l'utérus saigne dans les *déviations utérines*, les *endométrites*, les *polypes*, les *fibromes*. L'ergot agit assez mal. Les injections vaginales très chaudes (6 à 8 litres matin et soir, bock à 30 centimètres, malade couchée avec un plat-bassin sous elle) décongestionnent l'utérus bien plus aisément. Et puis il y a le curettage, l'ablation du polype, du fibrome, toutes interventions plus ou moins redoutées autrefois, qui aujourd'hui sont entrées dans le domaine de la chirurgie courante, et même pour l'hystérectomie, entraînent rarement des décès. Jadis on avait cru attribuer à l'ergot des guérisons de *fibromes*. Tous ces faits semblent tenir à des erreurs d'interprétation. Ou le fibrome se rétractait de lui-même, ou il ne s'agissait pas d'un fibrome, mais d'une hématocèle rétro-utérine. L'un de nous, a un jour vu cette confusion commise par un gynécologue éminent. Robin et Dalché[1], avant de recourir à une intervention opératoire, recommandent l'ergot à dose faible et prolongée :

Ergotine	0^{gr},10
Sulfate de quinine	0^{gr},02
Poudre de feuille de digitale	0^{gr},01
Poudre de coca	0^{gr},01

Pour 1 pilule ; 1 le matin, 2 à midi et le soir, une demi-heure avant le repas.

1. ROBIN et DALCHÉ. *Traitement médical des maladies des femmes*, 3° édit., 1909, p. 205.

Si l'utérus est *gravide,* la loi est connue : jamais d'ergot, à moins que la délivrance n'ait été faite et que l'utérus ne soit vide de placenta et de caillots. Même dans ces conditions quelques accoucheurs ne le prescrivent jamais ; ils lui reprochent de produire inutilement de la contracture utérine et de déterminer des nausées et des vomissements. Cette prohibition nous semble exagérée. Si l'ergot produit parfois des nausées, l'injection d'ergotine n'en entraîne pour ainsi dire jamais. Budin et Demelin sont moins exclusifs [1]. Si l'écoulement sanguin continue ou se reproduit, ils administrent 1 gramme d'ergot dans de l'eau sucrée et un second gramme dix minutes plus tard, pour peu que l'hémorragie n'ait point cédé. Dans le service de Doléris (*Hôpital Saint-Antoine*), toutes les accouchées reçoivent systématiquement une injection sous-cutanée d'ergot après l'extraction du délivre. La méthode agit à titre préventif contre l'hémorragie. Dans une maternité où tant de femmes sont alitées, la surveillance individuelle est difficile. L'injection sous-cutanée d'ergot réduit les risques. Oui, mais si de petits caillots sont retenus dans l'utérus, s'y altèrent et provoquent une élévation thermique, on se gare de l'hémorragie en s'exposant à la fièvre. Cette dernière est évitée, soit, mais entre des mains moins expertes d'accoucheurs, elle pourrait se produire [2].

Dans les *opérations césariennes,* pratiquées en cours de travail, il est sage de recourir systématiquement à l'injection préventive de un demi à un centimètre cube

---

1. Budin et Demelin. *Manuel Prat. d'Accouch.,* 1904, p. 1015.
2. Huchard. *Maladies du cœur et des vaisseaux,* 1re édit., p. 59.

d'ergotine sous la peau. L'injection ne sera pratiquée ni trop tôt, ni trop tard. Trop tôt, elle entraîne la rétraction des lèvres de l'incision utérine et rétrécit la brèche par où doit passer l'enfant. Le moment de choix pour la pratiquer est l'instant où l'intestin extériorisé va être incisé[1].

II. — MALADIES INFECTIEUSES ET AUTRES AFFECTIONS

L'un de nous a recommandé l'ergot dans l'*embryocardie* ou rythme fœtal, c'est-à-dire dans cette forme de battements cardiaques que l'on observe dans les infections graves et qui se traduit : 1° par l'accélération des battements du cœur ; 2° la similitude de timbre et d'intensité des deux bruits ; 3° l'égalisation en durée des deux silences (Huchard). Pareil accident est fréquemment observé dans la fièvre typhoïde. Les injections d'ergot offrent en pareil cas l'avantage de relever la tension artérielle et d'augmenter la contractilité des vaisseaux amoindrie par le poison typhique. On peut encore administrer le remède par voie stomacale et l'unir ou non à la quinine.

Chlorhydrate de quinine. . . . . . ⎰	0sr,50
Ergotine. . . . . ⎱	
Sirop de groseille	30 grammes.
Eau distillée.	130 —

Une cuillerée à soupe toutes les heures.

---

1. COUVELAIRE. Technique de l'opération césarienne conservatrice dans les ulcérations pelviennes (*Soc. obstétric. de France.* 7 oct. 1904).

L'un de nous a jadis utilisé cette méthode, — soit injections (50 injections, 1 à 2 grammes) soit potion, — chez une jeune femme qui pendant cinquante-quatre jours présentait un pouls variant de 120 à 160 pulsations[1]. La malade finit par guérir. Partant d'idées analogues, Duboué (de Pau) avait même conseillé le traitement par l'ergot à titre systématique dans la fièvre typhoïde. Cette médication est abandonnée, peut-être à tort.

Les *bronchites capillaires* se sont vues opposer la même médication. A. Robin conseille l'ergot à doses très faibles dans l'*hypersthénie gastrique*.

```
Ergot Bonjean . . . . . . . . . . . . .   2 grammes.
Eau distillée . . . . . . . . . . . . .   4    —
Dissoudre.
```

Ajouter :

```
Teinture de menispermum cocculus.  ⎫
    —        veratrum viride . . . . ⎪
    —        thébaïque . . . . . . . ⎬ 5 grammes.
    —        belladone . . . . . . . ⎪
    —        badiane . . . . . . . . ⎭
IV à VI gouttes avant les repas dans un peu d'eau.
```

L'ergot, en contractant les vaisseaux de la muqueuse, diminuerait l'abondance de l'hypersécrétion.

Brocq le recommande dans l'*urticaire*.

C'est toujours l'action vaso-constrictive qui est recherchée en pareil cas.

Un auteur américain, Grad, de New-York[2], — à titre

1. Ch. Fiessinger. La fièvre typhoïde à forme cardiaque (*Gaz. Méd. Paris*, 1890, p. 244 et 257).

2. L'ergotine contre les vomissements post-anesthésiques *Sem. Médic.*, 1904, p. 240).

empirique, — s'est bien trouvé de l'ergot contre les *vo-missements post-anesthésiques*. Il injecte $0^{gr},65$ d'ergot au début de l'anesthésie et autant après. Une troisième injection est pratiquée au cours de l'intervention, si celle-ci est longue. On l'a encore vanté en injection dans la sous-muqueuse et dans la direction du sphincter anal pour combattre le *prolapsus du rectum*. L'efficacité de la méthode apparait très problématique.

On peut ordonner les injections d'ergot Yvon (1 gramme) ou la solution :

Ergotine du Codex . . . . 2 grammes.
Eau distillée. . . . . ⎫ 10   —
Glycérine . . . . ⎭

En injections hypodermiques, 1 centimètre cube représente 10 centigr. cubes d'ergotine.

A l'intérieur, on ordonne le remède en potion, aux doses de 1 à 2 grammes, soit pur, soit associé à la digitale ou à la quinine.

Quant aux accidents toxiques, ils sont exceptionnels. On sait que les doses longtemps répétées de farines contenant de l'ergot ont donné lieu à des intoxications décrites sous le nom d'ergotisme convulsif et gangréneux. En thérapeutique, rien de pareil. On a bien signalé des accidents à la suite d'injections prolongées. Au bout de 30 injections d'un demi-centimètre cube d'ergot, une malade éprouva des crampes dans les jambes, de l'engourdissement dans les doigts, avec fourmillements, des frissons avec tremblements. La face et les extrémités étaient cyanosées. Cette malade avait un fibrome[1].

Aujourd'hui on a renoncé aux injections répétées dans les fibromes saignants. L'intervention chirurgicale est bénigne, comme nous l'avons vu, et guérit presque à coup sûr.

1. CHATIN et COLLET (de Lyon). *Bulletin génér. de Thérap.*, 1894. t. CXXVII, p. 360.

XX

ANTIPYRINE

L'antipyrine a eu cette fortune singulière de ne se montrer réellement utile que vis-à-vis des maladies toutes différentes de celles où elle était proposée tout d'abord[1]. Son nom lui accorde une propriété antifébrile. Elle est souvent dangereuse. Ce médicament, que l'un de nous a fait connaître, a peu à peu abandonné ses positions premières. On sait qu'il diminue les oxydations, l'élimination des déchets organiques, réduit la sécrétion urinaire (A. Robin)[2], qu'il agit en tant que dépresseur du système nerveux et circulatoire. De telles vertus en rendent l'administration singulièrement délicate dans les maladies infectieuses. Il faudra, pour le faire tolérer, une infection faible greffée sur un organisme résistant. Certains rhumatismes articulaires, des formes spéciales de tuberculose en retireront seuls quelque avantage. En général, c'est le remède des ma-

---

1. Les premières recherches faites en France sur ce médicament sont consignées dans le *Bulletin de thérapeutique* en 1883 : Huchard. Emploi thérapeutique de l'antipyrine.

2. A. Robin. L'antipyrine, son action sur la nutrition, ses indications générales (*Acad. de Méd.*, 6 déc. 1887).

lâdies douloureuses, nerveuses, de nutrition. Il agit
même à titre d'hémostatique, puisqu'en applications
locales, il détermine une vaso-constriction intense, alors
que, pris à l'intérieur, il est suivi d'une vaso-dilatation
périphérique. Mais dans le domaine des affections
fébriles, son emploi est presque entièrement abandonné.

Nous étudierons tour à tour l'action de l'antipyrine :
1° dans les maladies fébriles ; 2° dans les affections douloureuses ; 3° dans les maladies nerveuses ; 4° dans les
maladies de nutrition ; 5° en applications externes.

I. — MALADIES INFECTIEUSES

L'antipyrine baisse la fièvre, c'est entendu. En diminuant le degré thermique, guérit-elle mieux le malade ? Les malades qui meurent guéris, ce sont surtout
les sujets fébriles dont une médication intempestive a
brusquement supprimé cette réaction de défense que
réalise l'élévation thermique. Les accidents de collapsus, suite d'antipyrine, ne se comptent plus. Dans
la *fièvre typhoïde*, l'un de nous, appelé auprès d'une
typhique âgée de trente-trois ans, qui prenait depuis
quatre jours 3 grammes d'antipyrine par jour, la
trouva atteinte d'un tremblement généralisé. Les
extrémités étaient glacées. Une sueur froide couvrait
le corps. Le pouls était très faible (108), les urines
très albumineuses. Nous avons réchauffé cette malade
qui eut toutes les peines à guérir puisqu'elle ne se

---

1. Ch. FIESSINGER. La fièvre typhoïde à forme cardiaque (*Gaz.
Médic. Paris*, 1890. p. 245 et 257).

rétablit que le soixante-dix-septième jour, après avoir présenté, pendant cinquante-quatre jours, un pouls variant de 120 à 160 pulsations. Encore, pendant la convalescence, tomba-t-elle dans un état de confusion mentale qui se prolongea quelques semaines. Clément (de Lyon) avait proposé l'antipyrine comme traitement systématique de la fièvre typhoïde. Il montrait une statistique encourageante. Cela prouve que, dans la fièvre typhoïde comme dans la pneumonie, il faut de grands efforts pour s'opposer à la guérison spontanée.

L'antipyrine a du reste été également prescrite dans la *pneumonie*. Au début de la *grippe*, quand le mal de tête est violent, on y peut recourir sans inconvénient. La maladie est courte, l'infection modérée. La céphalée est mieux calmée que par la quinine. Mais qu'on ne renouvelle pas les doses d'antipyrine les jours suivants. Nous ne sommes pas sûrs que la durée de la maladie n'en serait pas prolongée de un à deux jours et que l'asthénie consécutive plus manifeste ne se compliquerait pas plus aisément de troubles psychiques. Dans la *fièvre puerpérale* (Curschmann), la *méningite cérébro-spinale* (Frecman), le remède a été également employé. Laissons à leurs inventeurs l'honneur de ces essais.

Dans la *tuberculose*, l'antipyrine a été tout d'abord utilisée par divers auteurs. Pour obtenir l'apyrexie, des doses élevées sont nécessaires. Seulement, cette médication n'est pas toujours sans inconvénients. Chez les surmenés surtout, l'abstention est de rigueur[1]. Un

---

1. SABOURIN. Inconvénients et dangers des antipyrétiques chez les phtisiques (*Journal des Praticiens*, 15 mai 1909).

phtisique ne s'est arrêté qu'à bout de forces. Il a perdu l'appétit, transpire les nuits, tousse incessamment. Sa température est à 38° le matin, 39° le soir. Donnez de l'antipyrine, les émonctoires se ferment, la mort survient rapide. « Dans ces conditions, un malade peut être sidéré en vingt-quatre heures » (Sabourin). Pour ces malades, le repos à l'air ou dans la chambre avec fenêtre ouverte, la diète liquide ou demi-liquide sont les seules médications à employer. L'antipyrine ne réussit pas davantage chez les grands fébriles vespéraux. Sous l'effet du médicament, l'accès se déplace et reparaît quelques heures plus tard. En plus, des sueurs critiques se produisent qui incommodent fortement le malade.

Tout au plus, l'antipyrine ou un de ses congénères trouve son emploi chez d'autres malades : ceux qui, tout en étant au repos, font leur accès à onze heures du matin avec frissons prolongés et malaises, au lieu de le faire à deux ou trois heures du soir. « Dans ces cas un cachet d'antipyrine, doublé d'une infusion chaude ou d'une tasse de bouillon chaud, juste au moment où l'accès va se produire, permet au patient de déjeuner beaucoup mieux » (Sabourin). L'accès reculé reparaît, mais plus modéré, vers quatre ou cinq heures du soir. La fièvre de onze heures du matin est celle qui offre le plus prise à l'action de l'antipyrine.

Cet agent thérapeutique s'ordonne en cachet de $0^{gr},50$ à 1 gramme. M. Pouchet considère ce mode d'administration comme déplorable. Le remède en effet exerce une action irritante locale ; d'où production possible de nausées et de vomissements. Pratiquement, ces troubles ne sont guère constatés. Pour les éviter, il n'y a du reste qu'à associer le bicarbonate de soude (0^{gr},25 à 0^{gr},50 par cachet). Dans le même ordre d'idées, on peut encore prescrire l'acétanilide (0^{gr},20), le *pyramidon* (0^{gr},20), le *camphorate de pyramidon*, qui prédisposerait moins aux sueurs (0^{gr},20), la *cryogénine* (0^{gr},20 à 1 gramme). En général, nous usons du pyramidon à doses décroissantes (0^{gr},20, 0^{gr},15, 0^{gr},10, 0^{gr},05). Une fois que la fièvre a cédé à une dose de 0^{gr},20, des doses inférieures les jours suivants arrivent parfois à maintenir l'apyrexie. Mais, comme nous l'avons vu, il est exceptionnel qu'on doive avoir recours à cette médication. Sauf conditions déterminées, les antipyrétiques doivent être bannis du traitement de la tuberculose.

Nous en dirons autant des fièvres hectiques liées à des *septicémies* de diverse nature. Le collargol, l'électrargol, voilà les médicaments indiqués. Les antipyrétiques ne font qu'affaiblir le sujet et donner un coup de fouet à l'infection causale. Même note pour les *endocardites infectieuses,* où l'un de nous écrivait il y a longtemps que le remède avait été recommandé à tort[1].

Dans le *rhumatisme articulaire aigu,* le salicylate de soude est supérieur. Mais l'*antipyrine* agit mieux dans les formes subaiguës et traînantes (doses de 50 centigrammes à 1 gramme trois à quatre fois par jour). Le *rhumatisme chronique* est surtout amélioré par la teinture d'iode (XX à XL gouttes par jour) et parfois la poudre de glande thyroïde desséchée (2 centigrammes et demi à 5 centigrammes avant les repas).

1. *Maladies du cœur et de l'aorte*, t. III, p. 421.

Dans les poussées aiguës, le salicylate de soude produit meilleur effet que l'antipyrine.

II. — MALADIES DOULOUREUSES

L'antipyrine est le médicament par excellence de
certaines douleurs. *Névralgiques* et *migraineux*, il
n'est guère de malade qui n'en ait absorbé et cela sans
le moindre inconvénient. Il est entendu que le traitement causal de la névralgie (caries dentaires, diabète, etc.) et des migraines (dyspepsies arthritiques)
sera institué. Surtout, n'allons pas méconnaître une
insuffisance rénale qui se traduit par de la céphalée
urémique. L'antipyrine pourrait causer des désastres.
Il supprime en effet la sécrétion urinaire et nous avons
vu une mort survenir en quelques heures. Dans les
neurasthénies, le remède, tout en étant moins dangereux, ne vaut pas mieux. Ne calmons pas des céphalées
ou des douleurs neurasthéniques par l'antipyrine. Tout
d'abord, elle soulage peu sur le moment et aggrave
toujours par la suite. Réserve faite pour ces maladies,
l'antipyrine est souverain contre la douleur. On prescrit des cachets de $0^{gr},50$ à 1 gramme répétés au bout
de une à deux heures si nécessaires, ou des associations médicamenteuses où l'adjonction de bicarbonate
de soude favorise la tolérance stomacale.

Antipyrine . . . . $0^{gr},50$
Phénacétine. . . . . } $0^{gr},25$
Bicarbonate de soude . . . . }

Pour 1 cachet.

Antipyrine 0ᵍʳ,40
Phénacétine. 0ᵍʳ,20
Exalgine 0ᵍʳ,10
Bicarbonate de soude. 0ᵍʳ,30

Pour un cachet.

Dans les migraines, on associe encore l'antipyrine à la caféine, au bromure, à la cocaïne :

Antipyrine 0ᵍʳ,50
Caféine. 0ᵍʳ,05
Bromure de potassium 0ᵍʳ,50

Pour 1 paquet : à prendre dans un peu d'eau sucrée. De 1 à 3 par jour.

Antipyrine. . . . . ⎫
Bromure de potassium . . . . ⎬ 0ᵍʳ,50
Chlorhydrate de cocaïne 0ᵍʳ,01
Valérianate de caféine 0ᵍʳ,10

Pour 1 cachet, de 1 à 3 par jour.

On utilise plus rarement l'injection sous-cutanée, laquelle est douloureuse et ne permet que l'introduction de faibles quantités :

Antipyrine . . . . 10 grammes.
Chlorhydrate de cocaïne 0ᵍʳ,10
Eau distillée . . . . 10 grammes.

A titre d'injection sous-cutanée, on préfère la morphine. C'est ce dernier remède qui du reste est employé dans les affections très douloureuses (coliques hépatiques, néphrétiques, péritonites, etc.).

Dans les *lumbagos, douleurs musculaires rhumatismales*, l'*aspirine* (3 à 4 cachets de 50 centigrammes avant les repas) assure une sédation plus manifeste que l'antipyrine. La *sciatique* est par contre fort bien soulagée par l'antipyrine.

On a encore donné l'antipyrine par voie rectale. C'est surtout dans les *cystites* qu'on a recours à cette méthode :

Antipyrine . . . . 1 gramme.
Laudanum de Sydenham . . . . . . V gouttes.
Eau bouillie. . . . . 60 grammes.

III. — MALADIES NERVEUSES

L'antipyrine a été recommandée dans le *délire alcoolique :*

Antipyrine . . . . 4 grammes.
Bromure de potassium. . . . . . . 6 —
Chloral hydraté . . . . 2 —
Sirop d'écorces d'oranges amères. . . 80 —

Une cuillerée à soupe toutes les heures jusqu'à effet hypnotique.

Les accidents convulsifs se voient plutôt opposer le bromure et le chloral.

On a vanté ses effets dans les *convulsions de l'enfance* où le bromure, le chloral sont supérieurs, en injections locales dans le *tic convulsif* de la face. Mendel préconise en pareil cas l'emploi d'une solution d'antipyrine dans son poids d'eau distillée : 1 centimètre cube en injection dans la région parotidienne. Il eût été étonnant que l'antipyrine n'eût pas été employée dans le *goitre exophtalmique.* Tout réussit dans cette dernière maladie ; seulement, les basedowiens sont des déprimés et l'antipyrine vient ajouter une intoxication médicamenteuse à l'empoisonnement thyroïdien.

La *polyurie nerveuse* est remarquablement amendée

par la médication. C'est un résultat sur lequel l'un de nous a le premier attiré l'attention [1]. Des doses élevées sont nécessaires, 4 à 6 grammes dans les vingt-quatre heures. Certaines *angines de poitrine névralgiques* en retirent également soulagement (2 à 3 grammes par jour) [2].

Mais c'est surtout contre la *chorée* et dans la *coqueluche* que le remède a produit ses effets journaliers les plus remarquables. Dans les deux maladies, nous avons maintes fois utilisé le remède avec avantage. Ce sont là, à vrai dire, des maladies infectieuses. Mais l'antipyrine agissant surtout sur l'élément spasmodique surajouté, c'est en réalité à titre d'agent nerveux qu'elle remplit sa fonction curative. L'antipyrine est très bien tolérée des enfants. A six mois, on en ordonne $0^{gr},05$ à $0^{gr},10$; de six mois à un an, $0^{gr},10$ à $0^{gr},25$; de un à deux ans, $0^{gr},25$ à $0^{gr},50$; de deux ans à cinq ans, $0^{gr},50$ à 1 gramme. La dose moyenne est de $0^{gr},25$ par jour et par année d'âge.

Comby conseille dans la chorée des doses plus élevées encore : à un enfant de dix ans, 5 grammes par jour répartis en cinq prises. Chez les enfants plus âgés, augmenter de $0^{gr},50$ par année d'âge [3].

La *coqueluche* se voit également opposer l'antipyrine. Il faut la donner aux mêmes doses. Le médicament est absolument contre-indiqué dans les formes fébriles, car il déprime le cœur et diminue la quantité des urines.

---

1. Huchard. La polyurie nerveuse et son traitement par l'antipyrine (*Soc. de Thérap.*, 11 avril 1888).

2. Huchard. *Malad. du cœur et des vaisseaux*, 1899, p. 228. — Hutinel. *Les maladies des Enfants*, 1909, p. 494.

3. Comby. *Société médic. des Hôpit.*, 30 mai 1902.

Nous prescrivons fréquemment l'antipyrine et la belladone unis dans une même potion :

```
Antipyrine . . . . . . . . . . . . .     1gr,50
Teinture de belladone . . . . . . . .   XL gouttes.
Sirop de fleurs d'oranger. . . . . .   20 grammes.
Eau distillée. . . . . . . . . . . .   100    —
```
Trois cuillerées à soupe par jour à un enfant de quatre à cinq ans.

IV. — MALADIES DE NUTRITION

Dans ces maladies, le *diabète* revendique l'honneur d'une amélioration immédiate. A Robin[1] ordonne 1gr,50 en deux paquets avant déjeuner et dîner : le remède est pris dans de l'eau de Vichy ou associé au bicarbonate de soude. Des doses plus faibles suffisent.

```
Antipyrine . . . . . . . . . . . . . . . . .   0gr,50
Bicarbonate de soude. . . . . . . . . . .   0gr,50
```
Pour 1 paquet ; 1 paquet avant le repas de midi et du soir, six à sept jours de suite. Au bout de ce temps, on suspend pour éviter l'albuminurie qui pourrait se produire à la longue.

Dans les cas de *diabètes unis à la néphrite interstitielle*, la médication peut devenir dangereuse. Nous nous contentons alors du traitement arsenical prudemment ordonné. Il est en général bien toléré, en dépit de l'albuminurie concomitante, lorsque les signes d'insuffisance cardiaque et rénale ont disparu. Ajoutons que l'*albuminurie diabétique* n'est pas forcément fonction de lésion rénale. Elle peut tenir à de simples troubles fonctionnels. En pareille occurrence, et lors-

1. A. ROBIN. *Traité de Thérap. appliq.* Traitement du diabète.

que les quantités faibles d'albumine (40 à 60 centi-grammes) n'accompagnent pas une hypertension arté-rielle évidente, on peut ordonner l'antipyrine (0^{gr},25 à 0^{gr}, 50 deux fois par jour). En cas de doute, mieux vaut s'abstenir et ne s'adresser qu'aux arsenicaux.

Ceux-ci, au contraire ne produisent aucune amélio-ration dans les *diabètes pancréatiques* ou diabètes maigres. Seule l'antipyrine ou l'aspirine (2 à 3 grammes par jour) ont chance de quelque réussite. Le *diabète infantile* se range dans les diabètes maigres. Les modérateurs de l'activité hépatique (antipyrine 0^{gr},75 à 1 gramme par jour, puis arséniate de soude et de codéine) nous ont valu des succès qui se prolongeaient pendant de longs mois [1]. D'autres auteurs déconseillent le traitement médicamenteux dans le diabète infantile. Ils estiment que l'antipyrine doit être écartée au même titre que l'opium et l'arsenic. Hutinel a vu à plusieurs reprises le coma diabétique se déclarer chez des enfants dont la glycosurie avait été enrayée par un traitement médicamenteux [2]. C'est possible ; mais on ne doit pas oublier que le coma est la terminaison habi-tuelle du diabète infantile. Il nous semble difficile de faire la part, dans la complication survenue, de ce qui revient à l'évolution naturelle de la maladie et à l'in-fluence néfaste du traitement médicamenteux. En tout état de cause, soyons prudents. Recourons d'abord au régime et au traitement hygiénique ; ordonnons une

---

1. HUCHARD et CH. FIESSINGER. *Clin. Thérap. du Pratic.*, 2e édit., 1908, p. 368.
2. HUTINEL. *Les maladies des Enfants*, 1909, t. II, p. 722.

cure à la Bourboule, Vichy, Royat. Ne recourons à l'antipyrine qu'avec précaution. Toutefois, il est des *glycosuries infantiles* peu graves. L'arthritisme du sujet les provoque; il suffit du régime pour les guérir. La quantité de sucre est faible (8 à 10 grammes); ne portons pas un pronostic grave sur ces faits, qui guérissent toujours.

Ce sédatif nervin a été recommandé dans diverses affections cutanées prurigineuses. Des auteurs l'ont ordonné en injections hypodermiques et uni à la quinine contre les *urticaires rebelles*.

Chlorhydrate de quinine. . . . . . . 12 grammes.
Antipyrine 8   —
Eau distillée 24   —
                                    (CHEBAIER).

Les bromures sont, dans l'espèce, des sédatifs en général plus puissants.

V. — APPLICATIONS EXTERNES

Dans les *épistaxis*, une dissolution de 10 à 40 p. 100 produit, par obturation de la fosse nasale au moyen d'un tampon de coton imbibé de ce mélange, l'arrêt fréquent de l'hémorragie. Dans les *métrorragies*, Dalché[1] utilise les applications sur l'orifice cervical, d'un petit tampon d'ouate légèrement imbibé d'une solution de *ferripyrine* au cinquième ou au dixième (La ferripy-

1. ROBIN et DALCHÉ. *Traitement médical des maladies des femmes*, 3e édit., 1909, p. 217.

rine est une combinaison moléculaire de perchlorure
de fer et d'antipyrine). Le moyen est parfois dangereux, car il favorise le rétention des caillots dans la
cavité utérine. Mêmes succès dans les *coupures super-
ficielles* saignantes. Contre les *fissures anales* douloureuses, le remède est employé localement, incorporé à
des pommades.

```
Antipyrine . . . . . . . . . . .  4 grammes.
Chlorhydrate de cocaïne. . . . .  5 centigrammes,
Extrait thébaïque . . . . . . .  10      —
Axonge . . . . . . . . . . . .  30 grammes.
```

Ce médicament, un des plus précieux de la thérapeutique, en dehors même de toute complication rénale
concomitante, ne laisse pas d'avoir certains inconvénients. Des doses faibles suffisent pour faire apparaître, chez certains sujets, des *éruptions érythéma-
teuses* ou *bulleuses* sur la peau et les muqueuses. Une
malade de Balzer [1] n'avait absorbé que 1 gramme d'antipyrine dans l'intervalle de quelques jours. Cela suffit
pour lui couvrir la main d'une éruption antipyrique.

Lorsque l'éruption envahit les muqueuses, des *stomatites ulcéreuses, ulcéro-membraneuses,* y peuvent
faire suite. Ces accidents demeurent en général bénins.
Les *estomacs délicats* supportent parfois mal l'antipyrine ; le remède est légèrement irritant; de là la nécessité de l'associer au bicarbonate de soude. Sur le
système nerveux, outre les malaises sans gravité (bourdonnements d'oreille, somnolence) et les dangers de
collapsus, il faut compter sur la possibilité de *troubles
psychiques*. Trois convalescents de fièvre typhoïde ou

---

1. BALZER. *Soc. Franç. Dermat. et Syphilig.*, 6 février 1908.

de pneumonie que nous avons soignés furent pris de confusion mentale lors de la défervescence ; ils avaient pris de l'antipyrine les premiers jours. C'est trop peu pour conclure ; néanmoins, tenons-nous en garde. Chez les *cardiaques*, le remède est contre-indiqué en raison de son action dépressive sur le cœur et des troubles qu'il apporte à l'hématose ; on a en effet signalé la *cyanose*, même chez des sujets normaux qui avaient usé de l'antipyrine.

L'*albuminurie* fait suite à la médication trop long-temps prolongée ; la sécrétion urinaire baisse tout de suite, d'où les dangers du remède chez les brightiques, D'autres sécrétions peuvent même être entravées : telle la sécrétion lactée. En sorte que dans les prolongations de la sécrétion lactée, l'antipyrine ($1^{gr},50$ en deux fois) prescrit à titre thérapeutique, a amené chez des sujets une amélioration en quelques jours (Cheinisse).

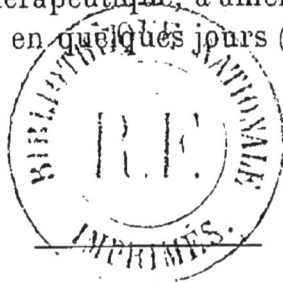

INDEX ALPHABÉTIQUE DES MALADIES CITÉES

TABLE DES MATIÈRES

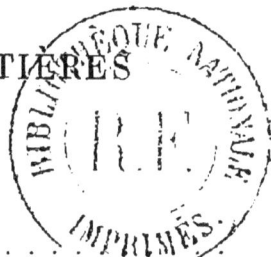

ÉVREUX, IMPRIMERIE CH. HÉRISSEY, PAUL HÉRISSEY, SUCCᵣ